# DAS RETTET IHR LEBEN

# DAS RETTET IHR LEBEN

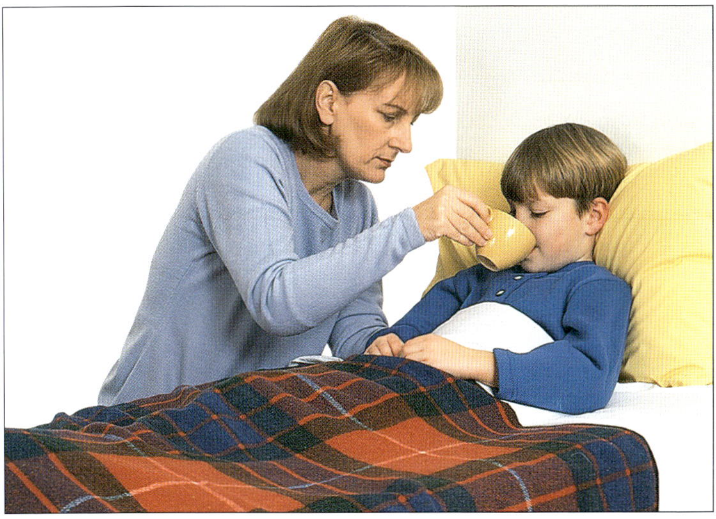

EIN
ADAC
BUCH

**Aktualisierte Sonderausgabe für die ADAC Verlag GmbH, München, 2005**

**Projektleitung**: Dr. Hans-Joachim Völse
**Redaktion**: Christian Berndt
**Fachliche Beratung**: Dr. Stefan Poloczek (ADAC Luftrettung GmbH)
**Herstellung**: John C. Bergener
**Druck und Bindung**: STIGE S.p.A., San Mauro (Torino)

Titel der australischen Originalausgabe *Home Emergency Medical Guide*

*Deutsche Ausgabe*
**Übersetzung**: Peter Delp, Margit Schäfer
**Fachliche Beratung**: Theresa Fickenscher, Franz Keggenhoff, Dr. med. Martin Runge, Michael Schwab
**Redaktion**: Barbara von Wirth, Text und Bild, München

*Reader's Digest Projektteam*
**Redaktion**: Falko Spiller (Projektleitung)
**Grafik**: Thomas S. Maier
**Bildredaktion**: Christina Horuth
**Prepress**: Andreas Engländer
**Produktion**: Andreas Schabert, Hans-Peter Ullmann

*Ressort Buch*
**Redaktionsdirektorin**: Suzanne Koranyi-Esser
**Redaktionsleiterin**: Dr. Renate Mangold
**Art Director**: Rudi K. F. Schmidt

*Operations*
**Leitung Produktion Buch**: Norbert Baier

**Satz und Reproduktion**: schwabe+braun gmbh, Leonberg



Die in diesem Buch enthaltenen medizinischen Informationen sind kein Ersatz für eine ärztliche Diagnose und Behandlung. Der Verlag empfiehlt allen Patienten mit Krankheits- bzw. Schmerzsymptomen, sich an einen Arzt zu wenden. Das vorliegende Buch ist sorgfältig erarbeitet worden. Dennoch erfolgen alle Angaben ohne Gewähr. Weder Autoren noch Verlag übernehmen eine Haftung für eventuelle Nachteile oder Schäden, die aus den im Buch enthaltenen praktischen Hinweisen resultieren.

Printed in Italy

ISBN 3-89905-252-8

# INHALT

# LEBENSRETTENDES WISSEN, JEDERZEIT VERFÜGBAR

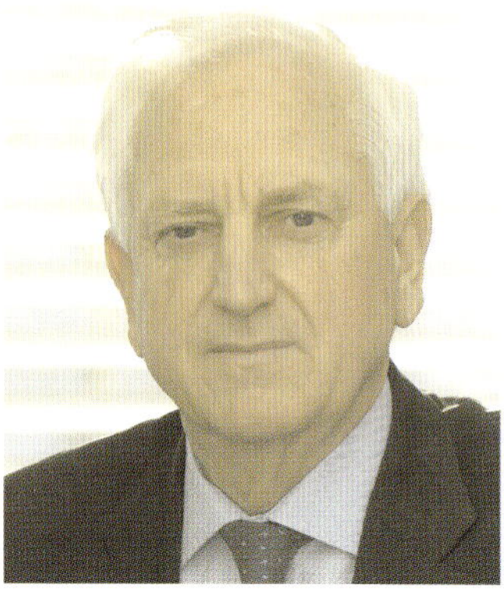

Wir alle leben in einer wohlorganisierten und technisch hochentwickelten Umgebung, die uns allen Sicherheit und Geborgenheit vor den Gefahren einer Umwelt suggeriert, die von unseren Vorfahren noch als weit bedrohlicher erlebt wurde. Trotz dieser vermeintlichen Sicherheit ist aber niemand gefeit vor gesundheitlichen Notfällen im Alltag. Mehr als 10 Millionen Personen in Deutschland erleiden pro Jahr eine Verletzung – 35 000 Personen sterben an Verletzungen und Vergiftungen. Die Anzahl älterer Mitbürger steigt ständig, die Häufigkeit akuter internistischer Erkrankungen wie Herzinfarkt bis hin zum plötzlichen Herztod ebenso.

Daher ist die Wahrscheinlichkeit hoch, irgendwann im Leben mit einem derartigen Ereignis konfrontiert zu werden und dann selbst rasche Hilfe leisten zu müssen. Denn bis professionelle Hilfe vor Ort ist, dauert es bei uns trotz eines gut organisierten Rettungsdienstes in der Regel mindestens acht Minuten. Diese Zeitspanne muss von einem Ersthelfer vor Ort überbrückt werden und kann für das Schicksal der betroffenen Person entscheidend sein. Was während dieser Zeit geschieht, kann darüber bestimmen, ob die betroffene Person später im Stande sein wird, ein normales Leben zu führen, oder ob eine anhaltende körperliche Behinderung oder der Tod die Folge ist. Viele Menschen sind jedoch der Überzeugung, dass sie in einer derartigen Situation überfordert sind und außerstande wären, in kurzer Zeit die richtigen und lebensrettenden Maßnahmen durchzuführen. Diese Furcht ist unbegründet, denn die Maßnahmen der ersten Hilfe sind einfach zu erlernen und eignen sich für unterschiedliche Situationen.

Das vorliegende Buch bietet jedoch nicht nur in unmittelbar bedrohlichen Situationen eine nützliche und wichtige Hilfestellung. Es eignet sich auch als Ratgeber für eine Vielzahl weit alltäglicherer Probleme, die sich im Haushalt oder am Arbeitsplatz ereignen können. Zu diesem Themenbereich finden sich detaillierte Handlungsanweisungen, die vom Umgang mit kleinen Wunden und Schnittverletzungen bis hin zu Hinweisen für die Unfallverhütung im Haushalt reichen. Es vermittelt dem Laienhelfer die notwendige Sicherheit in Notfallsituationen und kann auch als Nachschlagewerk im weiteren Sinne dienen.

Besonders nützlich ist dabei das alphabetische Griffregister, das ein rasches Auffinden von Informationen über richtiges Verhalten und erste Maßnahmen in einer Vielzahl von Notfallsituationen ermöglicht. So finden Sie rasch detaillierte Handlungsanweisungen für Notfälle, die von Atemnot über Herzbeschwerden bis hin zu Verbrennungen reichen. In didaktisch klarer und verständlicher Form werden dem Leser zunächst die Symptome vor Augen geführt und dann die erforderlichen Maßnahmen in Form einer Schritt-für-Schritt Anweisung vermittelt.

Prof. Dr. med. Dr. h. c. Klaus Peter
Vorsitzender des ADAC Ärztekollegiums
Direktor der Klinik für Anaesthesiologie,
Klinikum der Ludwig-Maximilians-Universität München

# DER ADAC – IM NOTFALL IMMER FÜR SIE DA!

ADAC

## Schnelle Hilfe aus der Luft - Die ADAC Luftrettung

Die „Gelben Engel" der Lüfte versorgen Menschen mit schweren Erkrankungen oder nach Unfällen im Verkehr, bei der Arbeit oder zu Hause. Tag für Tag, von 7.00 Uhr morgens bis Sonnenuntergang, sind die Rettungsteams im weltweit dichtesten Luftrettungsnetz einsatzbereit. In weniger als zwei Minuten sind die Maschinen startklar. Ihr Einsatzradius beträgt 50 Kilometer. Alarmiert weren die „Gelben Engel" der Lüfte über die nächstgelegene Rettungsleitstelle.

### Das kann der Rettungshubschrauber

- Der wesentlichste Vorteil des Rettungshubschraubers: er bringt den Notarzt/Rettungsassistenten auf schnellstem Wege zum Verletzten. Das ist besonders wichtig, weil die Zeitersparnis in vielen Fällen über Leben und Tod entscheidet.
- Der Hubschrauber ist mit allem ausgerüstet, was der Arzt zur Notfallbehandlung braucht. Er bietet Raum für zwei Patienten und kann sie in kürzester Zeit in Spezialkliniken transportieren.
- Der Rettungshubschrauber fliegt ruhig und vibrationsfrei; die ärztliche Behandlung wird während des Fluges fortgesetzt, sodass für den Patienten kein Transportrisiko besteht.

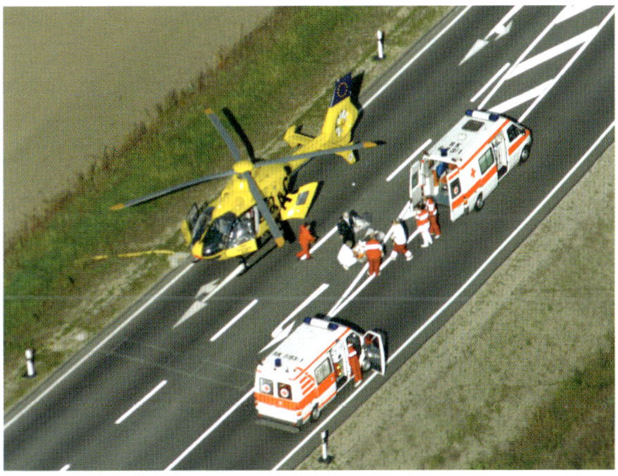

### Auch diese Aufgabe erfüllt der Rettungshubschrauber

- Er bringt medizinisch erstversorgte Patienten aus einem Krankenhaus in ein anderes, falls es für die Endbehandlung besser geeignet ist.
- Er transportiert Arzneimittel, Blutkonserven, medizinisches Gerät oder Organe für Transplantationen.
- Er hilft bei der Suche nach Vermissten, zum Beispiel über Seen oder auch im Gebirge.

### Wer zahlt den Hubschraubereinsatz?

Wenn der Rettungshubschrauber über die örtlich zuständigen Rettungsleitstellen angefordert und eingesetzt wird, entstehen weder dem Patienten noch dem Alarmierenden Kosten. Die ärztliche Erstversorgung und den Patiententransport zahlen die Krankenkassen. Die Einsatzkosten werden direkt mit den Sozialversicherungsträgern abgerechnet.

## Medizinische Hilfe rund um die Welt – der ADAC Ambulance Service

### Der Krankenrücktransport

Seit über zwanzig Jahren organisiert der ADAC Ambulance Service in München Rückholungen von erkrankten oder verunfallten Reisenden aus dem Ausland.
Rund um die Uhr nehmen die spezialisierten Mitarbeiter Meldungen aus der ganzen Welt entgegen.
Während die ADAC Ärzte mit den behandelnden Ärzten vor Ort die medizinische Situation klären, werden Patienten und deren Angehörige in dieser Ausnahmesituation individuell betreut und unterstützt.
Sobald eine Verlegung absehbar ist, entscheiden die ADAC Ärzte über die am besten geeignete Transportart. Die Bandbreite reicht dabei vom Transport mit ADAC-eigenen Ambulanzflugzeugen, die auch für Intensivtransporte eingesetzt werden können, über Linien- und Charterflüge bis hin zu Krankenwagen und Pkw.

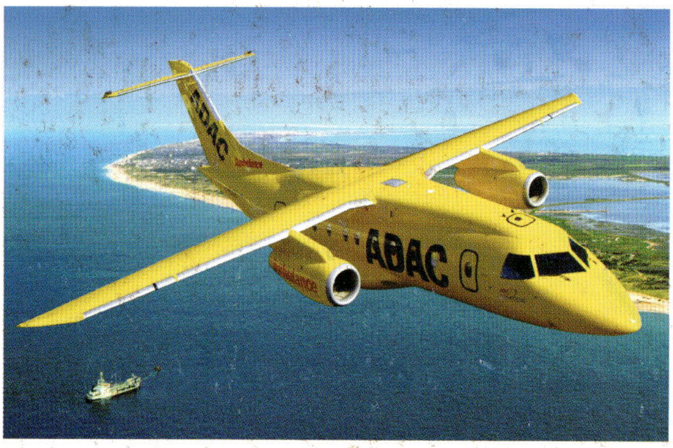


In jedem Fall garantiert ein hoch qualifiziertes Begleitpersonal mit Medizinern aller Fachrichtungen und Rettungsassistenten die optimale Versorgung während des Transports.
Um eine lückenlose Betreuung zu sichern, organisiert der ADAC Ambulance Service die Aufnahme im gewünschten und für die Weiterbehandlung bestgeeigneten Krankenhaus am Heimatort.
Auch den Angehörigen hilft der ADAC Ambulance Service bei der Heimreise: mit Hotel- und Flugbuchungen, Gepäckversand und Rat bei allen auftauchenden Problemen.

### Weitere Leistungen

- Ein ADAC-Betreuer begleitet Kinder nach Hause, wenn das den Eltern oder Mitreisenden nicht mehr möglich ist.
- Fahrzeuge werden innerhalb Europas zurückgeholt – wenn nötig, durch einen Ersatzfahrer.
- Notwendige und verschreibungspflichtige Medikamente, die im Reiseland nicht erhältlich sind, schickt der ADAC Ambulance Service so schnell wie möglich zum Patienten.
- Experten des ADAC Ambulance Service geben umfassende Informationen zu reisemedizinischen Fragen wie Impfbestimmungen und -empfehlungen, deutsch- oder englischsprachige Ärzte und Krankenhäuser im Reisegebiet sowie Spezialkliniken und Fachärzte für Tropenmedizin.

## Der ADAC – nicht nur auf der Straße immer für Sie da!

# LEBENSRETTENDE MASSNAHMEN

Richtiges Verhalten in lebensbedrohlichen Notsituationen:

- Die Grundregeln der ersten Hilfe
- Mund-zu-Nase/Mund-Beatmung
- Kreislauf- und Atemkontrolle
- Herzdruckmassage
- Reanimation
- Defibrillation mit einem automatischen externen Defibrillator (AED)
- Blutungen

**In einer lebensbedrohenden Notsituation ist zunächst die Unfallstelle abzusichern (siehe Seite 226) und dann entsprechend der nebenstehenden Übersicht (Seite rechts) vorzugehen. Zur Behandlung von lebensbedrohenden Blutungen siehe S. 20.**

**BEWUSSTSEIN** Die einzige sichere Lage für einen Bewusstlosen, der atmet, ist die stabile Seitenlage: auf der Seite liegend, Kopf und Nacken nach hinten gestreckt, um die Atemwege frei zu halten.

▶ *Siehe S. 12–13*

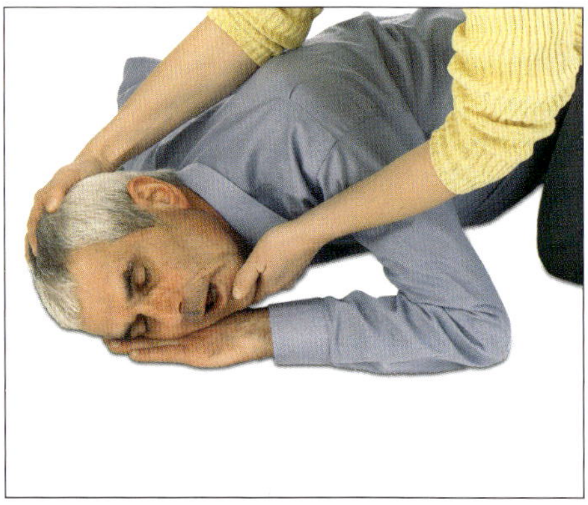

**ATMUNG** Wenn der Betroffene nicht atmet, ist eine Mund-zu-Nase- oder Mund-zu-Mund-Beatmung erforderlich, um die Lunge mit Luft und das Gewebe mit Sauerstoff zu versorgen.

▶ *Siehe S. 14*

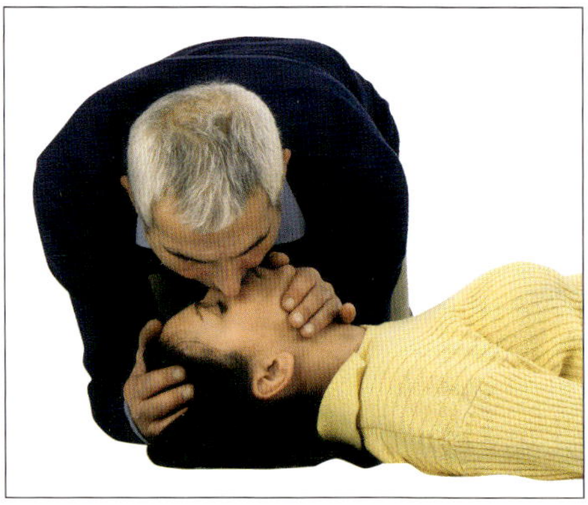

**KREISLAUF** Schlägt das Herz nicht mehr, und ist der Blutkreislauf ausgefallen, droht der Betroffene zu sterben. Es muss sofort eine Reanimation mit Hilfe von Mund-zu-Nase/Mund-Beatmung und Herzmassage erfolgen und/oder ein automatischer externer Defibrillator (AED) angewendet werden.

▶ *Siehe S. 16–19*

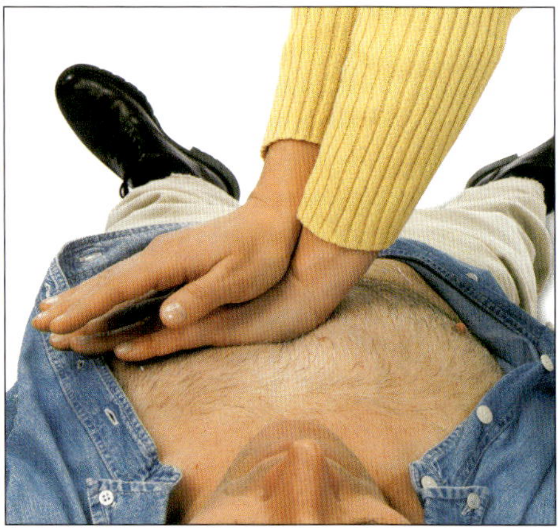

# ÜBERSICHT ÜBER RETTUNGSMASSNAHMEN

**BETROFFENER ZUSAMMENGEBROCHEN**

**Stellen Sie fest, ob er reagiert, wenn Sie ihn berühren oder ansprechen.**

## BEWUSSTSEIN

### Betroffener bei Bewusstsein

- Bringen Sie den Betroffenen in eine bequeme Lage.
- Kontrollieren Sie Atmung und Kreislauf.

### Betroffener bewusstlos
*(S. 12–13)*

- Machen Sie die Atemwege frei, entfernen Sie sichtbare Fremdkörper aus dem Mund.
- Beugen Sie den Kopf nach hinten.
- Alarmieren Sie den Rettungsdienst.

**Kontrollieren Sie die Atmung (Seite 13 und 14)**

## ATMUNG

### Betroffener atmet

- Bringen Sie den Betroffenen in die stabile Seitenlage.
- Kontrollieren Sie seine Atmung und seinen Kreislauf.
- Decken Sie den Betroffenen warm zu.

### keine Atmung erkennbar
*(S. 14)*

- Legen Sie ihn auf den Rücken.
- Blasen Sie Ihren Atem zweimal in Nase oder Mund des Betroffenen.

**Kontrollieren Sie die Lebenszeichen (Seite 15)**

## KREISLAUF

### Lebenszeichen vorhanden

- Setzen Sie die Mund-zu-Nase/Mund-Beatmung fort, 15-mal/min.
- Kontrollieren Sie nach einer Minute Lebenszeichen und Atmung. Wiederholen Sie diese Kontrolle alle zwei Minuten.

### keine Lebenszeichen
*(Seite 16–19)*

- Beginnen Sie mit Herzmassage, im Wechsel mit Mund-zu-Nase/Mund-Beatmung.
- Wenden Sie den automatischen externen Defibrillator (AED) an
- Führen Sie die Wiederbelebung durch, bis Lebenszeichen einsetzen oder der Rettungsdienst eintrifft.

## Verletzter bewusstlos

Wer auf leichtes Schütteln an der Schulter oder auf Ansprache nicht reagiert, ist bewusstlos und benötigt dringend ärztliche Hilfe. Das gilt auch bei einer undeutlichen oder sehr verlangsamten Reaktion.

### ▶ WAS SIE TUN MÜSSEN

**1** Schütteln Sie den Betroffenen an der Schulter und fordern Sie ihn laut auf: „Machen Sie bitte die Augen auf!" Reagiert er darauf nicht, ist er bewusstlos, und es besteht die Gefahr, dass er erstickt **(siehe S. 13)**.

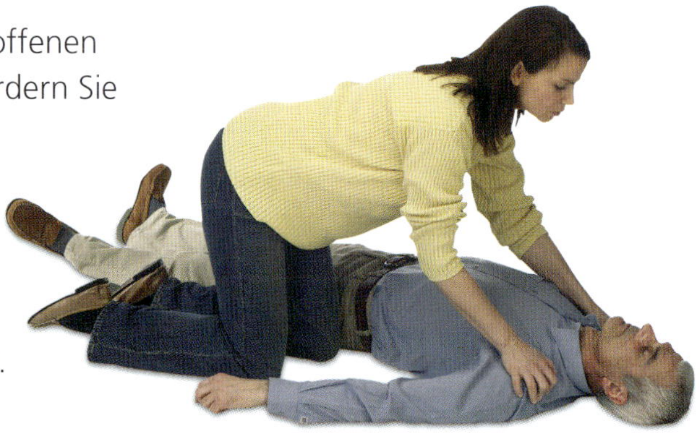

**2** Kontrollieren Sie, ob die Atemwege frei sind und der Bewusstlose atmet **(siehe S. 13 und 15)**; wenn er atmet: Bringen Sie ihn in die stabile Seitenlage. Schieben Sie den Ihnen nahe liegenden Arm des Bewusstlosen gestreckt unter dessen Körper. Beugen Sie dann das nahe Bein, und stellen Sie den Fuß an das Gesäß. Fassen sie die gegenüberliegende Schulter und Hüfte, und drehen Sie den Bewusstlosen zu sich her. Der unter dem Körper liegende Arm wird vorsichtig nach hinten gezogen (zur Stabilisierung).

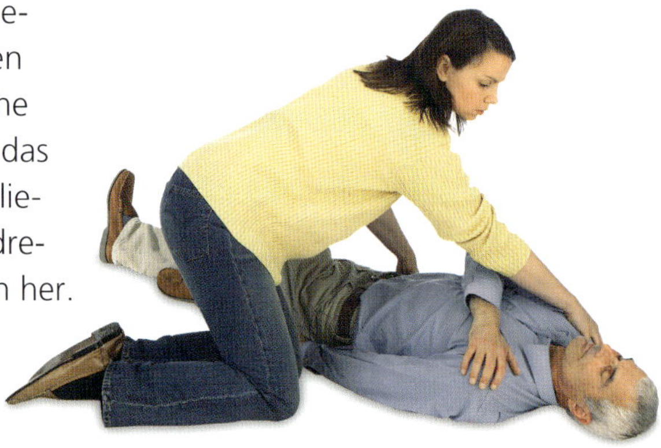

**3** Beugen Sie den Kopf des Bewusstlosen nackenwärts, das Gesicht drehen Sie erdwärts. Decken Sie den Betroffenen zu, und kontrollieren Sie Puls und Atmung, bis der Rettungsdienst eintrifft.

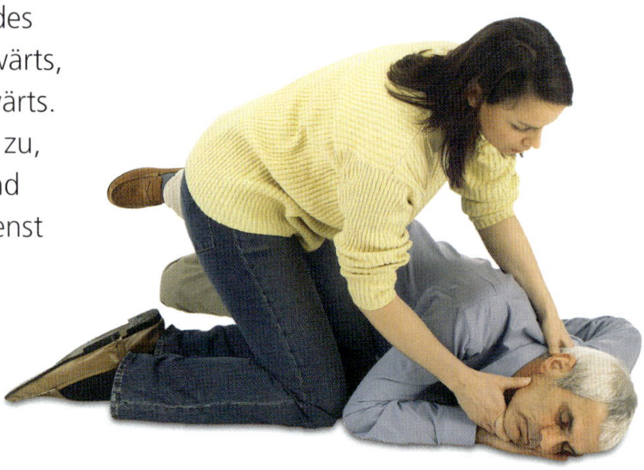

## Verletzter bewusstlos: Atemwege kontrollieren

Bewusstlose können nicht husten und schlucken. Das bedeutet, dass Nahrung, Flüssigkeit, Erbrochenes oder Blut unter Umständen die Atemwege zur Lunge blockieren.

### ▶ WAS SIE TUN MÜSSEN

**1** Legen Sie den Betroffenen auf den Rücken und sehen Sie ihm in den Mund. Entfernen Sie sichtbare Fremdkörper aus dem Mund-Rachen-Raum. Beugen Sie vorsichtig seinen Kopf nach hinten, damit machen Sie seine Atemwege frei. Kontrollieren Sie, ob der Bewusstlose atmet **(siehe S. 14)**: Sind am Bauch/Brust-Übergang Atembewegungen zu sehen oder zu spüren? Hören Sie Atemgeräusche? Atmet der Betroffene nicht, beginnen Sie sofort mit der **Mund-zu-Nase/ Mund-Beatmung (siehe S. 14)**.

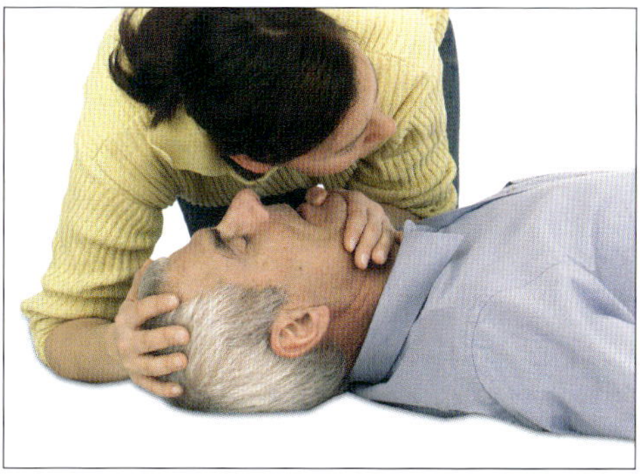

*Rufen Sie Hilfe herbei, und bitten Sie, den Rettungsdienst zu alarmieren.*

**2** Atmet der Bewusstlose: Bringen Sie ihn in die **stabile Seitenlage (siehe S. 12)**. Behalten Sie den Betroffenen bis zum Eintreffen des Rettungsdienstes im Auge, und achten Sie genau auf Veränderungen seines Zustands.

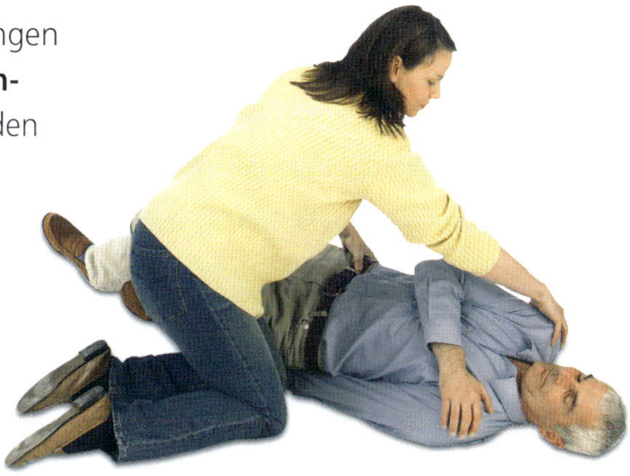

**3** Untersuchen Sie den Bewusstlosen auf ernsthafte Verletzungen und **Blutungen (siehe S. 20)**. Decken Sie den Bewusstlosen bis zum Eintreffen des Rettungsdienstes warm zu.

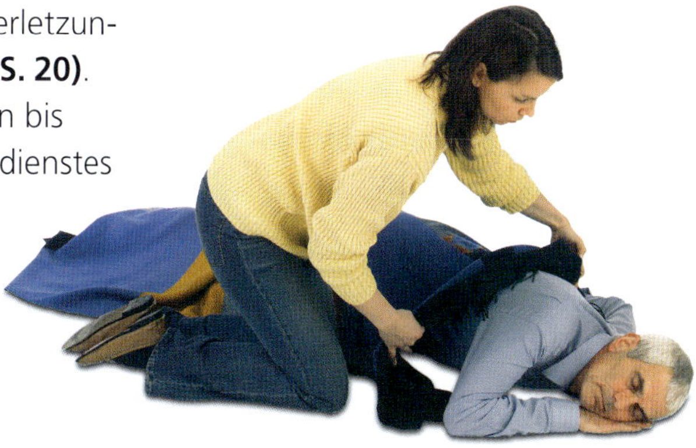

## Atemkontrolle und Atemspende

Fällt die Atmung eines Kranken oder Verletzten aus, stirbt binnen weniger Minuten Hirngewebe durch den Sauerstoffmangel ab. Bei Mund-zu-Nase/Mund-Beatmung hält der Restsauerstoff Ihrer Atemluft den Betroffenen bis zum Eintreffen des Rettungsdienstes am Leben.

### ▶ WAS SIE TUN MÜSSEN

#### ATEMKONTROLLE

Nachdem Sie sichergestellt haben, dass die Atemwege nicht durch Fremdkörper oder anderes blockiert sind, müssen Sie feststellen, ob der Bewusstlose noch atmet.

Nehmen Sie sich für diese Kontrolle niemals mehr als 10 Sekunden Zeit; brauchen Sie länger dafür, geht dem Patienten unnötig viel Zeit verloren, während der sein Organismus nicht mit Sauerstoff versorgt wird. Nur wenn Sie absolut sicher sind, dass eine Atmung vorhanden ist, bringen sie den Patienten in die stabile Seitenlage. Ansonsten beginnen Sie unverzüglich mit der Atemspende!

**1** Knien Sie sich neben den Bewusstlosen, fassen Sie seinen Kopf vorsichtig mit beiden Händen und überstrecken Sie den Kopf nach hinten.
Nach der Regel „SEHEN HÖREN FÜHLEN" prüfen Sie, ob eine Atmung vorhanden ist: Stellen Sie fest, ob am Übergang von Bauch zu Brust Atembewegungen zu sehen oder zu spüren sind. Kontrollieren Sie, ob Sie den Atem des Betroffenen spüren, oder ob Sie bei ihm Atemgeräusche hören können **(siehe S. 11)**.

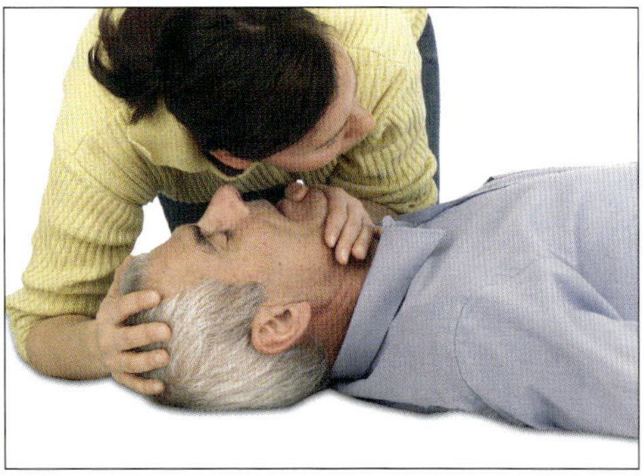

Bei Säuglingen, die jünger als ein Jahr sind: Prüfen, ob Bewegungen des Oberbauchs zu spüren sind und aus Mund oder Nase ausgeatmete Luft zu hören ist. Bei *Atemstillstand* mit Beatmung wie auf **S. 15** unter **Mund-zu-Nase/Mund-Beatmung** beschrieben fortfahren.

## ATEMSPENDE

Nachdem Sie festgestellt haben, dass der Bewusstlose nicht atmet, alarmieren Sie den Rettungsdienst und sorgen Sie dafür, dass ein Automatischer Externer Defibrillator (AED, siehe **Seite 19**) beschafft wird. Führen Sie in jedem Falle zwei langsame Beatmungen durch und prüfen Sie dann, ob Kreislaufzeichen vorhanden sind; wenn Sie keine feststellen können, fahren Sie mit der Herzdruckmassage fort (siehe Seite 16). Unter schwierigen Umständen können Sie auf die Beatmung verzichten und sofort mit der Herzdruckmassage beginnen.

**2** Legen Sie den Betroffenen auf den Rücken. Legen Sie eine Hand unter das Kinn und die andere auf die Stirn. Beugen Sie den Kopf etwas nach hinten, sodass die Atemwege frei sind. Verschließen Sie mit Daumen und Zeigefinger der auf der Stirn liegenden Hand die Nase des Betroffenen.

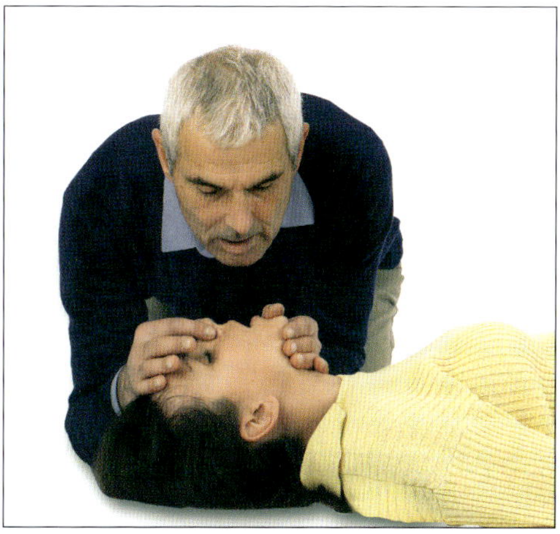

**3** Atmen Sie ein, setzen Sie Ihren geöffneten Mund dicht auf den Mund des Betroffenen auf. Blasen Sie Ihre Ausatemluft in den Mund des Betroffenen. Kontrollieren Sie aus den Augenwinkeln, ob dadurch der Brustkorb angehoben wird. Heben Sie dann Ihren Mund ab und beobachten Sie, ob sich der Brustkasten wieder senkt. Atmen Sie ein und setzen Sie die Beatmung fort; beatmen Sie den Betroffenen etwa 15-mal pro Minute.

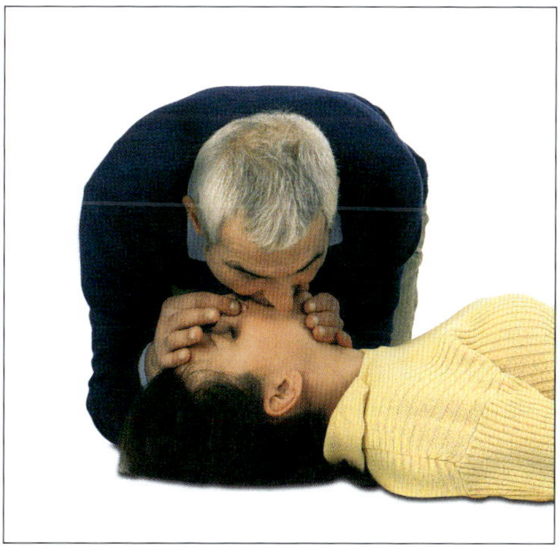

- Bei Kindern, die *jünger als 8 Jahre* sind, erfolgt die Beatmung auf die gleiche Weise, jedoch weniger kräftig, dafür aber häufiger (20-mal pro Minute). Beugen Sie beim Beatmen eines Säuglings seinen Kopf NICHT nach hinten! Setzen Sie Ihren Mund über Mund und Nase des Babys auf und beatmen Sie es vorsichtig 30- bis 40-mal pro Minute.

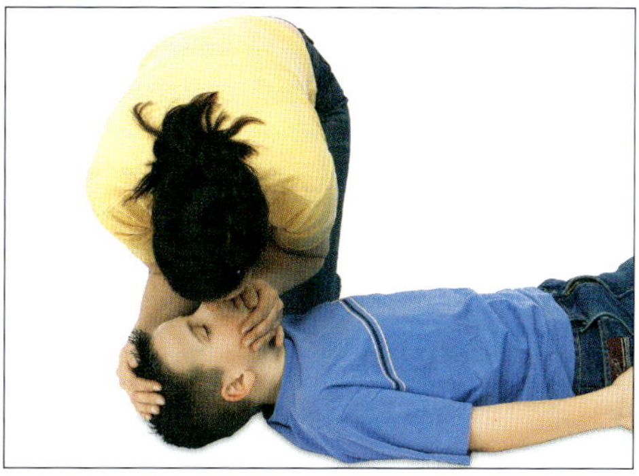

## Keine Lebenszeichen: Herzdruckmassage

Sind keine Lebenszeichen vorhanden (Herz-Kreislauf-Stillstand), stirbt das Hirngewebe innerhalb von 3 – 4 Minuten wegen Sauerstoffmangels ab. Im Fall eines Herz-Kreislauf-Stillstands muss mit **Herzdruckmassage** begonnen werden. Die richtige Stelle für diese Art der Wiederbelebung ist das Brustbein.

### ▶ WAS SIE TUN MÜSSEN

#### KREISLAUFKONTROLLE

Ersthelfer beschränken sich bei der Kontrolle der Kreislauffunktion auf sichtbare Zeichen: Atmet der Patient? Bewegt er sich oder hustet er? Wenden Sie für diese Kontrolle maximal 10 Sekunden an, damit keine wertvolle Zeit verloren geht (nur der professionelle Helfer prüft, ob ein Puls vorhanden ist). Können sie keine Kreislaufzeichen feststellen, beginnen Sie mit **Reanimation (siehe S. 17–18)**, um den Kreislauf in Gang zu halten, bis der Notarzt/Rettungsdienst eingetroffen ist.

**1** Legen Sie den Betroffenen mit dem Rücken auf eine feste Unterlage, und knien Sie sich neben ihn. Fahren Sie mit dem Mittelfinger der einen Hand bis zu dem Punkt am Rippenbogen entlang, an dem die Rippenbögen zusammentreffen. Etwa zwei fingerbreit daneben legen Sie die andere Hand auf das Brustbein auf.

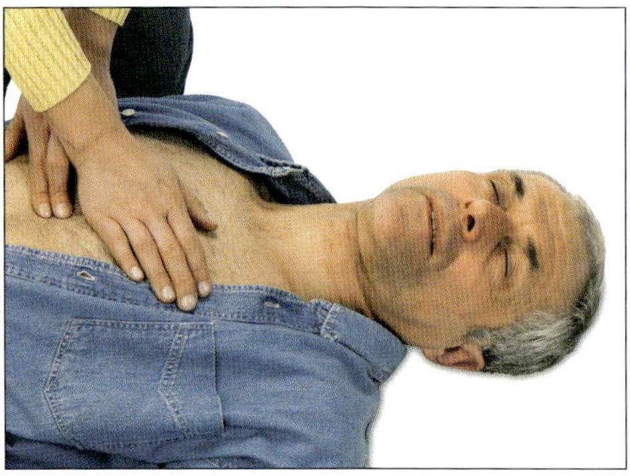

**2** Legen Sie die Hand, mit der Sie den Rippenbogen abgetastet haben, auf die andere Hand. Haken Sie die Finger beider Hände ineinander, und ziehen Sie die untere Hand etwas nach oben, um nur mit dem Handballen zu drücken. Das Brustbein soll 4 – 5 cm senkrecht nach unten eingedrückt werden. Tun Sie dies etwa 100-mal pro Minute. Die Arme müssen senkrecht nach unten drücken.

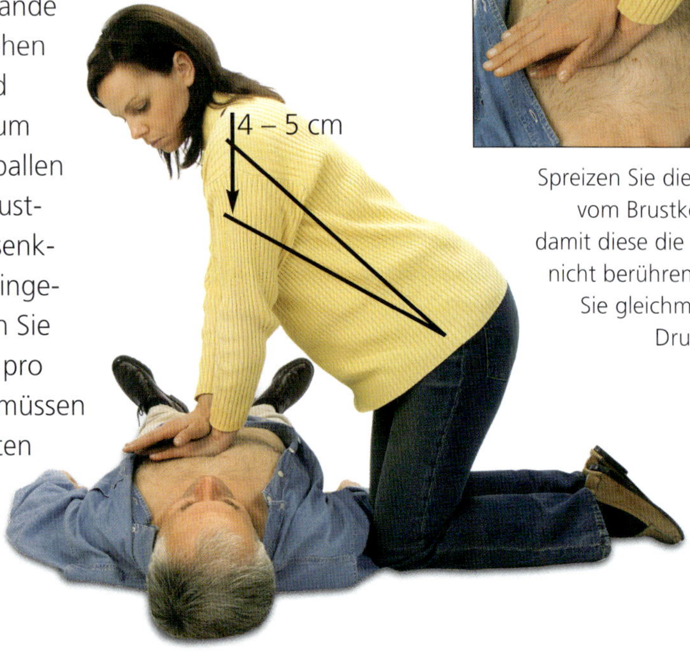


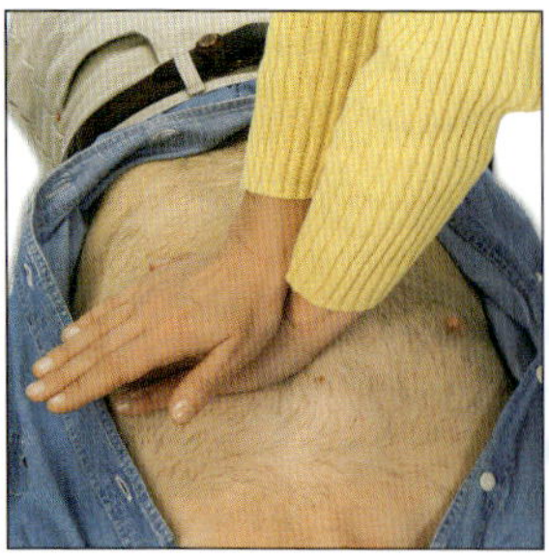

Spreizen Sie die Finge vom Brustkorb ab damit diese die Ripper nicht berühren. Über Sie gleichmäßiger Druck aus

## Keine Lebenszeichen: Reanimation

Herzdruckmassage in Kombination mit Mund-zu-Nase/Mund-Beatmung wird als **Reanimation** bezeichnet (für Säuglinge und Kinder **siehe S. 18**).

### ▶ WAS SIE TUN MÜSSEN

**1** Führen Sie eine Herzdruckmassage durch **(siehe S. 16)**. Achten Sie darauf, dass dabei die Druck- und die Entlastungsphase gleich lang sind. Lassen Sie den Brustkorb immer vollständig nach oben kommen. Geben Sie nach 15-maliger Herzdruckmassage jeweils zwei Atemspenden. Zählen Sie, falls nötig, laut von 1 bis 15 mit.

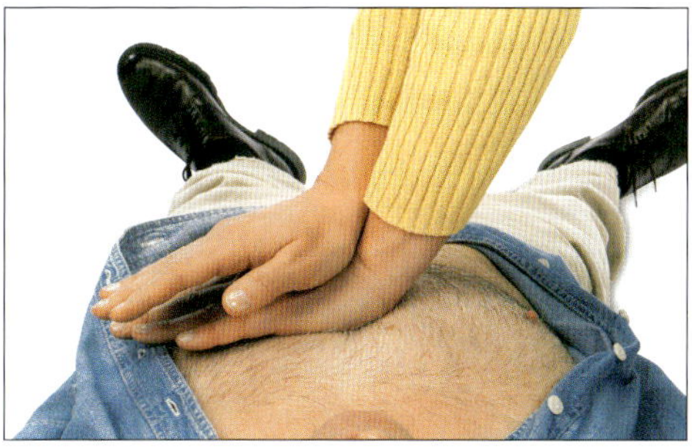

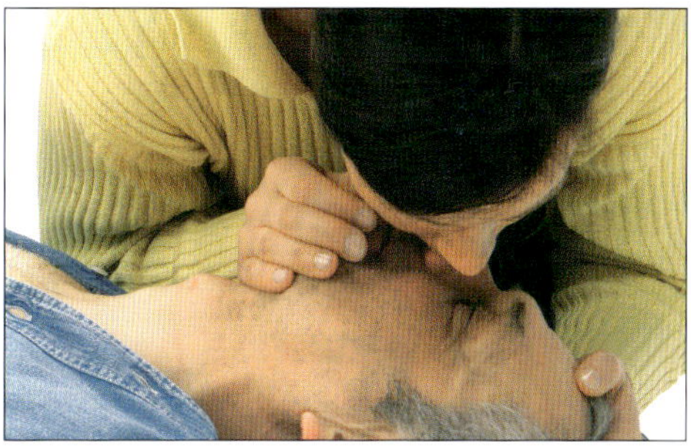

**2** Wenn Sie während der Reanimation beim Betroffenen Lebenszeichen feststellen, können Sie ihn in die stabile Seitenlage **(siehe S. 12)** bringen oder beatmen **(siehe S. 14)**. Lebenszeichen sind: Atmung, Bewegungen, Husten, Schlucken oder ein Puls am Hals.

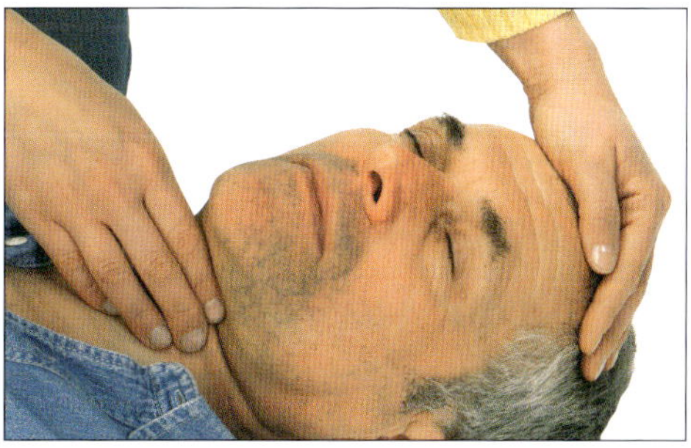

**3** Sind keine Lebenszeichen feststellbar, setzen Sie die Reanimation fort (15-mal Herzdruckmassage im Wechsel mit zwei Atemspenden). Machen Sie weiter, bis der Bewusstlose zu sich kommt, der Rettungsdienst eingetroffen ist oder Sie körperlich nicht mehr in der Lage sind, die Behandlung fortzusetzen.

BITTE WEITERLESEN ▶

**4** Setzen Sie die Wiederbelebung so lange fort, bis Lebenszeichen erkennbar sind bzw. der Pulsschlag einsetzt. Führen Sie die Mund-zu-Nase/Mund-Beatmung durch, bis die normale Atmung wieder hergestellt ist. Atmet der Bewusstlose, bringen Sie ihn in die stabile Seitenlage, um so die Atemwege frei zu halten.

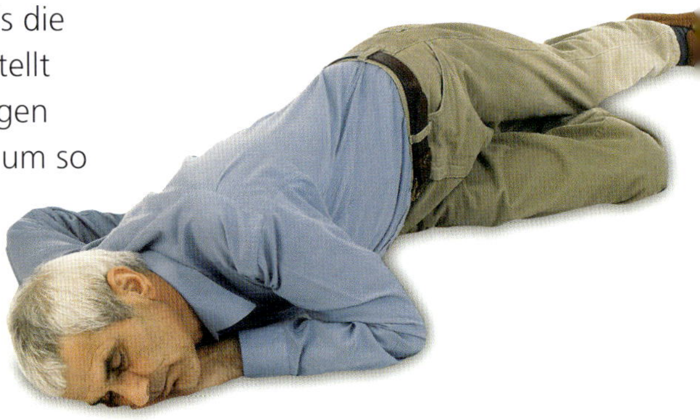

## REANIMATION BEI SÄUGLINGEN UND KINDERN

Gehen Sie genauso vor wie bei Erwachsenen, jedoch mit weniger Kraft. Führen Sie bei Säuglingen die Druckmassage nur mit zwei Fingern durch, mindestens 120-mal in der Minute (etwa zwei Massagen pro Sekunde).

### Bei Säuglingen

Lagern Sie den Kopf des Kindes flach und beatmen Sie es mit kurzen Atemstößen aus geblähten Wangen. Passen Sie dabei Ihre Atemgaben dem kleineren Lungenvolumen an. Auf 15 Druckmassagen folgen drei Atemspenden oder auf fünf Druckmassagen eine Beatmung, wobei sich der Brustkorb jeweils heben und wieder senken muss. Fahren Sie mit beidem fort, wie in **Schritt 4** für Erwachsene beschrieben.

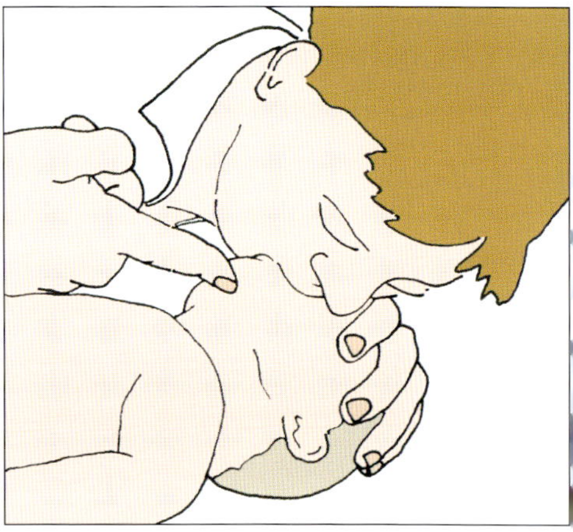

### Bei Kindern

Führen Sie die Druckmassage nur mit einem Handballen durch. Auf 15-malige Druckmassage folgen zwei vorsichtige Beatmungen – ausreichend zum Heben des Brustkastens. Setzen Sie die Wiederbelebung fort, wie dies in **Schritt 4** für Erwachsene beschrieben ist.

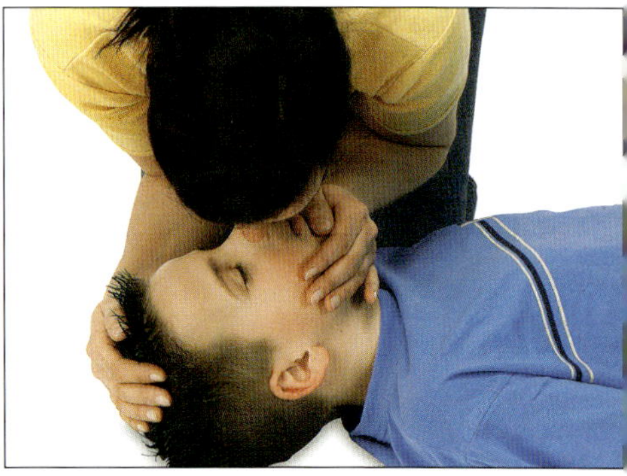

## Automatisierte externe Defibrillation (AED)

Kommt es zu einem plötzlichen Kreislaufstillstand, sinkt mit jeder Minute, in der keine Maßnahmen zur Wiederbelebung ergriffen werden, die Überlebenschance um 7 - 10 %. Eine der effektivsten Möglichkeiten, bei einem Herzstillstand durch Kammerflimmern das Herz wieder zum Schlagen zu bringen, ist die sogenannte Defibrillation. Durch die Entwicklung von weitgehend automatisiert arbeitenden Geräten ist die Anwendung auch für den Laien möglich.
Immer mehr dieser Geräte werden an stark frequentierten öffentlichen Orten bereitgestellt und können auch vom Laien angewendet werden. Zusammen mit den anderen lebensrettenden Maßnahmen, wie sie in diesem Kapitel beschrieben werden, erhöht die automatisierte externe Defibrillation die Überlebenschance bei einem plötzlichen Kreislaufversagen erheblich.

### ▶ WAS SIE TUN MÜSSEN

**1** Wenn eine Person plötzlich bewusstlos wird und keine anderen offensichtlichen Gründe zu erkennen sind, ist häufig von einem Kreislaufstillstand auszugehen.
Prüfen Sie Bewusstsein **(Seite 12)** und Atmung **(Seite 14)**.

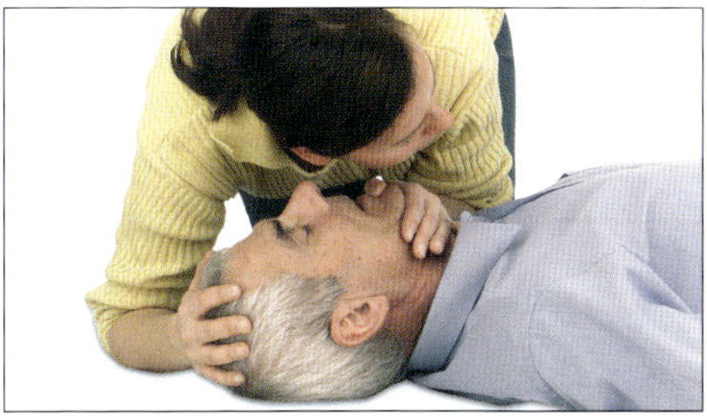

**2** Atmet der Betroffene nicht, rufen Sie den Rettungsdienst und holen Sie den Defibrillator; seinen Standort erkennen Sie am nebenstehenden Zeichen; befinden sich an Ihrem Arbeitsplatz oder in Ihrer Umgebung AED-Geräte, lassen Sie sich von fachkundigem Personal (z.B. Betriebssanitäter) in die Verwendung einweisen. Dies spart im Notfall wertvolle Zeit.

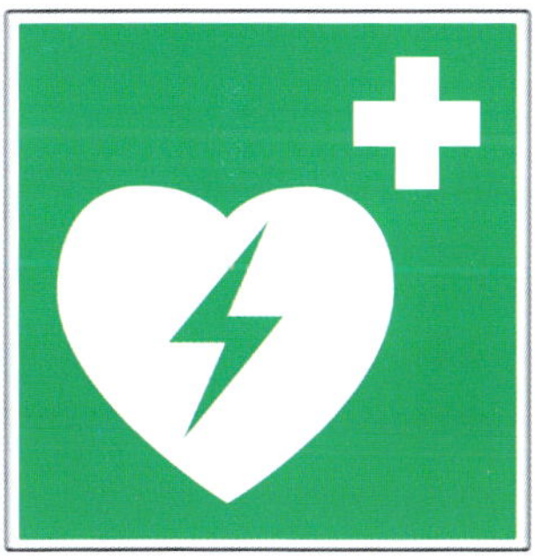

Führen Sie die Kreislaufkontrolle durch **(Seite 16)**; sind keine Kreislaufzeichen erkennbar, schalten Sie das AED-Gerät ein, kleben Sie wie dargestellt die Elektroden auf und folgen Sie genau den Anweisungen des Gerätes.

**3** Das Gerät analysiert selbsttätig, ob ein Elektroschock erforderlich ist; wird er empfohlen, darf niemand den Betroffenen berühren. Betätigen Sie nach Anweisung den Defibrillationsknopf und folgen Sie weiter den Geräteanweisungen.

**4** Sind nach drei Schocks Kreislaufzeichen vorhanden, bringen Sie den Patienten in die stabile Seitenlage; sind keine Lebenszeichen vorhanden oder wird erst gar kein Schock empfohlen, führen Sie 1 Min. lang die Reanimation durch **(Seite 17)**; folgen Sie wieder den Geräteanweisungen (Analyse – ggf. Schock – Reanimation) bis der Rettungsdienst eintrifft.

## Betroffener blutet stark

Bei starken Blutungen ist sofort erste Hilfe nötig, um den Blutverlust zu stoppen. Sorgen Sie deshalb so schnell es geht für Druck auf die Wunde. Decken Sie möglichst die Wunde mit einem Verband ab, um Kontakt mit dem Blut anderer zu vermeiden, und verwenden Sie Einmalhandschuhe.

### ▶ WAS SIE TUN MÜSSEN

**1** Legen Sie den Betroffenen möglichst hin; verringern Sie die Blutung, indem Sie den verletzten Körperteil hochhalten. Tragen Sie möglichst Einmalhandschuhe (Verbandkasten). Mit vier Fingern einer Hand drücken Sie in der Muskellücke an der Innenseite des Oberarms die dort verlaufende Arterie gegen den Oberarmknochen. Es blutet jetzt nicht mehr. Am Bein pressen Sie zunächst ein Tuch auf die Wunde.

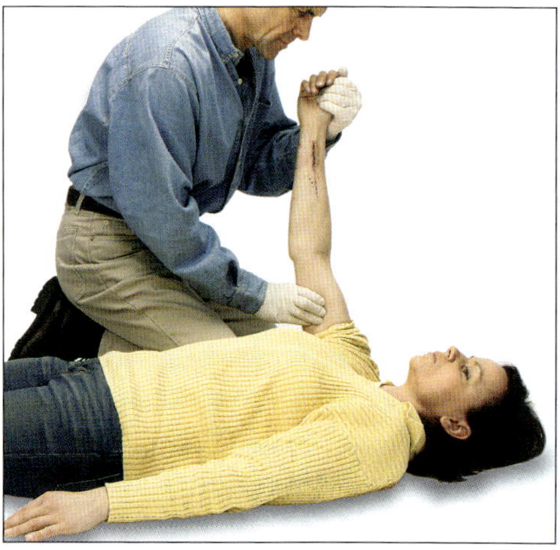

**2** Bei einer starken Blutung legen Sie mit zwei Verbandpäckchen einen Druckverband an: Öffnen Sie ein Verbandpäckchen, legen Sie die Wundauflage auf und wickeln Sie die

*Alarmieren Sie den Rettungsdienst.*

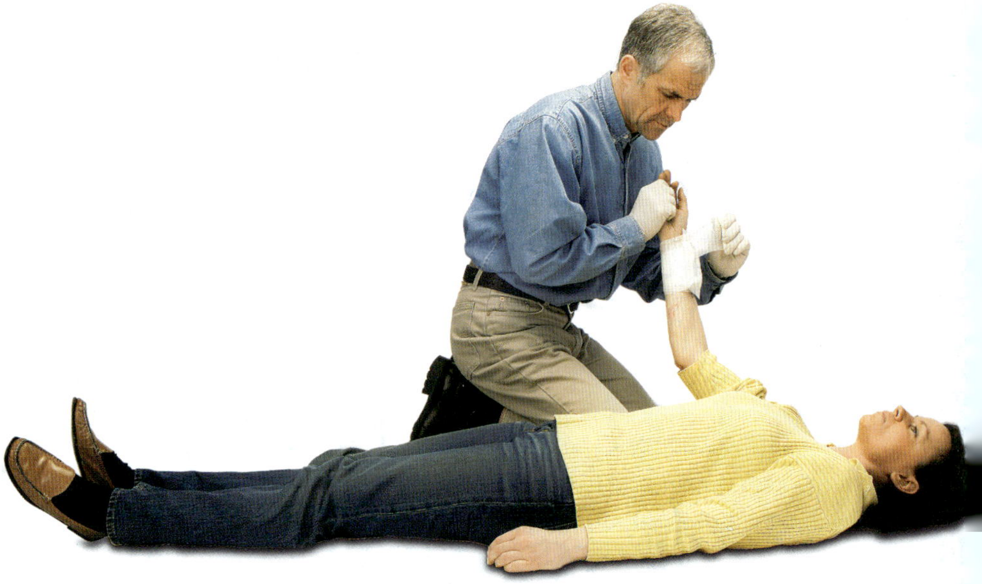

# ERSTE HILFE BEI VERLETZUNGEN UND ERKRANKUNGEN A–Z

Leitfaden für eine schnelle erste Hilfe in jeder Notlage von A bis Z

AZ

# INHALT A–Z

**Handelt es sich um:**

- Bekannte allergische Reaktionen auf Lebensmittel, Gift oder andere Substanzen?
- Hautausschlag oder rote Haut?
- Juckende Haut?
- Schwellung?
- Rotes oder warmes Körpergewebe?

**JA** → **SUCHEN SIE EINEN ARZT AUF**

**NEIN** ↓

**Handelt es sich um eine ernste allergische Reaktion wie z. B.:**

- Schwindelanfälle oder Schwindelgefühl?
- Übelkeit oder Erbrechen?
- Keuchen oder Probleme beim Atmen?
- Heiserkeit oder Husten?
- Anschwellen eines Körperteils?
- Muskelschwäche?

**JA** → **ALARMIEREN SIE DEN RETTUNGSDIENST; FÜHREN SIE GGF. LEBENSRETTENDE MASSNAHMEN DURCH**

Ein abgetrennter Körperteil (Amputat) kann manchmal wieder angenäht werden. Voraussetzung dafür ist allerdings, dass sowohl die Wunde als auch das Amputat sofort versorgt werden. Als erstes muss die Blutung gestillt werden.

## ▶ WORAUF SIE ACHTEN MÜSSEN

- **Abgetrennter Körperteil**
- **Blutung**
- **Schock**

## ▶ WAS SIE TUN MÜSSEN

**1** Legen Sie den Verletzten sofort flach hin. Versorgen Sie zunächst die Wunde, indem Sie mit Wundauflagen und einem Verbandpäckchen einen Druckverband anlegen. Lagern Sie den verletzten Körperteil erhöht, und decken Sie den Verletzten warm zu. Auch die Beine etwas erhöht lagern.

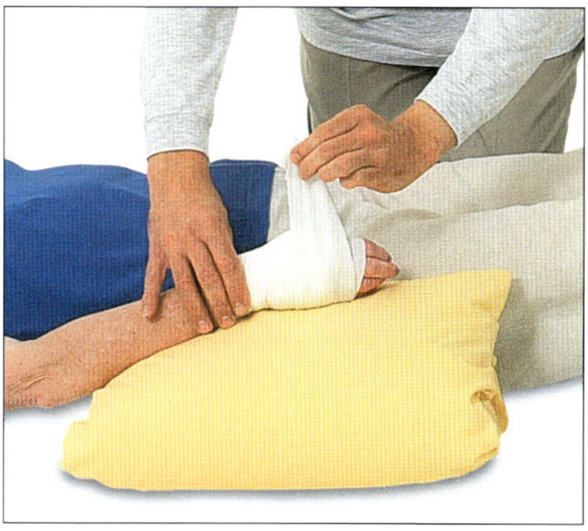

*Alarmieren Sie schnellstmöglich den Rettungsdienst.*

---

**2** Behandeln Sie das Amputat sehr vorsichtig. Reinigen Sie es nicht, sondern wickeln Sie es in steriles bzw. sauberes Verbandmaterial, z. B. ein Verbandtuch aus dem Verbandkasten, ein. Der Rettungsdienst wird das Amputat ggf. kühlen.

*Geben Sie das so verpackte Amputat dem Rettungsdienst mit zum Krankenhaus.*

---

**3** Beruhigen Sie den Verletzten bis zum Eintreffen des Rettungsdienstes. Kontrollieren Sie hin und wieder den Verband. Wenn er stark durchblutet, legen Sie einen weiteren Verband auf.

*Kontrollieren Sie regelmäßig Bewusstsein und Puls des Verletzten, und teilen Sie Veränderungen dem Rettungspersonal mit. Geben Sie dem Verletzten für den Fall, dass später eine Narkose erforderlich ist, nichts zu essen oder zu trinken.*

# ANGINA PECTORIS

Angina Pectoris ist ein Synonym für Herzanfall: ein krampfartiger Schmerz in der Brust als Folge verengter und verkalkter Herzkranzgefäße. Benötigt das Herz bei anstrengenden Tätigkeiten oder bei Aufregung mehr sauerstoffreiches Blut, verkrampfen die verhärteten Gefäße. Dies verursacht den Schmerz.

## ▶ BESCHWERDEN

- **Schmerzen im Brustkorb, mit Enge- und Spannungsgefühl**
- **Gelegentlich Übelkeit, Schwitzen und Kurzatmigkeit**

## ▶ WAS SIE TUN MÜSSEN

**1** Helfen Sie dem Betroffenen in eine möglichst bequeme Position und lockern Sie beengende Kleidung an Hals und Taille. Beruhigen Sie den Betroffenen. Überprüfen Sie Atmung und Pulsschlag. Aufregung und Anstrengungen sind zu vermeiden.

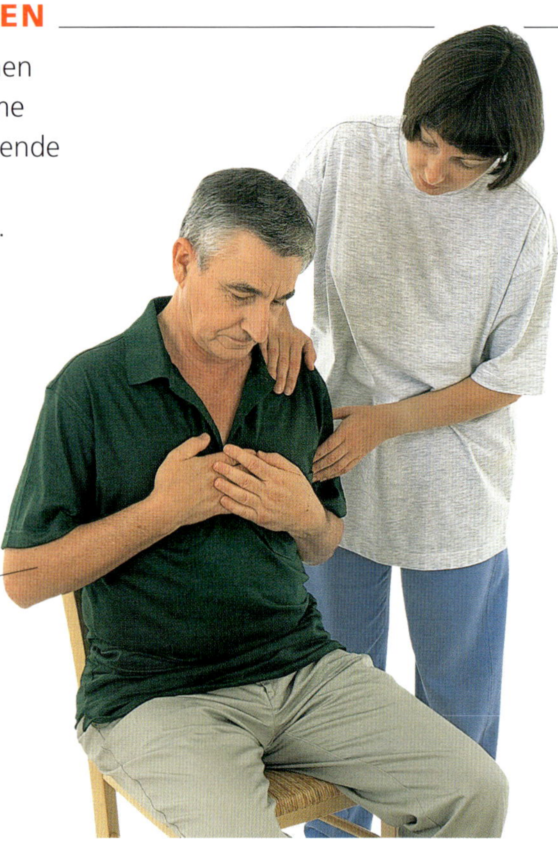

Lassen Sie den Betroffenen die Haltung einnehmen, die ihm am meisten zusagt

**2** Ist der Betroffene bei vollem Bewusstsein und trägt er seine Medikamente bei sich, helfen Sie ihm bei der Einnahme der Tablette, die meist unter die Zunge gelegt werden muss. Das Medikament sorgt für eine Erweiterung der Herzkranzgefäße, sodass die Blutzufuhr verbessert wird und der Schmerz allmählich nachlässt. Es gibt auch Nitrokapseln, die zerbissen werden müssen, oder Spray, das auf die Zunge/in den Mund gesprüht wird.

*Alarmieren Sie sofort den Rettungsdienst.*

*Wenn der Patient bewusstlos wird, prüfen Sie die Atmung und den Puls. Möglicherweise müssen Sie bis zum Eintreffen des Rettungsdienstes* ***Wiederbelebungsmaßnahmen*** *durchführen* ***(siehe S. 16–19).***

# ARMVERLETZUNG, Oberarm oder Ellbogen



Armverletzungen können am Handgelenk, Ellbogen, Unter- oder Oberarm oder am Schultergelenk auftreten. Die möglichen Verletzungen reichen von einem verstauchten Handgelenk oder Ellbogen bis zu einem oder mehreren Knochenbrüchen. Meist wird eine Röntgenaufnahme benötigt, um die Art der Verletzung festzustellen. Behandeln Sie jede Armverletzung wie einen Knochenbruch, bis eine eindeutige Diagnose vom Arzt vorliegt.

## ▶ BESCHWERDEN

- **Schmerzen im und um den betroffenen Bereich**
- **Kälte, Frösteln/Zittern**
- **Schwindel; Schwächegefühl**
- **Ggf. gefühllose Gliedmaßen**
- **Kraft- und Funktionsverlust des Ellbogengelenks**

## ▶ WORAUF SIE ACHTEN MÜSSEN

- **Schwellungen (nicht immer und nicht gleich am Anfang)**
- **Bluterguss**

## ▶ WAS SIE TUN MÜSSEN

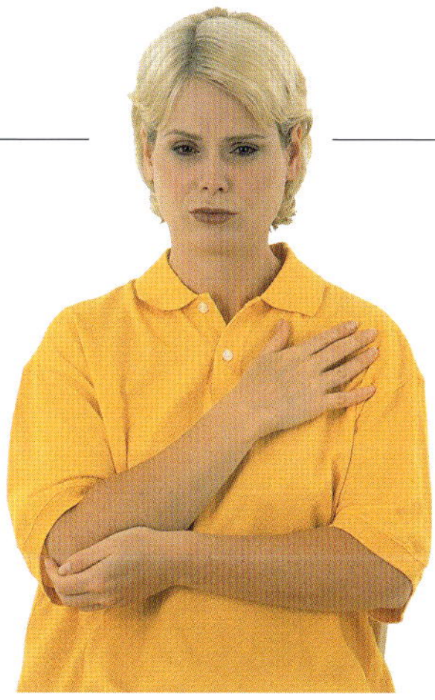

**1** Versuchen Sie bei einer Ellbogen- oder Oberarmverletzung nicht, den betreffenden Körperteil zu beugen oder zu strecken, sondern lassen Sie den Betroffenen seinen verletzten Arm selbst so bequem wie möglich stützen. Helfen Sie ihm, sich zu setzen oder hinzulegen, je nachdem, was ihm lieber ist und je nach Grad der Schmerzen.

---

**2** Stützen Sie den betroffenen Körperteil außen mit einem Kissen oder einer zusammengerollten Decke.

*Armverletzungen werden häufig durch Schädigung von Blutgefäßen und Nerven kompliziert. Schnelle ärztliche Hilfe ist deshalb äußerst wichtig. Alarmieren Sie sofort den Rettungsdienst.*

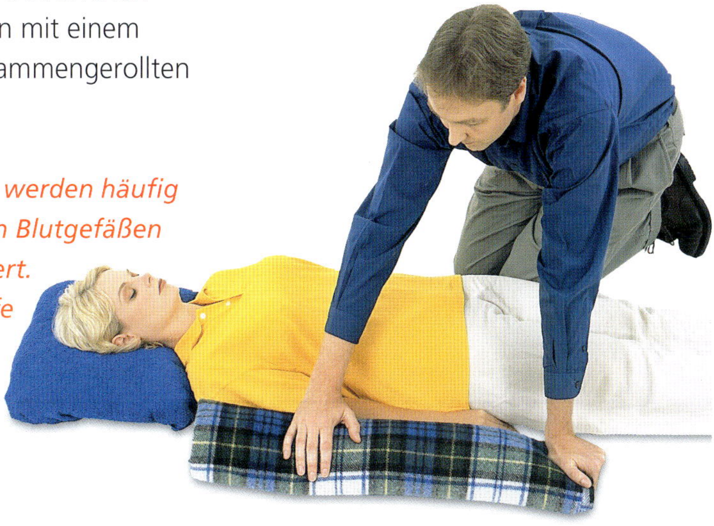

## BESCHWERDEN

- **Schmerzen im oder um den betroffenen Bereich**
- **Kälte, Frösteln/Zittern**
- **Schwindel; Schwächegefühl**
- **Ggf. gefühllose Gliedmaßen**
- **Kraft- und Funktionsverlust des Gelenks**

## WORAUF SIE ACHTEN MÜSSEN

- **Schwellungen (nicht immer und nicht gleich am Anfang)**
- **Bluterguss**

## WAS SIE TUN MÜSSEN

**1** Bitten Sie den Betroffenen, sich hinzusetzen und den verletzten Arm selbst zu stützen.

*Alarmieren Sie den Rettungsdienst.*

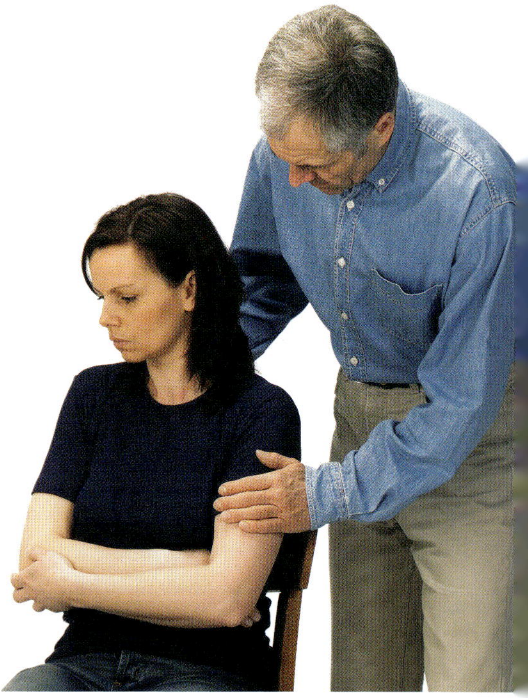

**2** Was Sie sonst noch tun können: Legen Sie bei einer Handgelenk- oder Unterarmverletzung ein **Dreiecktuch** an. Behandeln Sie dabei den verletzten Arm so vorsichtig wie möglich. Ziehen Sie die lange Seite des Dreiecktuchs vorsichtig unter dem verletzten Arm hindurch auf die Schulter, bis sich die Spitze am Ellbogen befindet.

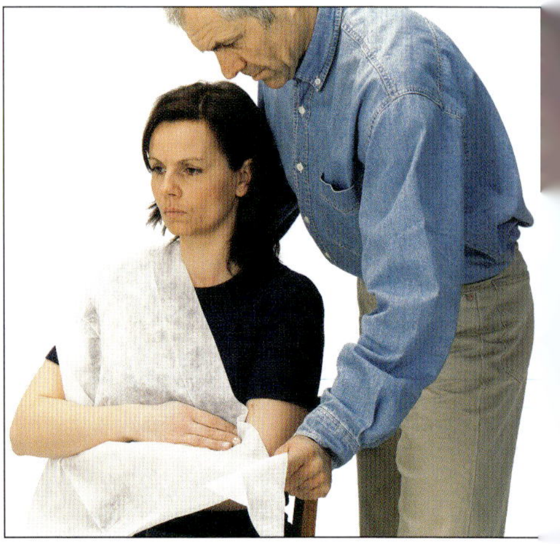

**3** Schlagen Sie das Dreiecktuch über den verletzten Arm zur gesunden Schulter. Ziehen Sie die andere Spitze nach oben und um den Hals. Verknoten Sie dann die beiden Enden auf der unverletzten Seite mit einem Knoten. Achten Sie darauf, dass die Hand bis zu den Fingerspitzen im Dreiecktuch liegt. Das volle Gewicht des Armes ruht im Dreiecktuch.

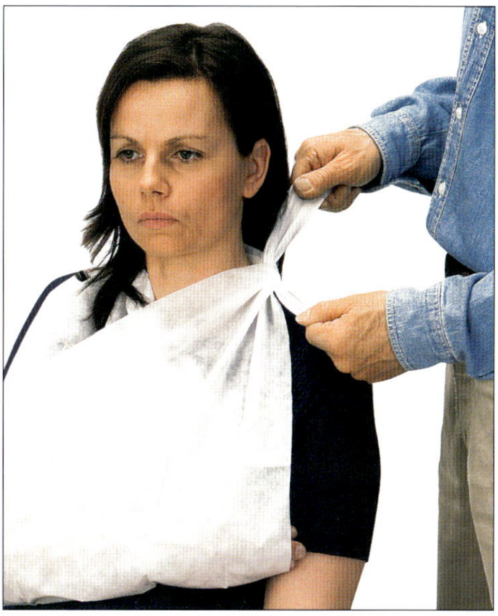

**4** Fixieren Sie mit der Spitze des Dreiecktuchs den Ellbogen. Drehen Sie dazu die Spitze des Dreiecktuchs ein und stecken Sie sie am Ellbogen fest. Sorgen Sie dafür, dass Ellbogen und Unterarm ausreichend gestützt werden. Decken Sie den Verletzten bis zum Eintreffen des Rettungsdienstes warm zu.

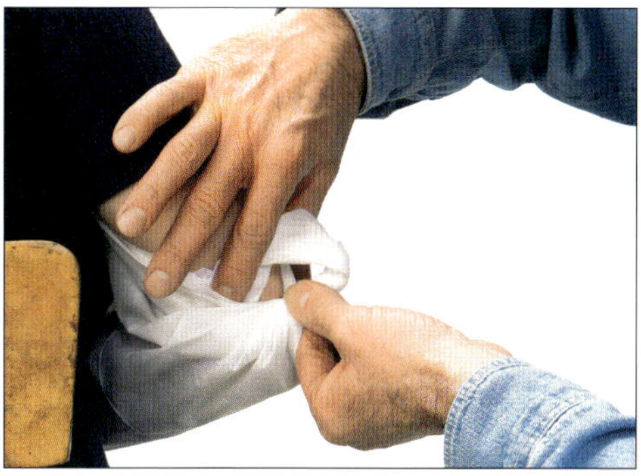

*Alarmieren Sie den Rettungsdienst.*

# ASTHMAANFALL

Ein Asthmaanfall wird meist durch eine Allergie, kalte Luft, körperliche Anstrengung oder eine Entzündung ausgelöst. Die Verästelungen der Atemwege, über die Luft von der Lunge und zur Lunge transportiert wird, verengen sich bei einem derartigen Anfall durch krampfartiges Zusammenziehen der Muskeln rund um die Atemwege, durch Verschleimung oder Anschwellen der Schleimhäute. Schnelle erste Hilfe und medizinische Nachsorge können lebensrettend sein.

## ▶ BESCHWERDEN

- **Probleme mit der Atmung, häufig begleitet von Husten und pfeifendem Atmen (nicht bei allen Asthmatikern).**

## ▶ WORAUF SIE ACHTEN MÜSSEN

- **Nasser oder trockener Husten, vor allem nachts**
- **Probleme beim Sprechen**
- **Blaue Lippen**

## ▶ WAS SIE TUN MÜSSEN

**1** Bringen Sie den Patienten in eine bequeme, sitzende Haltung. Durch Aufstützen der Arme in nach vorn gebeugter Haltung wird das Ausatmen erleichtert und die Lungenfunktion verbessert. Beruhigen Sie den Patienten.

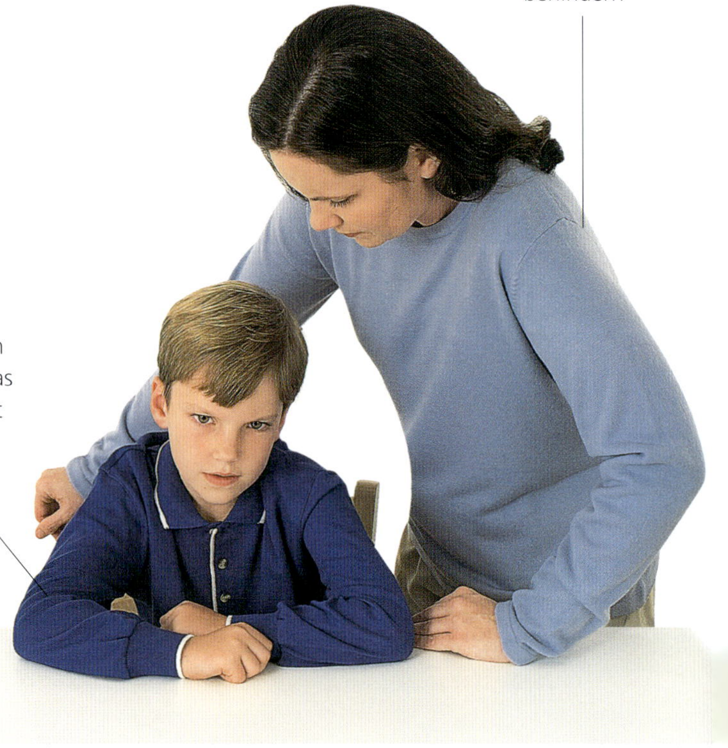

**2** Trägt der Patient Medikamente bei sich, helfen Sie ihm bei deren Einnahme. Meist geschieht dies mithilfe eines Inhalators.

*Tritt keine Verbesserung ein oder verschlimmert sich der Anfall, alarmieren Sie schnellstmöglich den Rettungsdienst.*

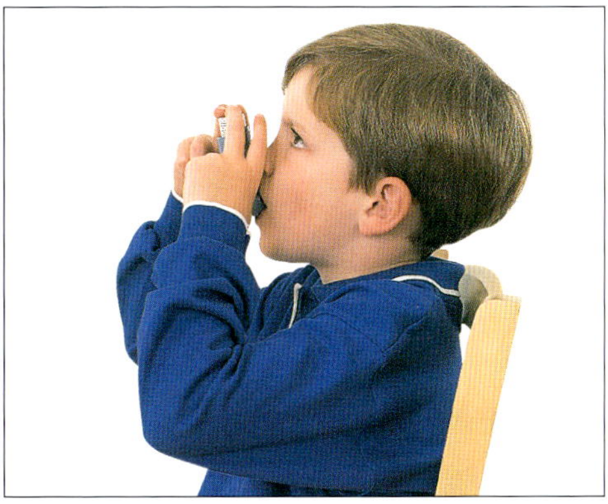

**3** Helfen Sie bis zum Eintreffen des Rettungsdienstes dem Patienten nötigenfalls beim Inhalieren seines Medikaments (häufig alle vier Minuten), vorzugsweise mit einem Verteiler, damit die vollständige Dosis eingeatmet wird.

*Wenn der Betroffene zusammenbricht, müssen unter Umständen **Wiederbelebungsmaßnahmen** durchgeführt werden, bis der Rettungsdienst eintrifft* ***(siehe S. 16–19).***

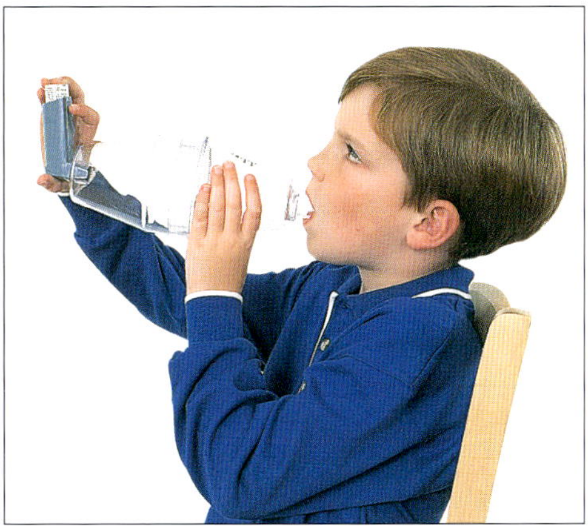

## UMGANG MIT ASTHMA

- Schwere Asthmaanfälle fordern immer noch Menschenleben. Deshalb ist es wichtig, dass ein in Not geratener Patient schnellstmöglich medizinische Hilfe erhält.

- Halten Sie als Patient Asthmamedikamente stets griffbereit, um bei den ersten Anzeichen eines Anfalls sofort Gegenmaßnahmen treffen zu können.

- Gehen Sie regelmäßig zu Ihrem Hausarzt, um Ihre persönlichen Verhaltensregeln, z. B. die Häufigkeit der Arzneimitteleinnahme, anpassen zu lassen.

- Wird der Asthmaanfall durch eine (bekannte) Substanz ausgelöst, gegen die Sie allergisch sind, vermeiden Sie jeden Kontakt damit. Falls dieser sich nicht verhindern lässt, nehmen Sie Ihr Medikament ein, bevor Sie mit der Substanz in Berührung kommen.

- Ist Ihr Asthmaanfall Folge sportlicher Betätigung, stellen Sie diese nicht ohne Rücksprache mit Ihrem Arzt ein. Sport kann Ihren Gesundheitszustand verbessern und so das Anfallrisiko verringern.

- Für Asthma als Folge körperlicher Anstrengung gibt es spezielle Medikamente, die vorab eingenommen werden können.

BITTE WEITERLESEN ▸

# LINDERUNG BEI ASTHMA

## Geräte zur Einnahme von Medikamenten

### INHALATOREN

Viele Medikamente dienen dem Zweck, Asthmaanfälle zu verhindern oder zu lindern.

### ZERSTÄUBER

Unter schwerem Asthma leidende Patienten benötigen mitunter ein Spezialgerät, um ihr fein zerstäubtes Medikament über eine Gesichtsmaske inhalieren zu können. Für den Gebrauch dieser (elektrischen) Zerstäuber ist man gewöhnlich auf eine Steckdose angewiesen, wenngleich es auch Reisemodelle gibt, die mit Batterien betrieben werden.

### VERTEILER

Verteiler sind einfache Vorrichtungen, die dem Asthmatiker helfen, ein Medikament in der richtigen Dosierung zu inhalieren.

Es sind verschiedene Modelle auf dem Markt – von kleinen (praktisch für die Reise) bis zu recht großen Ausführungen. Bei Letzteren ist die Mitnahme etwas umständlicher. Sie haben jedoch den Vorteil, dass sich das Medikament damit effizienter verabreichen lässt. Einige Inhalatoren haben einen eingebauten Verteiler.

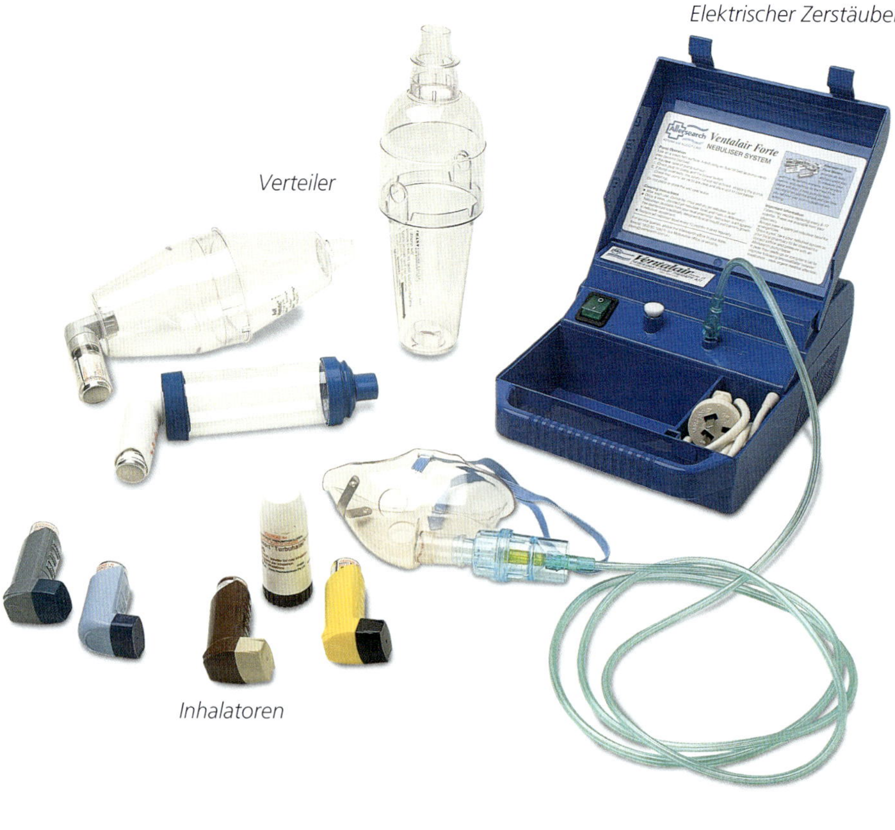


*Elektrischer Zerstäuber*

*Verteiler*

*Inhalatoren*

Ein Schlag oder Stoß gegen den Oberbauch kann vorübergehend Folgen für den *Solarplexus* – ein Bündel Nervenfasern im hinteren Teil der Bauchhöhle – haben. Wenn auch schmerzhaft und beunruhigend, verschwindet diese Form von Atemnot rasch.

### ▶ BESCHWERDEN

- **Atemprobleme**
- **Übelkeit**
- **Schmerzen in der Magengegend**

### ▶ WORAUF SIE ACHTEN MÜSSEN

- **Probleme beim Sprechen**
- **Übelkeit oder Erbrechen**
- **Kreislaufprobleme**
- **Verschlechterung des Allgemeinbefindens**
- **Anhaltend flacher, schneller Puls**

### ▶ WAS SIE TUN MÜSSEN

**1** Bringen Sie den Betroffenen, sobald er sich wieder bewegen kann, in eine möglichst bequeme Lage (in der Regel an einem Tisch sitzend). Sagen Sie ihm, dass die Krämpfe bald nachlassen und das Atmen wieder leichter wird. **VERSUCHEN SIE NICHT, den Bauch zu massieren oder mit den Beinen zu „pumpen".**

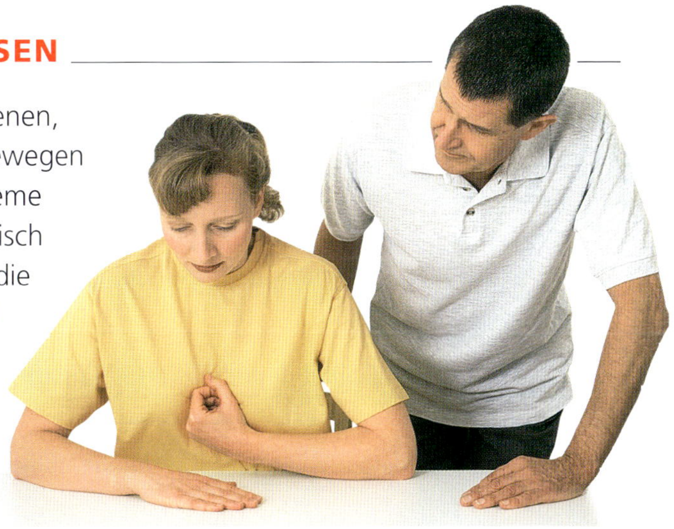

**2** Nichts zu essen oder zu trinken verabreichen, bevor er sich nicht ganz erholt oder – bei einer inneren Verletzung – einen Arzt konsultiert hat.

*Raten Sie dem Betroffenen, einen Arzt zu konsultieren, um bleibende Verletzungen auszuschließen.*

**3** Ist der Betroffene bewusstlos, kontrollieren Sie Atmung und Puls und bringen ihn ggf. in die stabile Seitenlage. Halten Sie die **Atemwege frei (siehe S. 13)**. Ggf. müssen Sie **Wiederbelebungsmaßnahmen** durchführen **(siehe S. 16–19).**

*Alarmieren Sie schnellstmöglich den Rettungsdienst.*

# AUGENVERLETZUNG, Fremdkörper

Ein Fremdkörper im Auge kann zu einer Infektion und im schlimmsten Fall zu einem bleibenden Verlust des Sehvermögens führen. Handelt es sich dabei um ein Staub- oder Schmutzteilchen, darf es entfernt werden. Scheint der Fremdkörper jedoch festzusitzen, wird dringend ein Arzt benötigt.

## ▶ BESCHWERDEN

- **Schmerzen**
- **Vermindertes Sehvermögen**
- **Juckreiz am Auge; Tränen**
- **Fremdkörpergefühl im Auge**

## ▶ WORAUF SIE ACHTEN MÜSSEN

- **Gerötetes Auge**
- **Stark tränendes Auge**

## ▶ WAS SIE TUN MÜSSEN

**1** Nicht am Auge reiben lassen. Blinzeln ist dagegen erlaubt; Tränen können den Fremdkörper herausspülen. Bitten Sie den Betroffenen, sich mit dem Gesicht zum Licht zu setzen. Stellen Sie sich hinter ihn, und ziehen Sie mit Daumen und Zeigefinger die Augenlider vorsichtig auseinander. Dreht der Betroffene die Augen in alle Richtungen, können Sie nach dem Fremdkörper suchen.

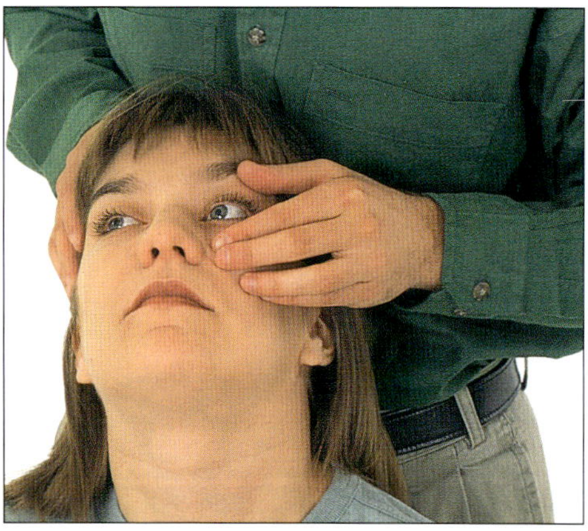

**2** Befindet sich der Fremdkörper auf dem Weißen des Auges, versuchen Sie, ihn mit dem Zipfel eines sauberen, angefeuchteten Taschentuchs oder einer sterilen Binde zu entfernen. Wischen Sie ihn vorsichtig zum Augenwinkel.

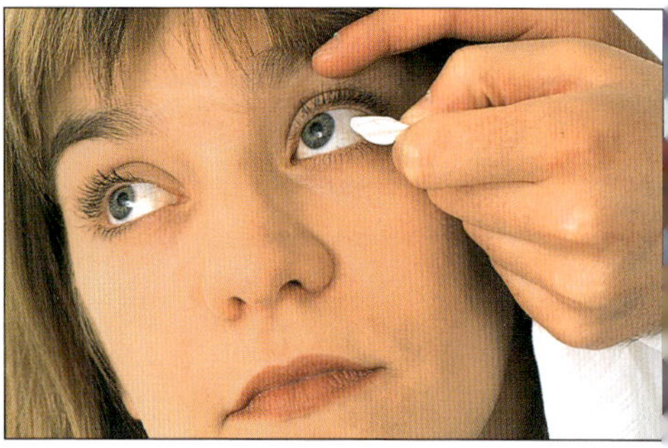

**3** Bleibt der Fremdkörper sitzen, spülen Sie das Auge mit lauwarmem Wasser.

*Lässt sich der Fremdkörper nicht entfernen, decken Sie beide Augen mit einem Tuch ab, und bringen Sie den Betroffenen zu einem Augenarzt.*

# AUGENVERLETZUNG, Verätzungen

Augen können durch große Hitze oder durch Kontakt mit Ätzstoffen ernste Verletzungen davontragen. Einige Chemikalien können irreparable Schäden verursachen, wenn sie nicht sofort verdünnt und von der Augenoberfläche entfernt werden.

## ▶ BESCHWERDEN

- **Starke Schmerzen**
- **Krampf in den Augenlidern; das betroffene Auge kann nicht geöffnet werden**
- **Überempfindlichkeit gegen direktes Licht**
- **Betroffener kann nicht mehr sehen**
- **Fremdkörpergefühl im Auge**

## ▶ WORAUF SIE ACHTEN MÜSSEN

- **Krampf in den Augenlidern erschwert die Beurteilung der Verletzung**
- **Betroffenes Auge ist gerötet und tränt stark**

## ▶ WAS SIE TUN MÜSSEN

**1** Halten Sie das Auge unter lauwarmes fließendes Wasser, bis die Beschwerden nachlassen. Spülen Sie von der Nase nach außen, und sorgen Sie dafür, dass das Wasser unter das Augenlid fließt.

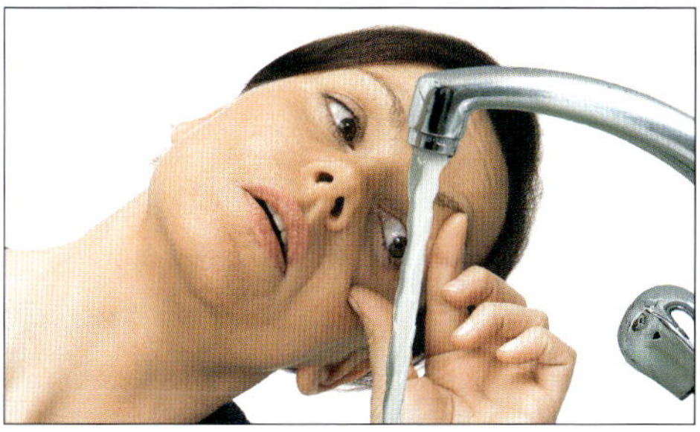

**2** Bleiben die Augenlider krampfartig geschlossen, ziehen Sie sie auf, damit das Wasser unter die Lider gelangen kann. Nachdem die Schmerzen durch das Spülen beseitigt wurden, bringen Sie über dem Auge eine sterile Wundauflage oder Augenkompresse an. Fixieren Sie diese mit einer Dreiecktuchkrawatte.

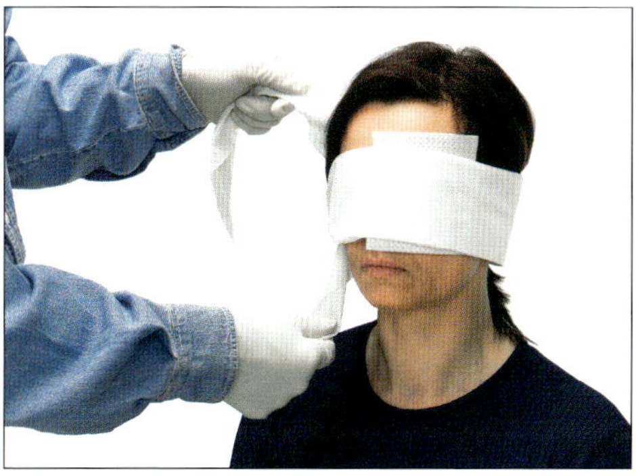

*Bringen Sie den Betroffenen unter fortwährendem Spülen (z. B. mit einer Flasche) zum nächstgelegenen Krankenhaus, oder alarmieren Sie den Rettungsdienst.*

# ÄUSSERE BLUTUNG

Wer sich schneidet, drückt instinktiv auf die Wunde, um die Blutung zu stoppen und den Schmerz zu lindern. Letzteres geht auch durch Hochhalten des verletzten Körperteils; der Druck in den beschädigten Blutgefäßen wird dadurch verringert. Erste Hilfe bei einer ernsten oder tiefen Wunde beruht auf dem gleichen Prinzip. Decken Sie, falls möglich, die Wunde mit einer Wundauflage aus Mull oder einem Verbandpäckchen ab. Bei starken Blutungen wird durch Auflegen eines Polsters (geschlossenes Verbandpäckchen o. Ä.) auf die Wunde ein Druckverband angelegt.

## ▶ WAS SIE TUN MÜSSEN

**1** Drücken Sie sofort eine sterile oder saubere Wundauflage aus Mull oder einem Verbandtuch auf die Wunde. Am besten ist es, wenn der Betroffene zunächst selbst für den nötigen Druck sorgt, weil er am ehesten einschätzen kann, wie stark dieser sein muss.

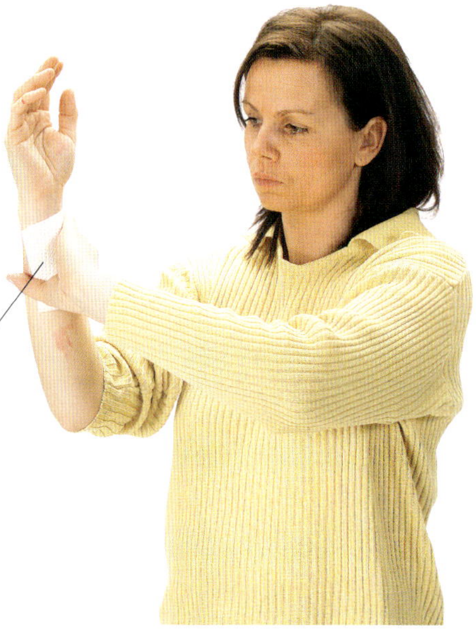

Halten Sie den betroffenen Körperteil möglichst hoch (über Herzhöhe), um den Blutfluss zur Wunde zu verringern

**2** Bringen Sie den Betroffenen in eine bequeme Position, am besten liegend. Bitten Sie den Betroffenen, den verletzten Körperteil nach Möglichkeit hochzuhalten.

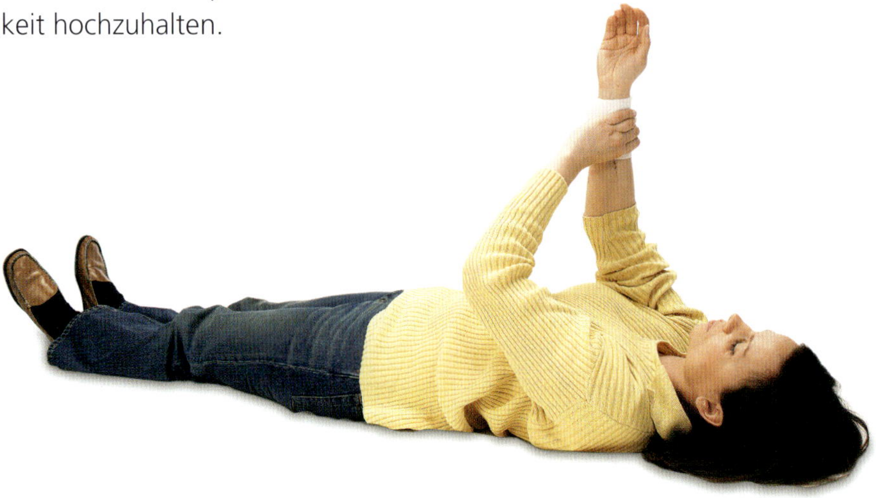

**3** Bei einer starken Blutung legen Sie mit zwei Verbandpäckchen einen Druckverband an: Öffnen Sie ein Verbandpäckchen, legen Sie die Wundauflage auf und wickeln Sie die Binde zweimal um; legen Sie dann das zweite Verbandpäckchen (geschlossen) als Druckpolster auf und wickeln Sie die Binde so fest um den verletzten Körperteil, dass er nicht abgeschnürt wird, aber die Blutung gestoppt wird.
Legen Sie den verletzten Körperteil erhöht, die Beine des Verletzten etwas hoch, und decken Sie ihn warm zu.

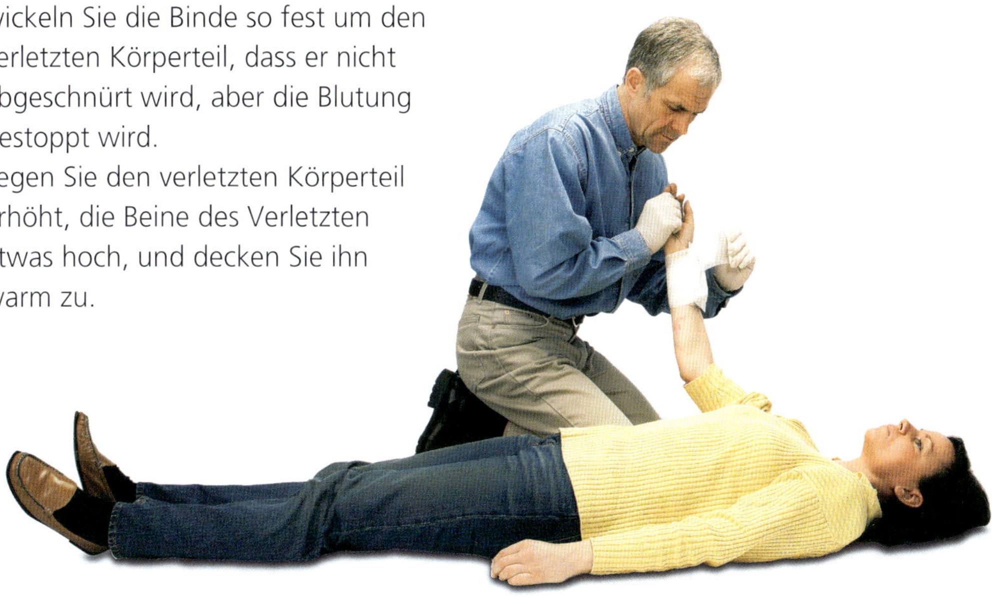

**4** Legen Sie bei einer Verletzung an Unterarm oder Hand ein **Dreiecktuch** an **(siehe S.211)**.

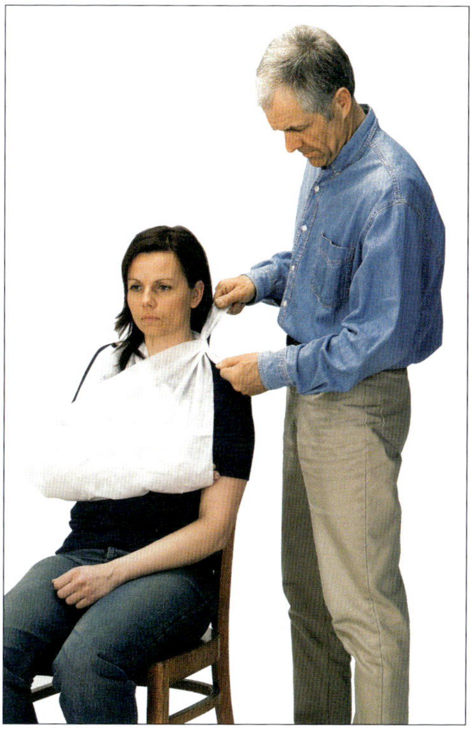

## ▶ WAS SIE TUN MÜSSEN

**1** Versuchen Sie nicht, einen in der Wunde befindlichen Fremdkörper zu entfernen; er trägt meist dazu bei, die Blutung zu stillen.

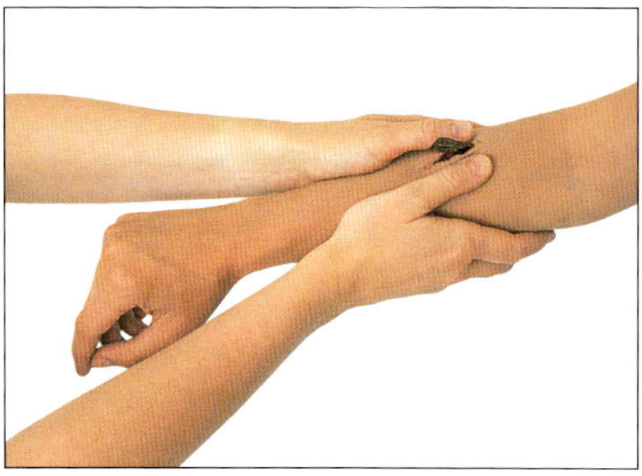

**2** Legen Sie zunächst sterile Wundauflagen um den Fremdkörper, danach formen Sie aus weichem Material ein Polster, das Sie um den Fremdkörper legen.

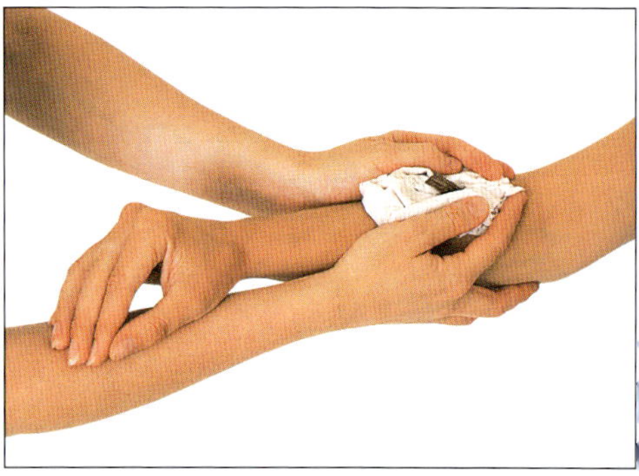

**3** Umwickeln Sie die Polsterung mit einer **Binde** oder einigen Pflasterstreifen. Achten Sie darauf, dass dabei kein Druck auf den Fremdkörper ausgeübt wird.

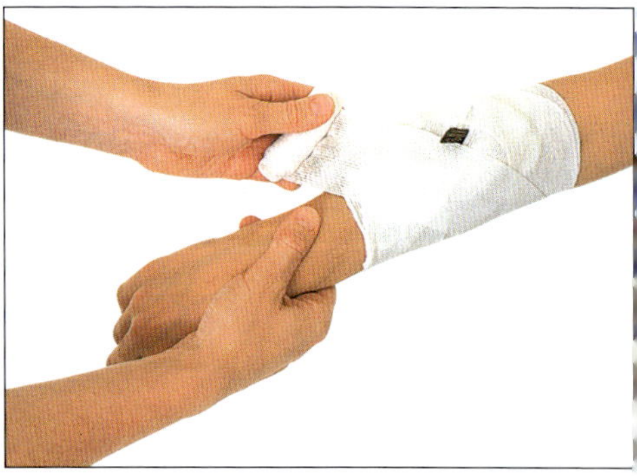

■ Liegt eine Beinverletzung vor, legen Sie das Bein vorsichtig hoch, und lassen Sie es auf einem Kissen oder einer zusammengerollten Decke ruhen. Handelt es sich um eine Wunde an Hand oder Unterarm, legen Sie ein **Dreiecktuch** an (siehe Beschreibung auf **S. 211**).

*Alarmieren Sie schnellstmöglich den Rettungsdienst. Der Fremdkörper muss vorsichtig entfernt werden, um weitere Gewebeschäden zu vermeiden. Überdies muss einer möglichen Infektion vorgebeugt werden.*

**Handelt es sich um:**

- Bauchschmerzen in den vergangenen 48 Stunden?
- Schwarzen oder teerartigen Stuhl?
- Starke Bauchschmerzen?
- Fieber?
- Schneller, flacher Puls?
- Verschlechterung des Allgemeinzustands?

JA → **ALARMIEREN SIE SOFORT DEN RETTUNGSDIENST**

NEIN ↓

**Bauchschmerzen:**

- Beschränkt auf einen Teil des Bauchs?

JA → **Vereinbaren Sie umgehend einen Termin mit einem Arzt**

**Ist die Betroffene:**

- Schwanger?

JA → **Vereinbaren Sie umgehend einen Termin mit einem Arzt**

NEIN ↓

**Klagen über:**

- Übelkeit oder Brechreiz?

JA → **Siehe Erbrechen (S. 74)**

NEIN ↓

**Zu Hause versorgen**

**Tritt innerhalb von 24 Stunden keine Besserung ein, konsultieren Sie schnellstmöglich einen Arzt**

# BAUCHVERLETZUNG

Die Bauchhöhle liegt unterhalb der Brusthöhle (Thorax) und wird durch das Zwerchfell von dieser getrennt. Sie enthält u. a. Magen, Leber, Milz, Därme, Nieren und eine Reihe wichtiger Blutgefäße und Körpergewebe. Verletzungen an diesen Organen sind meist nicht als Wunde sichtbar; oft deutet nur ein schneller, flacher Pulsschlag darauf hin, dass ein ernstes Problem vorliegt (siehe Übersicht auf S. 42). Zur Vermeidung einer lebensbedrohlichen Situation bedarf es der Alarmierung des Rettungsdienstes.

## ▶ WAS SIE TUN MÜSSEN

**1** Bringen Sie den Betroffenen in eine möglichst bequeme Lage. Unterpolstern Sie die Knie mit einem Kissen, einer Decke oder einem zusammengerollten Kleidungsstück, um die Bauchdecke zu entspannen. Stützen Sie Kopf und Schultern ab, wenn dies dem Betroffenen Linderung verschafft.

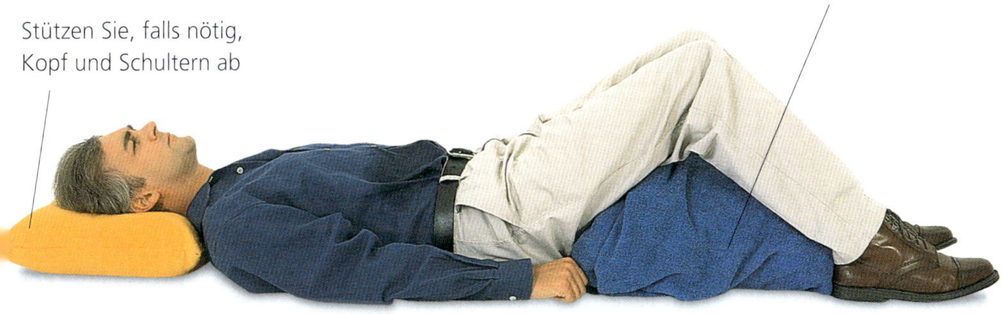


**2** Öffnen Sie die Kleidung rund um die Wunde. **Eine kleine Wunde** bedecken Sie mit einem keimfreien Verbandtuch. Fixieren Sie dieses mit einer Mullbinde oder einigen Pflasterstreifen.

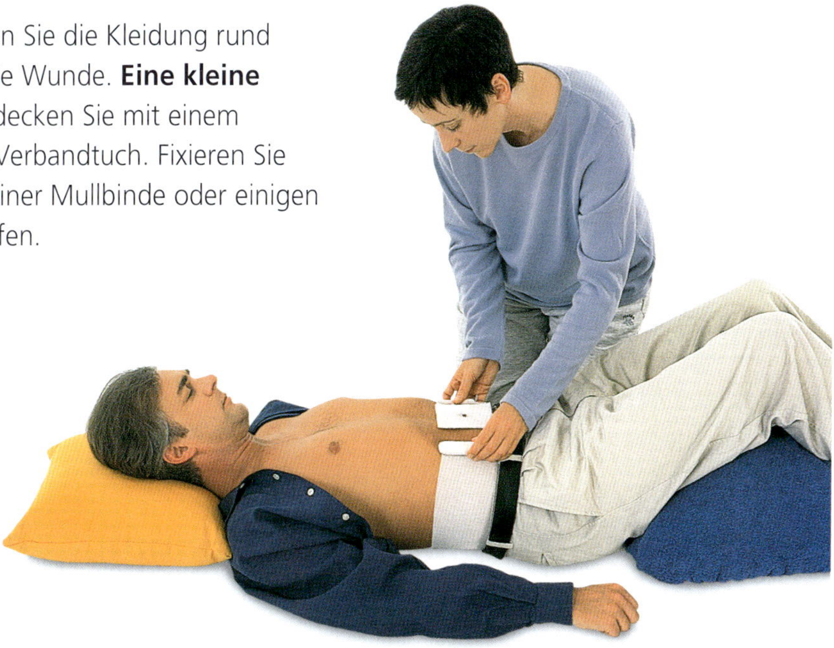

BITTE WEITERLESEN ▶

**3** Sind durch die Wunde **innere Organe sichtbar**, fassen Sie diese nicht an, und versuchen Sie auch nicht, sie zurückzudrücken. Bedecken Sie die Wunde mit einem keimfreien Verbandtuch (aus dem Verbandkasten). Befestigen Sie dieses an den Rändern vorsichtig mit Pflaster.

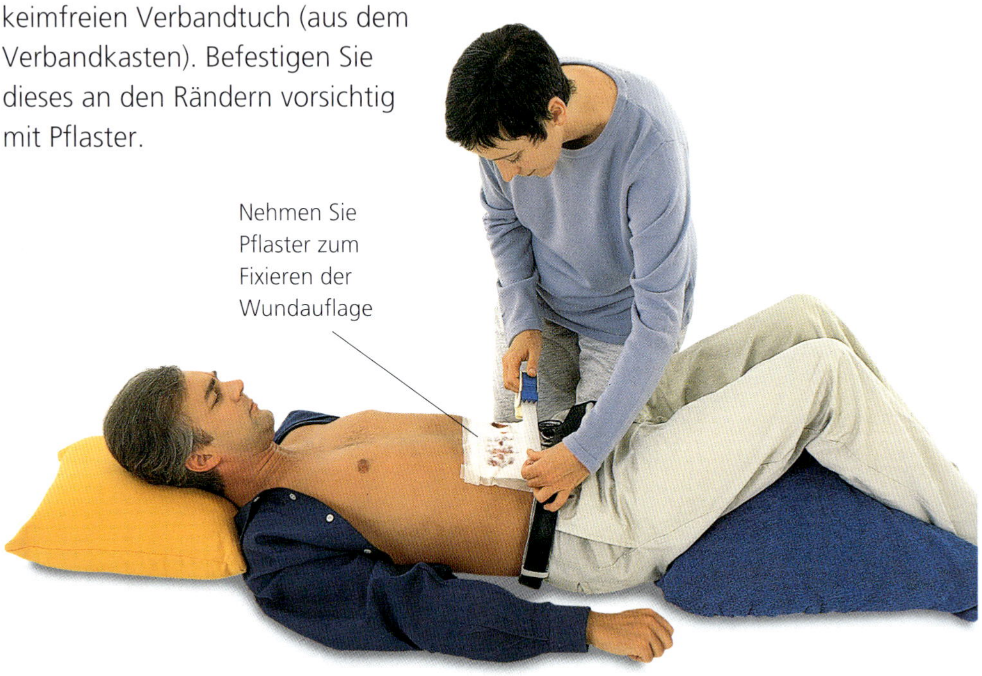

Nehmen Sie Pflaster zum Fixieren der Wundauflage

**4** Decken Sie den Betroffenen mit einer Decke oder einem Kleidungsstück leicht zu, um die Körpertemperatur konstant zu halten. Ist der Boden heiß, kalt oder nass, legen Sie eine Decke, ein Kleidungsstück oder ein paar Zeitungen unter den Körper. Vermeiden Sie dabei aber jede Bewegung der Bauchgegend.

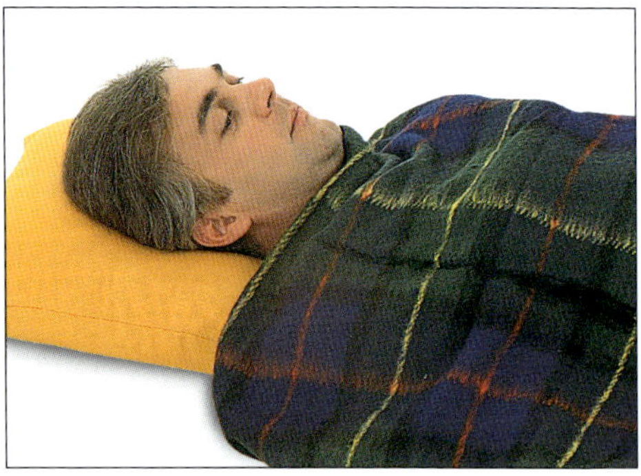

**5** Kontrollieren Sie regelmäßig Atmung und Pulsschlag. Achten Sie bis zum Eintreffen des Rettungsdienstes auf jede Veränderung des Zustands des Betroffenen, und teilen Sie diese dem Rettungspersonal mit.

*Alarmieren Sie schnellstmöglich den Rettungsdienst.*

Das Becken ist der unterste Teil des knöchernen Rumpfes. Es enthält Fortpflanzungsorgane, Därme, Blase und Harnröhre. Außerdem verlaufen viele Nerven und Blutgefäße durch das Becken. Beckenverletzungen führen deshalb häufig zu ernsten Komplikationen.

## ▶ BESCHWERDEN

- **Schmerzen in der Beckengegend**
- **Betroffener kann nicht stehen oder laufen**

## ▶ WORAUF SIE ACHTEN MÜSSEN

- **Mögliche Deformationen im Becken- und Hüftbereich**
- **Blasse, kalte und feuchte Haut**

## ▶ WAS SIE TUN MÜSSEN

**1** Bringen Sie den Betroffenen in eine möglichst bequeme Lage. Manchmal ist es bequemer, die Knie leicht zu beugen und abzustützen, um so den Druck auf das Becken zu verringern. Bitten Sie den Betroffenen, möglichst den Harn zurückzuhalten. Die Betroffenen nehmen oft eine Seitenlage mit eingezogenen Beinen ein. Man sollte sie so belassen.

*Alarmieren Sie sofort den Rettungsdienst.*

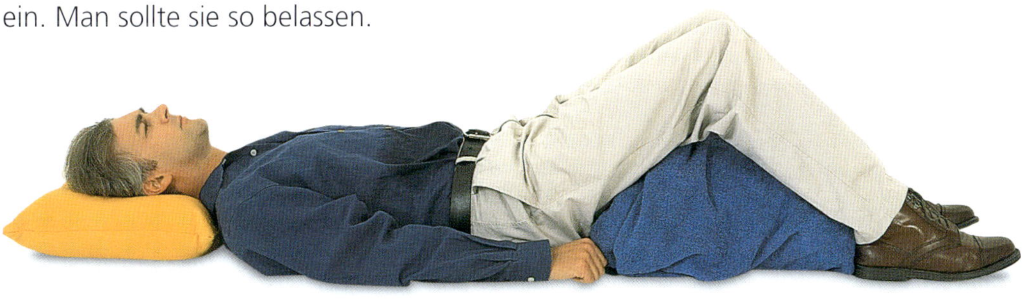

**2** Ist der Boden kalt oder feucht, legen Sie eine Decke oder dergleichen unter Beine und Rumpf; das Becken sollte dabei nicht bewegt werden. Wärmen Sie den Betroffenen mit einer Decke oder einem Kleidungsstück. Geben Sie ihm nichts zu essen oder zu trinken, da später eine Narkose erforderlich sein kann.

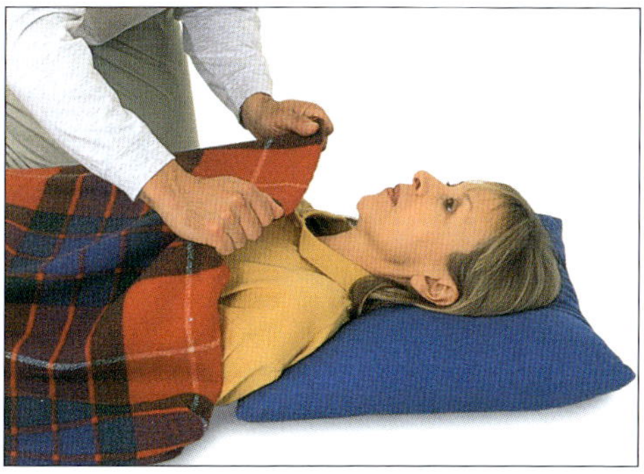

# BEIN, Knochenbruch

Ein Beinbruch ist prinzipiell eine ernste Verletzung, weil die Gefahr besteht, dass Nerven oder Blutgefäße geschädigt sind. Der Betroffene leidet an Schmerzen und muss so schnell wie möglich in ein Krankenhaus. Besonders bei einem Oberschenkelbruch besteht Schockgefahr.

## ▶ BESCHWERDEN

- **Starke Schmerzen im Bereich der Bruchstelle**
- **Kraft- und Funktionsverlust des betroffenen Körperteils**
- **Kältegefühl infolge eines Schocks**
- **Schneller Puls**

## ▶ WORAUF SIE ACHTEN MÜSSEN

- **Bei Oberschenkelbruch: Schwellung (Seitenvergleich mit dem gesunden Bein), abnorme Lage bzw. abnormes Aussehen**
- **Verdrehtes oder nach außen gedrehtes Bein**
- **Verkürzung des betroffenen Beines**
- **Blasse, kalte und feuchte Haut**
- **Eventuell Bluterguss**
- **Offene Wunde**

## ▶ WAS SIE TUN MÜSSEN

**1** Bitten Sie den Verletzten, sich hinzulegen. Stützen Sie dabei vorsichtig das betroffene Bein ab. Offene Wunden müssen steril bedeckt werden, z. B. mit einem Verbandtuch. Rollen Sie ein Kleidungsstück oder eine Decke zusammen, und umpolstern Sie damit vorsichtig das verletzte Bein. **VERSUCHEN SIE NICHT, das verletzte Bein zu bewegen; dies verursacht Schmerzen und kann zu Komplikationen führen.**

*Alarmieren Sie schnellstmöglich den Rettungsdienst.*

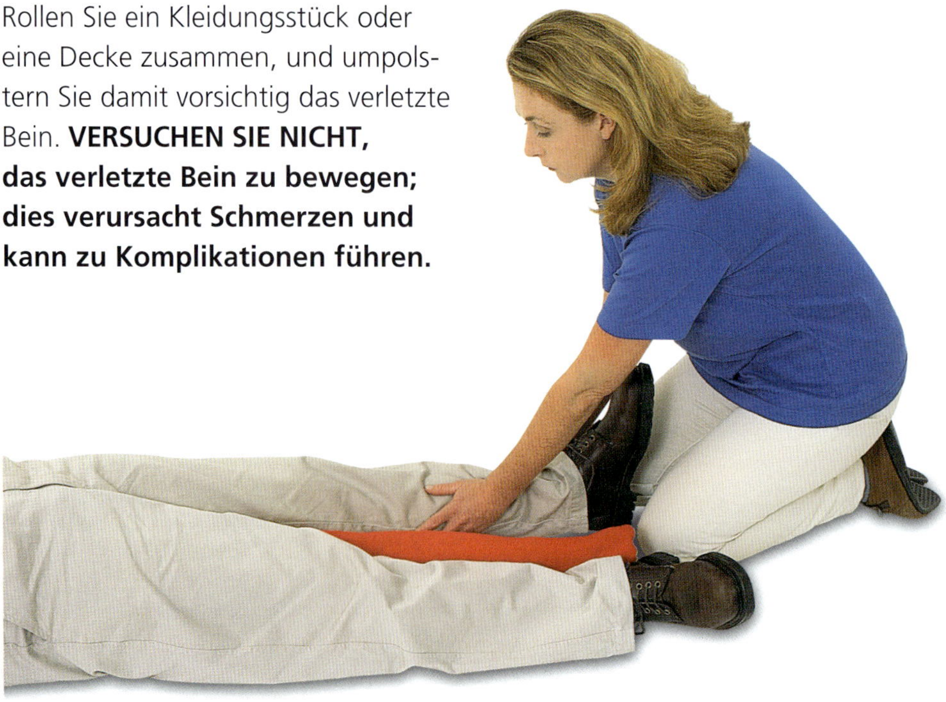

**2** Decken Sie den Betroffenen mit einer Decke oder einem Kleidungsstück zu. Wenn der Boden kalt oder nass ist, schieben Sie eine Decke oder dergleichen unter Kopf und Rumpf, ohne die unteren Gliedmaßen zu bewegen. Geben Sie dem Verletzten nichts zu essen oder zu trinken, weil bei der späteren Behandlung unter Umständen eine Narkose erforderlich ist.

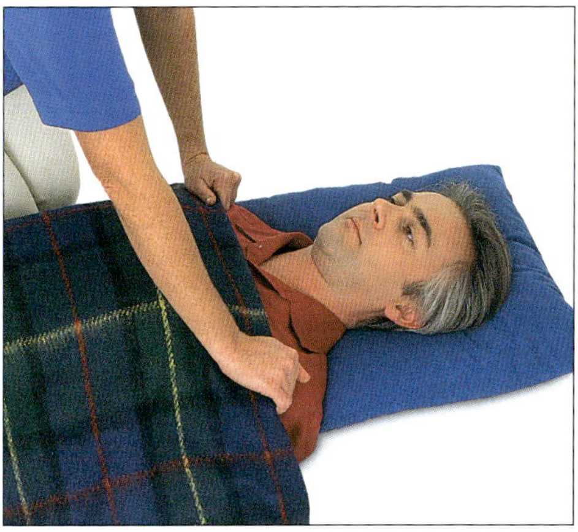

# BEIN, Muskelverletzung

Im Bein befinden sich zahlreiche Muskeln, Sehnen und Bänder, die leicht geschädigt werden können. Durch innere Blutungen können die Zwischenräume des Gewebes mit Blut volllaufen; das Bein fühlt sich dann hart oder korkartig an.

## ▶ BESCHWERDEN

- **Schmerzen an der betroffenen Stelle**
- **Druck unter der Haut**
- **Teilweiser Funktionsverlust des betroffenen Körperteils**

## ▶ WORAUF SIE ACHTEN MÜSSEN

- **Schwellung an der betroffenen Stelle**
- **Gewebe, das sich korkartig anfühlt**
- **Anfassen ist sehr schmerzhaft**

## ▶ WAS SIE TUN MÜSSEN

**1** Ist es eben erst zu der Schädigung (Quetschung oder Prellung) gekommen, legen Sie bis zur Arztbehandlung eine **Eiskompresse (siehe S. 216)** oder einen Sofortkältepack auf den betroffenen Körperteil, um Schwellung und Schmerzen zu lindern. Eisbeutel und Kältepacks dürfen nie direkt auf die Haut gelegt werden. Es muss immer ein Tuch untergelegt werden.

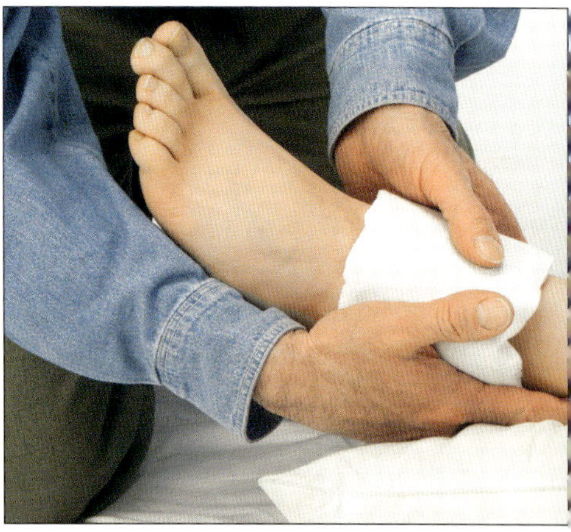

**2** Begrenzen Sie die Schwellung (verursacht durch Blutung im Gewebe), indem Sie das Bein auf Kissen oder zusammengerollten Kleidungsstücken erhöht lagern. Die Kältepackung sollte mit einer Elastikbinde auf dem Verletzungsbereich befestigt werden.

*Alarmieren Sie den Rettungsdienst. Der Betroffene muss zur genauen Diagnose in eine Klinik.*

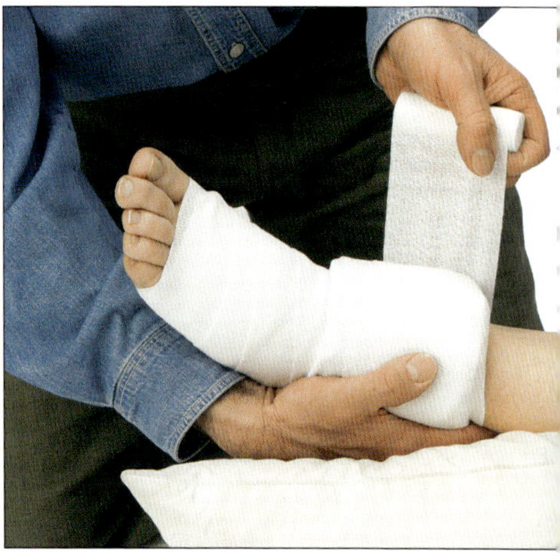

Bei einer Oberschenkelprellung fühlt sich das Gewebe hart oder korkartig an. Diese äußerst schmerzhafte Verletzung kommt bei Kontaktsportarten regelmäßig vor und ist die Folge einer Blutung im vierköpfigen Oberschenkelmuskel (Quadrizeps).

## ▶ BESCHWERDEN

- **Schmerzen**
- **Kraft- und Funktionsverlust des betroffenen Beins**
- **Schneller Puls**

## ▶ WORAUF SIE ACHTEN MÜSSEN

- **Schwellung**
- **Blasse, kalte und feuchte Haut**
- **Betroffener Oberschenkel fühlt sich hart oder korkartig an**
- **Bläuliche Hautverfärbung**

## ▶ WAS SIE TUN MÜSSEN

**1** Helfen Sie dem Betroffenen, sich hinzulegen. Tritt die Verletzung während eines Sportwettkampfs auf, sorgen Sie dafür, dass der Betroffene vom Feld gebracht wird; am besten auf einer Trage. Stützen Sie das betroffene Bein von der Hüfte bis zur Ferse ab, und lagern Sie es erhöht auf Decken oder Kissen.

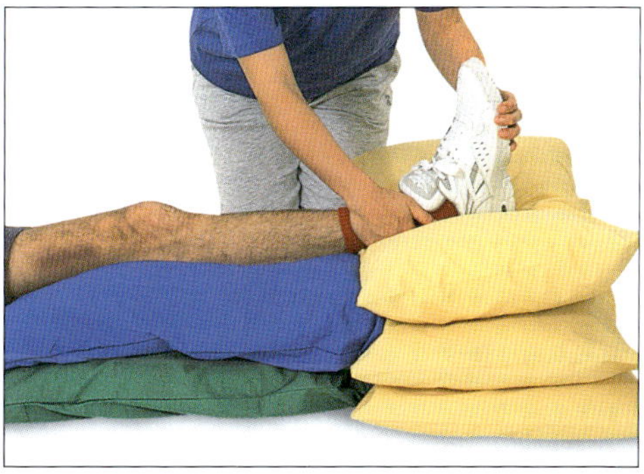

**2** Ist es eben erst zu der Schädigung (Quetschung oder Prellung) gekommen, legen Sie bis zur Arztbehandlung eine **Eiskompresse** **(siehe S. 216)** oder einen Sofortkältepack auf den betroffenen Körperteil, um Schwellung und Schmerzen zu lindern. Eisbeutel und Kältepacks dürfen nie direkt auf die Haut gelegt werden. Es muss immer ein Tuch untergelegt werden.

*Alarmieren Sie schnellstmöglich den Rettungsdienst, wenn der Betroffene nicht stehen kann.*

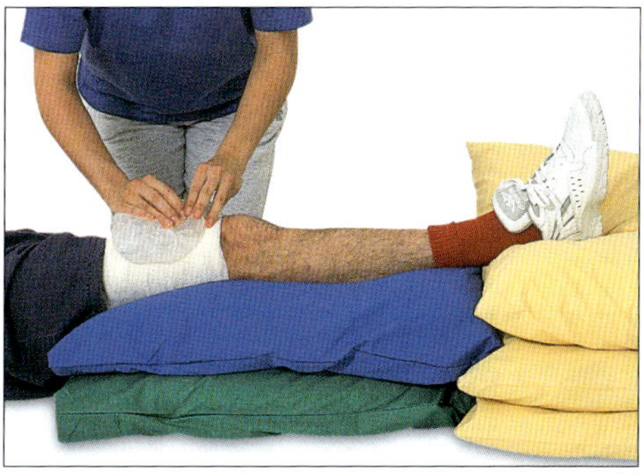

Bewusstlosigkeit kann die Folge einer Krankheit, einer Verletzung oder von Sauerstoffmangel sein, durch die die Gehirnfunktion beeinträchtigt wird. Daneben können aber auch verschiedene Stoffe (wie Drogen und Alkohol), giftige Bisse oder Stiche und Kohlenmonoxid zur Bewusstlosigkeit führen. Ein Patient oder Verletzter, der zusammengebrochen ist und nicht reagiert, wenn er angesprochen oder angefasst (leichtes Schütteln an der Schulter) wird, ist mit hoher Wahrscheinlichkeit bewusstlos.

## ▶ WORAUF SIE ACHTEN MÜSSEN

- **Unfallhergang, z. B. Sturz auf den Kopf, Schlag auf den Kopf auch mit Gegenständen usw.**
- **Betroffener nimmt Umgebung nicht wahr**
- **Betroffener reagiert nicht, wenn er angesprochen oder angefasst wird**

## ▶ WAS SIE TUN MÜSSEN

**1** Sprechen Sie den Betroffenen laut an, und fassen Sie ihn an der Schulter an. Reagiert er nicht, ist er bewusstlos.

**2** Schauen Sie in seinen Mund und entfernen Sie evtl. vorhandene Fremdkörper, die die Atmung behindern **(siehe S. 13)**.

*Alarmieren Sie schnellstmöglich den Rettungsdienst.*

**3** Legen Sie eine Hand auf die Stirn; fassen Sie mit der anderen Hand das Kinn und überstrecken Sie den Kopf/Hals nackenwärts. Prüfen Sie mit Ihrer Wange dicht über dem Gesicht des Betroffenen die Atmung **(siehe S. 14)**. Wenn der Betroffene atmet: Bringen Sie ihn in die stabile Seitenlage.

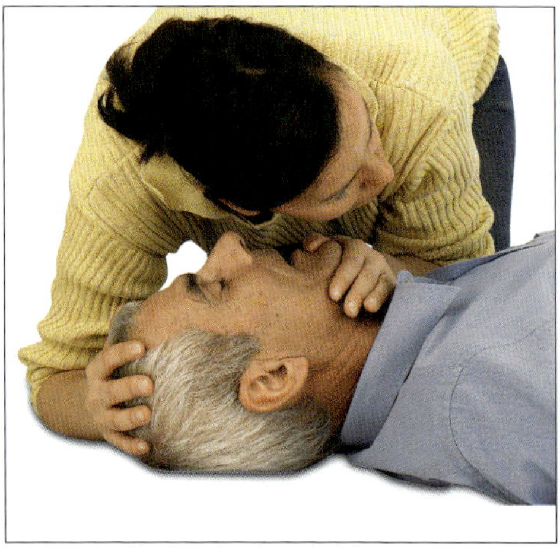

**4** Schieben Sie den Ihnen nahe liegenden Arm des Bewusstlosen gestreckt unter dessen Körper. Beugen Sie dann das nahe Bein, und stellen Sie den Fuß an das Gesäß.

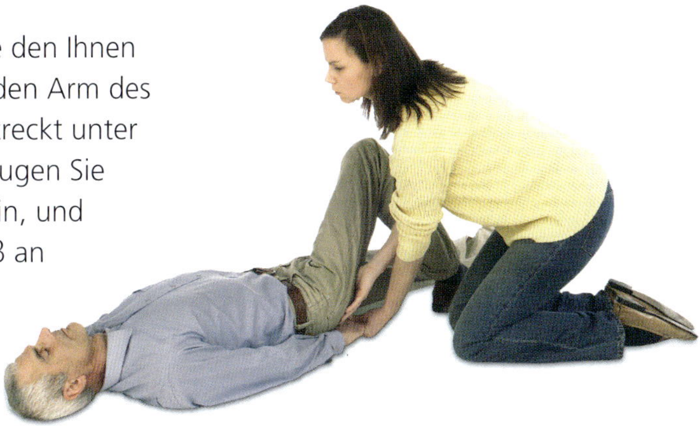

**5** Fassen Sie die gegenüberliegende Schulter und Hüfte, und drehen Sie den Bewustlosen zu sich her. Der unter dem Körper liegende Arm wird vorsichtig nach hinten gezogen (zur Stabilisierung).

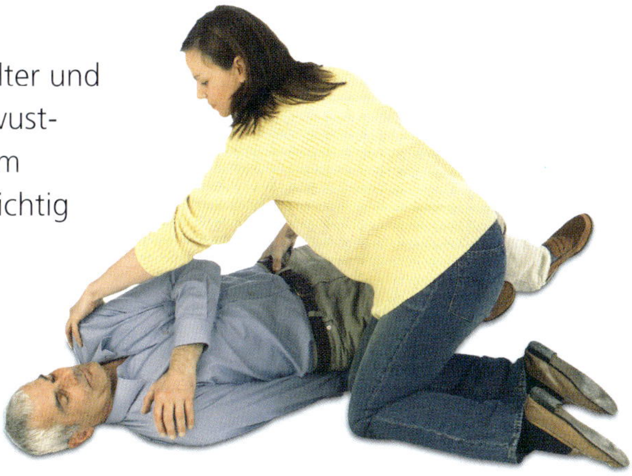

**6** Beugen Sie den Kopf des Bewusstlosen nackenwärts. Drehen Sie das Gesicht erdwärts und öffnen Sie den Mund des Bewusstlosen etwas.

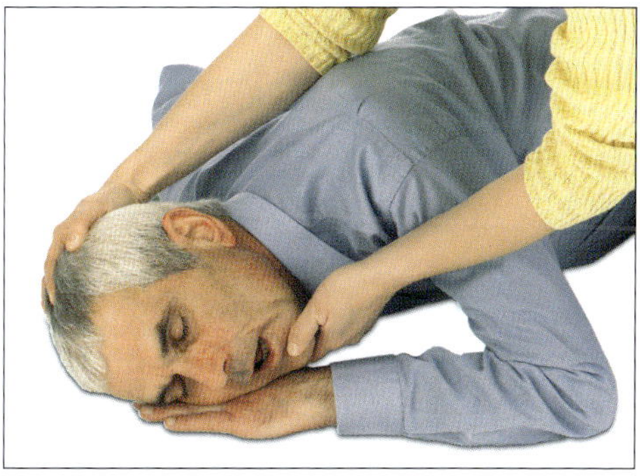

**7** Decken Sie den Betroffenen zu, und kontrollieren Sie Puls und Atmung, bis der Rettungsdienst eintrifft.

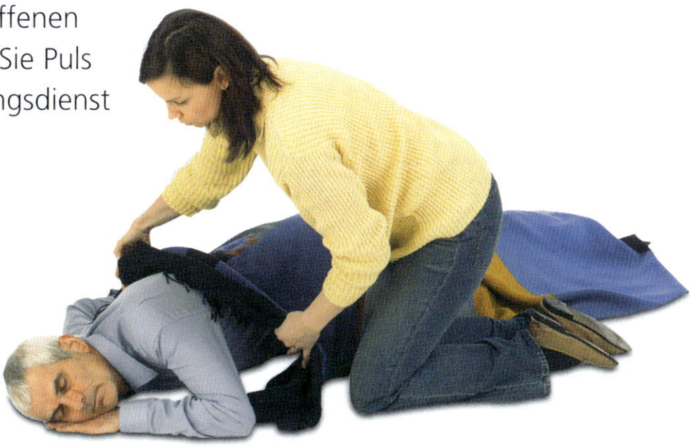

BITTE WEITERLESEN ▸

**1** Kontrollieren Sie, ob der Bewusstlose atmet **(siehe S. 14)**: Sind am Bauch/Brust-Übergang keine Atembewegungen zu sehen oder zu spüren? Hören Sie keine Atemgeräusche? Atmet der Betroffene nicht, beginnen Sie sofort mit der **Mund-zu-Nase/Mund-Beatmung (siehe S. 14)**. Beatmen Sie zunächst zweimal.

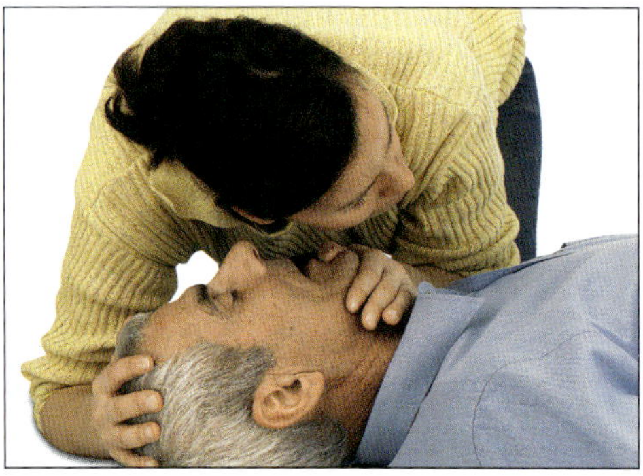

---

**2** Prüfen Sie dann erneut die Lebenszeichen **(siehe S. 16)**. Bei fehlenden Kreislaufzeichen beginnen Sie mit der Wiederbelebung **(siehe S. 17–19)**. Nur wenn Sie ganz sicher sind, dass der Kreislauf des Bewusstlosen noch arbeitet und nur die Atmung ausgefallen ist, beatmen Sie weiter.

---

**3** Führen Sie 15-mal pro Minute je eine Beatmung (alle 4 Sekunden einmal) durch.

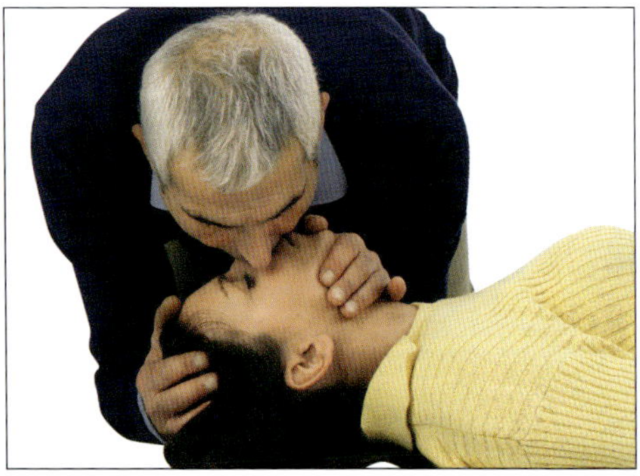

Bei der Mund-zu-Nase-Beatmung müssen Sie den Mund des Betroffenen zuhalten.

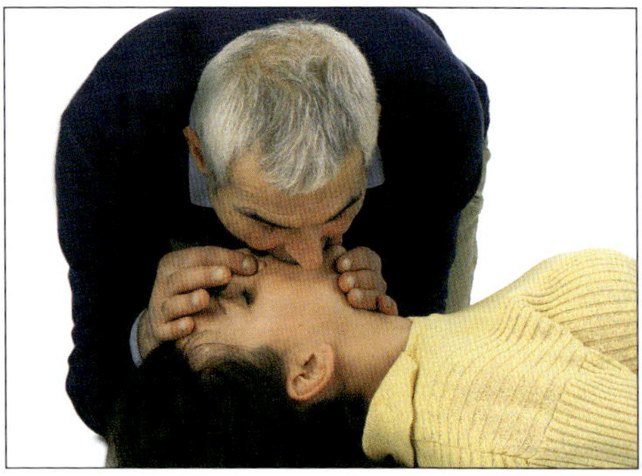

Bei der Mund-zu-Mund-Beatmung müssen Sie die Nase des Betroffenen mit zwei Fingern zuhalten.

Bisswunden werden am häufigsten durch Bisse von Hunden und Pferden verursacht; Opfer von Bisswunden sind häufig Kinder und ältere Menschen. Bisswunden verletzen die Haut und das darunter liegende Gewebe; sie können zu Infektionen führen, wenn sie nicht schnell behandelt werden. Bei einer Bisswunde muss daher stets die Klinik aufgesucht werden. Häufig wird eine Tetanusspritze und eine Behandlung mit Antibiotika verordnet. Bei Tollwutverdacht muss eine Schutzimpfung erfolgen.

## ▸ WAS SIE TUN MÜSSEN

### Bei Tollwutverdacht

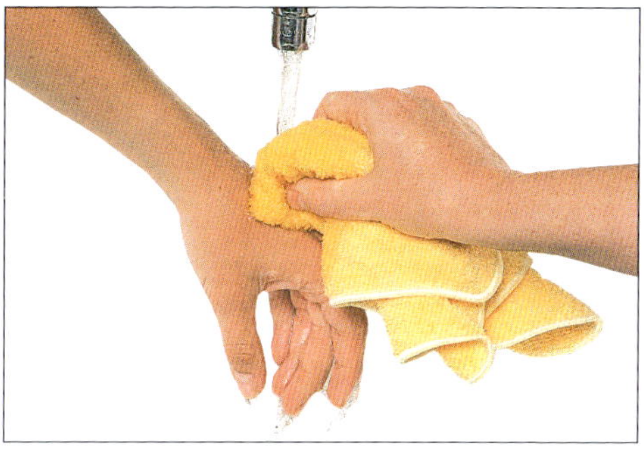

**1** Bei Bisswunden durch tollwutverdächtige Tiere sollten Sie die Wunde sofort mit einer Seifenlösung oder mit Spülmittel auswaschen. Damit können die Erreger zu einem großen Teil unschädlich gemacht werden.

*Der Betroffene muss sofort in ärztliche Behandlung.*

### Bei einer großen Wunde

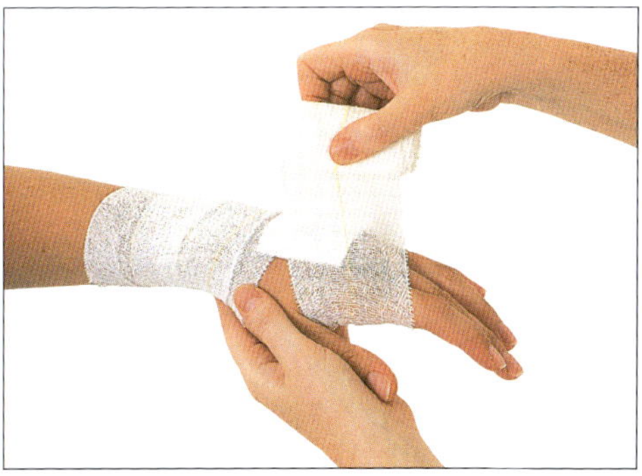

**1** Ist die Haut beschädigt und blutet die Wunde, bedecken Sie die Wunde mit einer keimfreien Wundauflage, die Sie mit einer Mullbinde umwickeln, oder mit einem Verbandpäckchen.

*Jede Bisswunde muss aufgrund der Infektionsgefahr von einem Arzt behandelt werden.*

# BLASEN

Blasen werden durch Hitze (Brandblasen) oder Reibung (Hand- oder Fußblasen) verursacht. Meist heilen sie innerhalb einer Woche, gleichgültig, ob sie aufgegangen sind oder nicht. Blasen, bei denen nicht nur die äußere Hautschicht beschädigt ist, heilen ebenfalls vollständig, hinterlassen aber eine Narbe. Blasen dürfen von Ersthelfern nicht geöffnet werden.

## ▶ WAS SIE TUN MÜSSEN

**1** Ist die Blase entzündet, bildet sich ein feuerroter Rand, oder entsteht sie ohne erkennbare Ursache, müssen Sie Ihren Hausarzt aufsuchen.

*Vereinbaren Sie einen Termin mit einem Arzt.*

**2** Ersthelfer dürfen Blasen nicht öffnen. Blasen werden vorbeugend steril verbunden oder zumindest mit einem Pflasterverband versehen. Dies gilt auch für spontan eröffnete Blasen.

## BLASEN VERMEIDEN

- Viele Blasen lassen sich durch einfache Vorbeugemaßnahmen vermeiden.
- Seien Sie vorsichtig beim Kochen und Bügeln. Passen Sie z. B. auf, dass Sie mit der Hand oder dem Arm nicht an die Wand oder Klappe des Backofens kommen, wenn Sie eine Schüssel herausnehmen.
- Tragen Sie bei schwerer Handarbeit Arbeitshandschuhe. Diese Art von Arbeit führen Sie gewöhnlich nicht oft genug aus, um Schwielen zu bilden.
- Kaufen Sie nur gut passende Schuhe. Laufen Sie die Schuhe ein, indem Sie sie am Anfang jeweils nur kurze Zeit tragen.

Während eines Unwetters kann der Blitz einschlagen. Wird jemand vom Blitz getroffen und überlebt er dies, so erleidet er meist schwere Brandwunden. Wie bei Elektrounfällen gibt es eine Eintritts- und Austrittswunde. Letztere ist in der Regel die schwerwiegendere. *Siehe auch Kapitel Unfallverhütung, S. 249.*

## ▶ WORAUF SIE ACHTEN MÜSSEN

- **Zusammengebrochene Person, die nicht mehr atmet**
- **Verwirrtheit und/oder Gedächtnisverlust, wenn der Betroffene bei Bewusstsein ist**
- **Vorübergehender Verlust des Seh- und Hörvermögens**
- **Verschiedene Verletzungen, darunter Brandwunden**

## ▶ WAS SIE TUN MÜSSEN

**1** Bei brennender oder glimmender Kleidung das Feuer sofort mit einem Mantel oder mit (viel) Wasser löschen.

*Alarmieren Sie schnellstmöglich den Rettungsdienst und eventuell die Feuerwehr.*

**2** Ist der Betroffene *bewusstlos*, bringen Sie ihn in die stabile Seitenlage, um die **Atemwege** freizuhalten **(siehe S. 13)**. Halten Sie sich bereit, **Wiederbelebungsmaßnahmen** durchzuführen **(siehe S. 16–19)**.

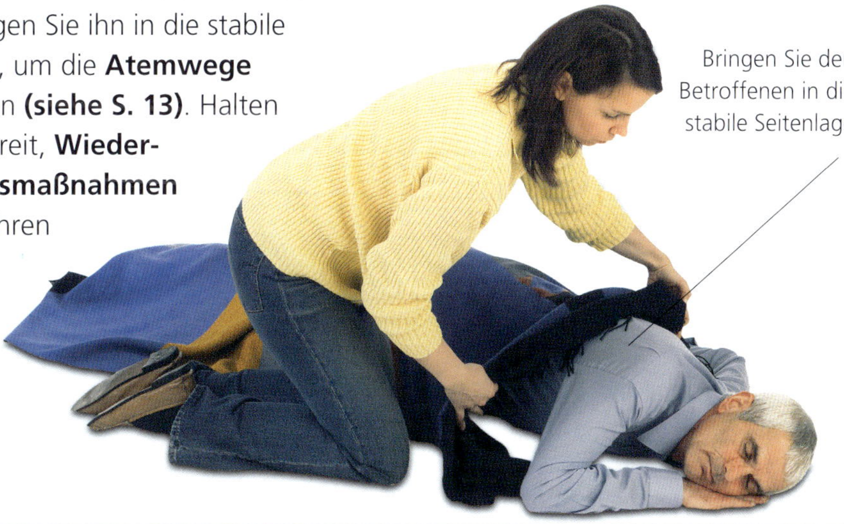

Bringen Sie den Betroffenen in die stabile Seitenlage

**3** Ist der Betroffene *bei Bewusstsein*, bitten Sie ihn, sich hinzulegen. Stillen Sie Blutungen mit einem Druckverband. Suchen Sie nach Brandwunden. Wenn möglich, kühlen Sie die Brandwunden mit Wasser; danach bedecken Sie diese mit einem sterilen Verband. Decken Sie den Verletzten warm zu.

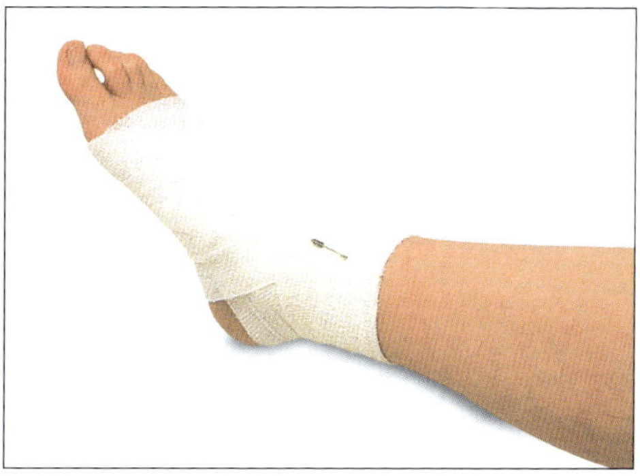

# BLUTERGUSS

Blutergüsse können die Folge eines Schlags, Sturzes oder Zusammenpralls sein. Durch die Gewalteinwirkung werden ein oder mehrere Blutgefäße unter der Haut beschädigt. Eine Einblutung ins Gewebe ist durch die Haut hindurch sichtbar: Das Blut verfärbt sich in dem Maß, wie es wieder vom Körper aufgenommen wird, von rot nach violett.

## ▶ BESCHWERDEN

- **Schmerzen an der betroffenen Stelle**
- **Druck unter der Haut**

## ▶ WORAUF SIE ACHTEN MÜSSEN

- **Bläuliche Verfärbungen rund um den betroffenen Bereich**
- **Schwellung des betroffenen Bereichs**

## ▶ WAS SIE TUN MÜSSEN

**1** Ist es eben erst zu der Schädigung (Quetschung oder Prellung) gekommen, legen Sie bis zur Arztbehandlung eine **Eiskompresse (siehe S. 216)** oder einen Sofortkältepack auf den betroffenen Körperteil, um Schwellung und Schmerzen zu lindern. Eisbeutel und Kältepacks dürfen nie direkt auf die Haut gelegt werden. Es muss immer ein Tuch untergelegt werden.

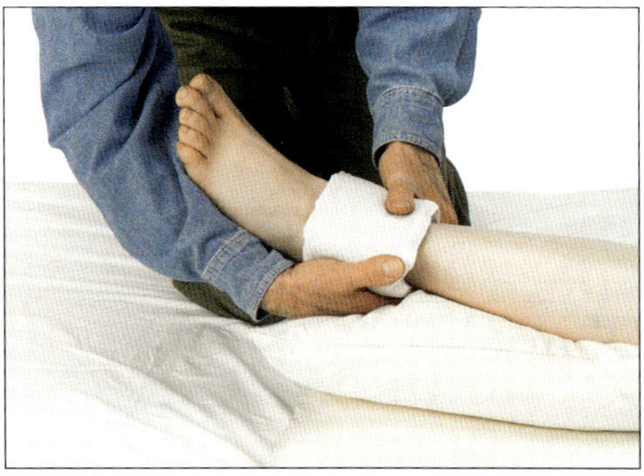

**2** Begrenzen Sie die Schwellung (verursacht durch Blutung im Gewebe), indem Sie das Bein auf Kissen oder zusammengerollten Kleidungsstücken erhöht lagern. Die Kältepackung sollte mit einer Elastikbinde auf dem Verletzungsbereich befestigt werden.

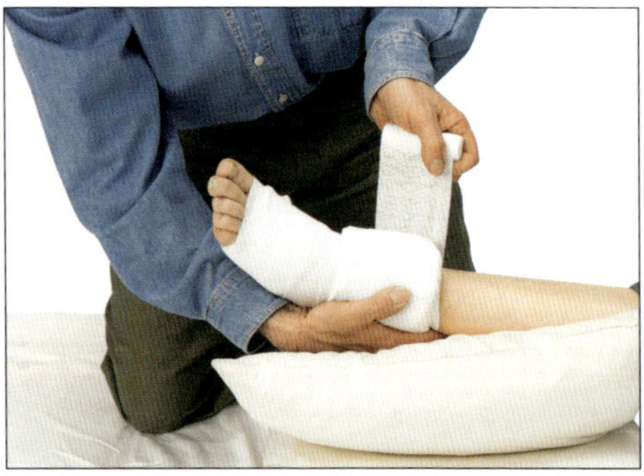

# BLUTUNG, äußere

Wer sich schneidet, drückt instinktiv auf die Wunde, um die Blutung zu stoppen und den Schmerz zu lindern. Letzteres geht auch durch Hochhalten des verletzten Körperteils; der Druck in den beschädigten Blutgefäßen wird dadurch verringert. Erste Hilfe bei einer ernsten oder tiefen Wunde beruht auf dem gleichen Prinzip. Decken Sie, falls möglich, die Wunde mit einer Wundauflage aus Mull oder einem Verbandpäckchen ab. Bei starken Blutungen wird durch Auflegen eines Polsters (geschlossenes Verbandpäckchen o. Ä.) auf die Wunde ein Druckverband angelegt.

## ▶ WAS SIE TUN MÜSSEN

**1** Drücken Sie sofort eine sterile oder saubere Wundauflage aus Mull oder einem Verbandtuch auf die Wunde. Am besten ist es, wenn der Betroffene zunächst selbst für den nötigen Druck sorgt, weil er am ehesten einschätzen kann, wie stark dieser sein muss.

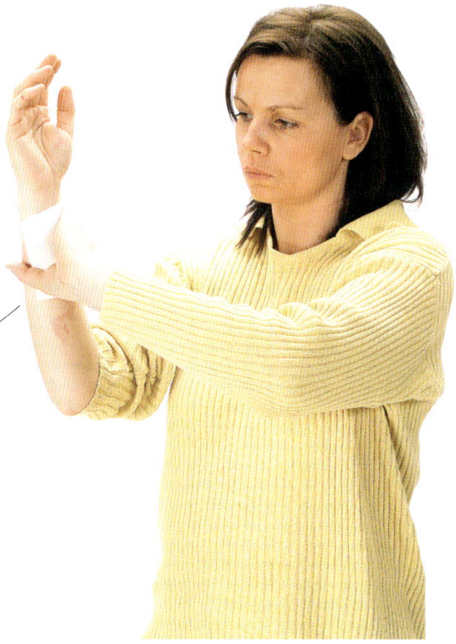

Halten Sie den betroffenen Körperteil möglichst hoch (über Herzhöhe), um den Blutfluss zur Wunde zu verringern

**2** Bringen Sie den Betroffenen in eine bequeme Position, am besten liegend. Bitten Sie den Betroffenen, den verletzten Körperteil nach Möglichkeit hochzuhalten.

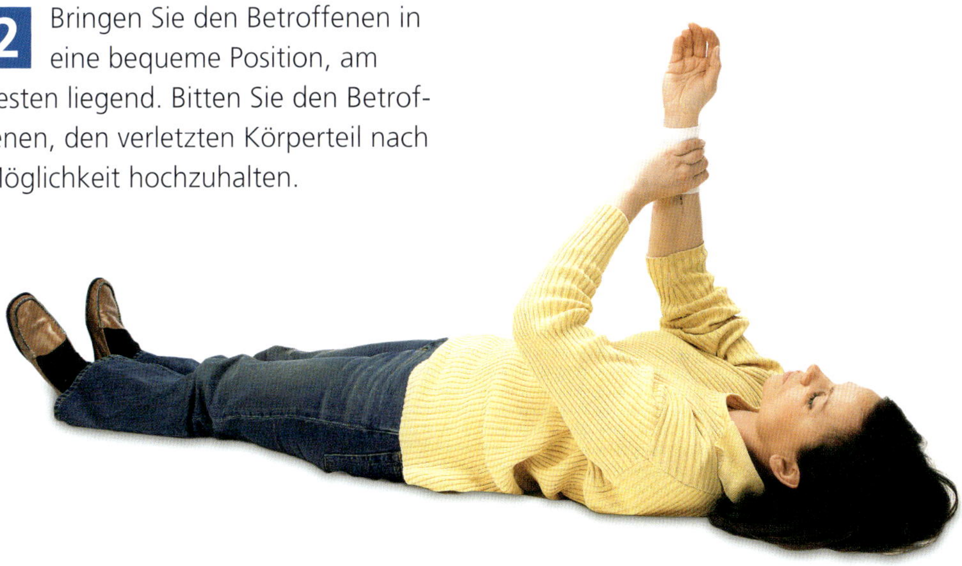

BITTE WEITERLESEN ▶

**3** Bei einer starken Blutung legen Sie mit zwei Verbandpäckchen einen Druckverband an: Öffnen Sie ein Verbandpäckchen, legen Sie die Wundauflage auf und wickeln Sie die Binde zweimal um; legen Sie dann das zweite Verbandpäckchen (geschlossen) als Druckpolster auf und wickeln Sie die Binde so fest um den verletzten Körperteil, dass er nicht abgeschnürt wird, aber die Blutung gestoppt wird.
Legen Sie den verletzten Körperteil erhöht, die Beine des Verletzten etwas hoch, und decken Sie ihn warm zu.

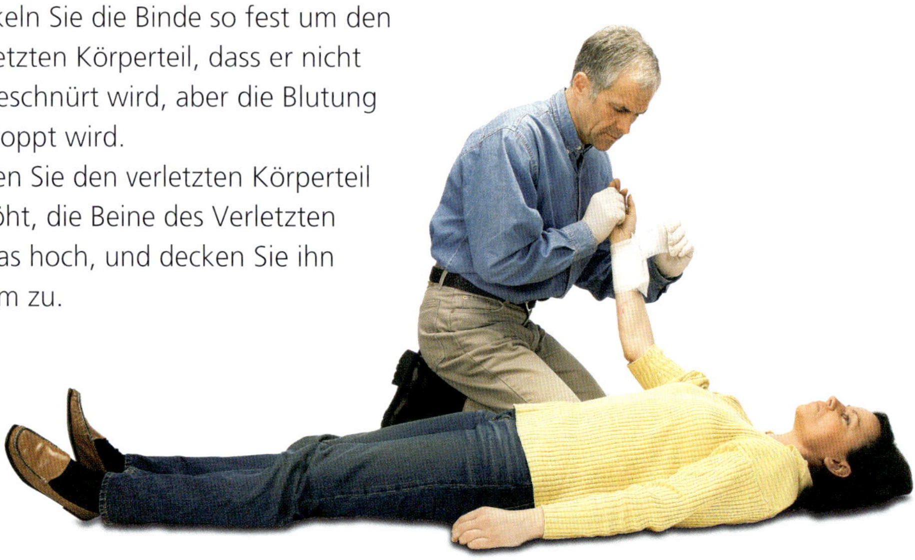

**4** Legen Sie bei einer Verletzung an Unterarm oder Hand ein **Dreiecktuch** an **(siehe S. 211)**.

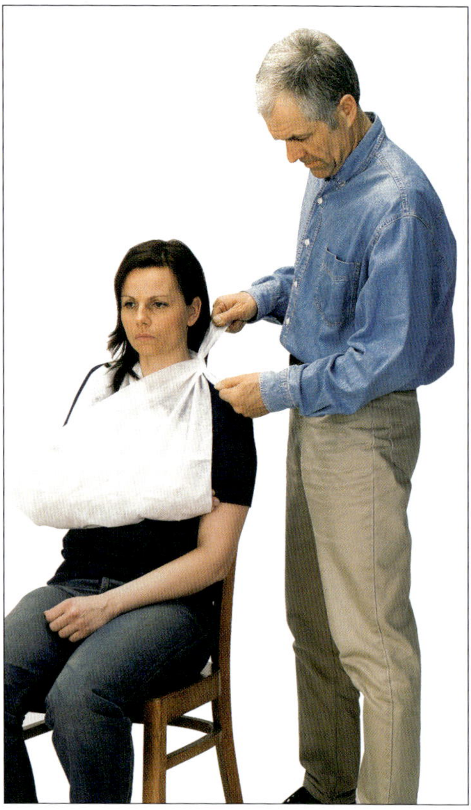

## ▶ WAS SIE TUN MÜSSEN

**1** Versuchen Sie nicht, einen in der Wunde befindlichen Fremdkörper zu entfernen; er trägt meist dazu bei, die Blutung zu stillen.

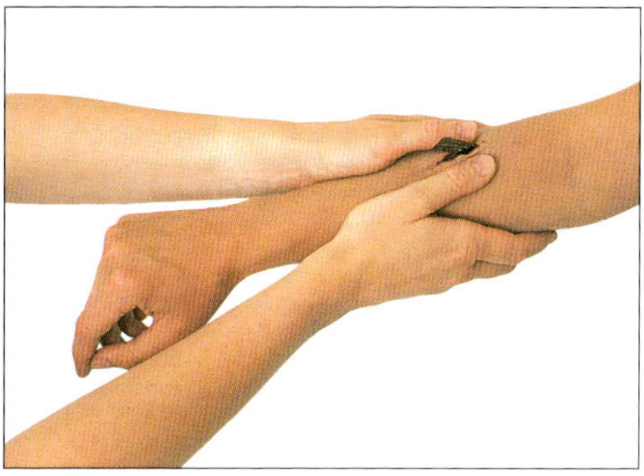

**2** Legen Sie zunächst weiche Wundauflagen um den Fremdkörper, danach formen Sie aus weichem Material ein Polster, das Sie um den Fremdkörper legen.

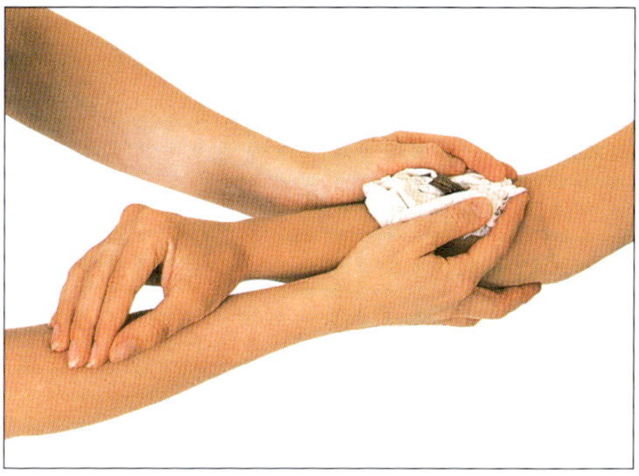

**3** Umwickeln Sie die Polsterung mit einer **Binde** oder einigen Pflasterstreifen. Achten Sie darauf, dass dabei kein Druck auf den Fremdkörper ausgeübt wird.

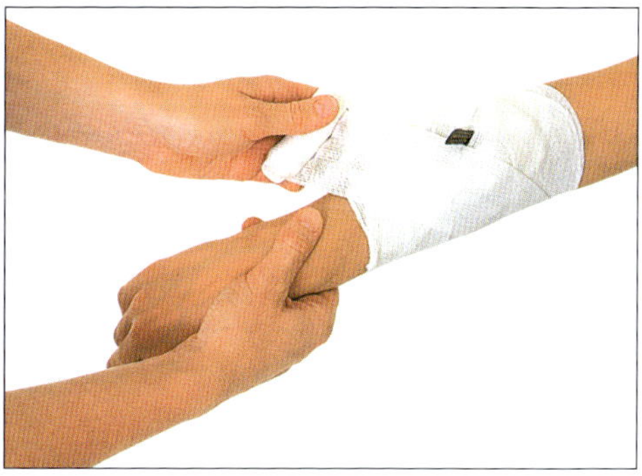

■ Liegt eine Beinverletzung vor, legen Sie das Bein vorsichtig hoch, und lassen Sie es auf einem Kissen oder einer zusammengerollten Decke ruhen. Handelt es sich um eine Wunde an Hand oder Unterarm, legen Sie ein **Dreiecktuch** an **(siehe Beschreibung auf S. 211)**.

*Alarmieren Sie schnellstmöglich den Rettungsdienst. Der Fremdkörper muss vorsichtig entfernt werden, um weitere Gewebeschäden zu vermeiden. Überdies muss einer möglichen Infektion vorgebeugt werden.*

# BLUTUNG, innere

Als innere Blutung wird der Verlust von Blut in Schädel, Brustkorb oder Bauchhöhle bezeichnet. Leidet der Betroffene an einer Krankheit, die zu inneren Blutungen führen kann, oder hat er sich vor kurzem eine Verletzung zugezogen, alarmieren Sie schnellstmöglich den Rettungsdienst. Da bei einer inneren Blutung kein Blut nach außen tritt, bleibt sie leicht unbemerkt. Es gibt aber Symptome, auf die Sie achten können *(siehe Tabelle)*.

## ▶ BESCHWERDEN

- **Schmerzen und Empfindlichkeit der Bauchdecke**
- **Übelkeit und/oder Erbrechen**
- **Zunehmender Durst**

## ▶ WORAUF SIE ACHTEN MÜSSEN

- **Kalte, feuchte und blasse Haut**
- **Schwacher und immer schneller werdender Puls**
- **Beschleunigte Atmung, Schnappen nach Luft (Atemnot)**

### SICHTBARE ANZEICHEN FÜR INNERE BLUTUNG

| KÖRPERTEIL | VERLETZUNG/ERKRANKUNG | SYMPTOME |
|---|---|---|
| Ohr | Schädelbasisbruch<br>Verletzung am Gehörgang oder Trommelfell | Blut und helle Flüssigkeit<br>Frisches Blut |
| Nase | Schädelbasisbruch<br>Nasenverletzung | Blut und helle Flüssigkeit<br>Frisches Blut |
| Mund | Gebrochener Kiefer oder Mundverletzung | Frisches Blut |
| Lunge | Verletzung an Lunge oder oberen Atemwegen | Aushusten von hellrotem Blutschaum, zunehmende Atemnot |
| Magen | Geschwür an Magen oder Speiseröhre | Dunkelbraunes Erbrochenes (wie gemahlener Kaffee) oder schwarzer, teerartiger Stuhl |
| Eingeweide | Darmverletzung | Schwarzer, teerartiger Stuhl |
| Mastdarm | Hämorrhoiden | Frisches Blut |
| Nieren | Nierenverletzung oder Nierensteine | Dunkler Urin mit Blutspuren |
| Blase | Verletzung an Blase oder Harnleiter | Blutspuren im Urin, Rotfärbung des Urins |

## ▸ WAS SIE TUN MÜSSEN

**1** Helfen Sie dem Verletzten in eine möglichst bequeme Lage. Gewöhnlich wird die Lage gewählt, die die wenigsten Schmerzen verursacht. Legen Sie ein Kissen oder ein zusammengelegtes (Hand)tuch unter den Kopf des Verletzten, um es ihm bequemer zu machen.

*Alarmieren Sie schnellstmöglich den Rettungsdienst. Der Verletzte muss sofort in eine Klinik.*

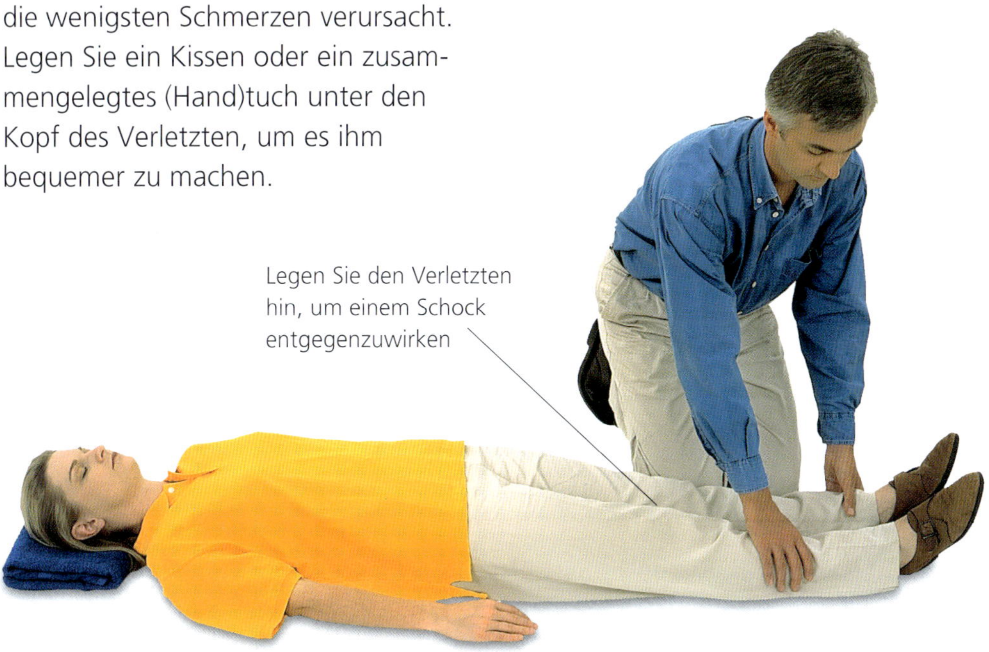
Legen Sie den Verletzten hin, um einem Schock entgegenzuwirken

**2** Decken Sie den Verletzten mit einem Kleidungsstück oder einer Decke leicht zu. Legen Sie im Freien eine Decke oder Ähnliches unter ihn. Weisen Sie den Verletzten an, sich so wenig wie möglich zu bewegen, damit es nicht zu weiteren inneren Blutungen kommt.

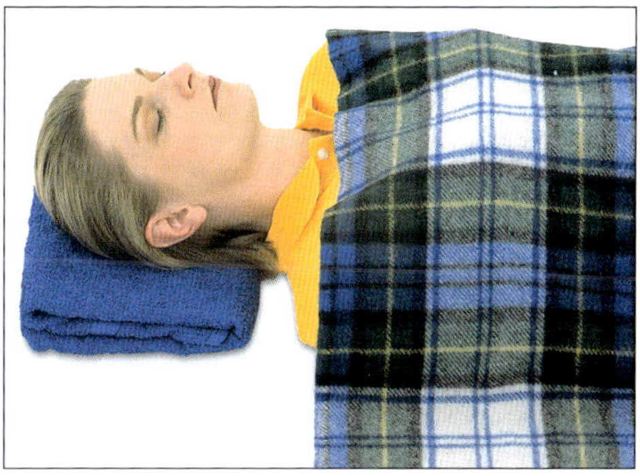

**3** Beruhigen Sie den Verletzten. Achten Sie auf eventuelle Veränderungen seines Zustands; kontrollieren Sie regelmäßig Kreislauf **(siehe S. 16)** und Atmung **(siehe S. 14)**. Bei Blutungen aus Mund oder Nase legen Sie den Verletzten auf die Seite. Verliert er das Bewusstsein, drehen Sie ihn in die stabile Seitenlage **(siehe S. 50–51)** bzw. führen Sie bis zum Eintreffen des Rettungsdienstes Wiederbelebungsmaßnahmen durch.

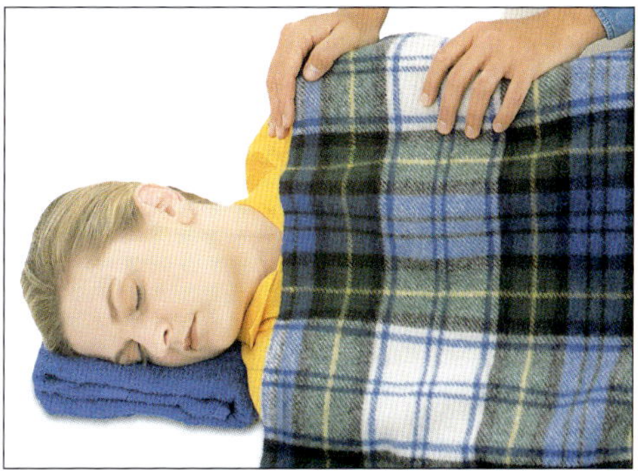

# BRANDWUNDEN

Brandwunden entstehen durch Kontakt mit einer Wärmequelle (heißes Metall, heißer Dampf oder heiße Flüssigkeit), Chemikalien, Strahlung oder elektrischem Strom. Es gibt drei Verbrennungsgrade: 1. Grades (die Haut ist rot, leicht geschwollen und schmerzt), 2. Grades (auf der Haut bilden sich Blasen) und 3. Grades (die Haut ist schwarz verbrannt oder grauweiß). Die Schmerzen sind kein Gradmesser für die Art der Verbrennung.

## ▶ BESCHWERDEN

- **Starke Schmerzen**
- **Kalte, feuchte Haut**
- **Übelkeit und/oder Erbrechen**

## ▶ WORAUF SIE ACHTEN MÜSSEN

- **Hautrötung**
- **Schwarze Haut; grauweiße Haut; rote Haut mit Blasen**
- **Schwellung**
- **Haut scheidet helle Flüssigkeit ab**

## ▶ WAS SIE TUN MÜSSEN

**1** Kühlen Sie die betroffene Stelle sofort mit kaltem fließenden Wasser aus dem Wasserhahn oder einer anderen Flüssigkeit. Sitzt die Kleidung auf der Haut fest, versuchen Sie nicht, sie herunterzuziehen, sondern schneiden Sie sie rundherum weg. Entfernen Sie allen Schmuck von der betroffenen Stelle – etwa Armbanduhren und Ringe, die infolge der Schwellung festsitzen.

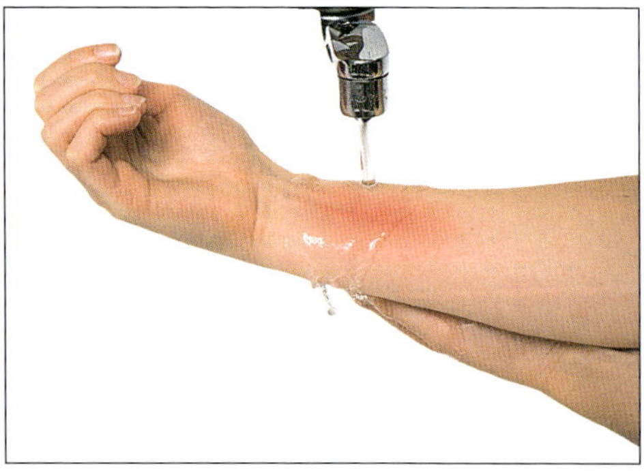

**2** Bei Verbrennungen, die ganze Körperteile betreffen (insbesondere das Gesicht, die Hände oder die Genitalien) müssen Sie immer den Rettungsdienst rufen.
Kühlen Sie die verbrannten Körperteile nur vorsichtig, um keine Unterkühlung hervorzurufen (besonders bei Kindern besteht diese Gefahr).

*Alarmieren Sie den Rettungsdienst.*

**3** Bedecken Sie die verbrannte Hautpartie mit einem sterilen, nicht haftenden Verbandtuch aus dem Verbandkasten. Legen Sie eine leichte Mullbinde an, um das Verbandtuch zu fixieren.

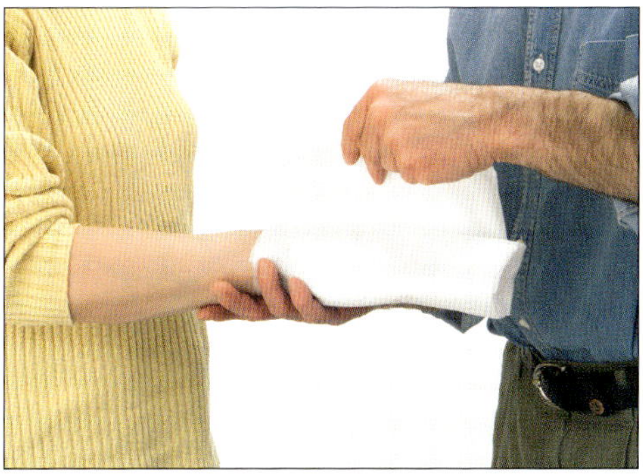

- Ist kein steriler Verbandmull verfügbar, nehmen Sie ein sauberes Tuch, einen sauberen Kissenbezug oder ein anderes flusenfreies Stoffstück. Das Abdecken der Brandwunde lindert die Schmerzen und beugt einer Infektion vor.

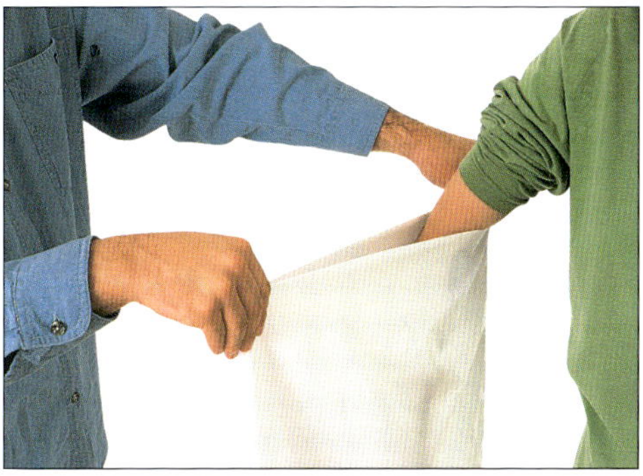

- Befindet sich die Brandwunde an einem Arm, stützen Sie den betroffenen Körperteil mit dem anderen Arm ab, oder lassen Sie ihn auf einem Kissen ruhen.

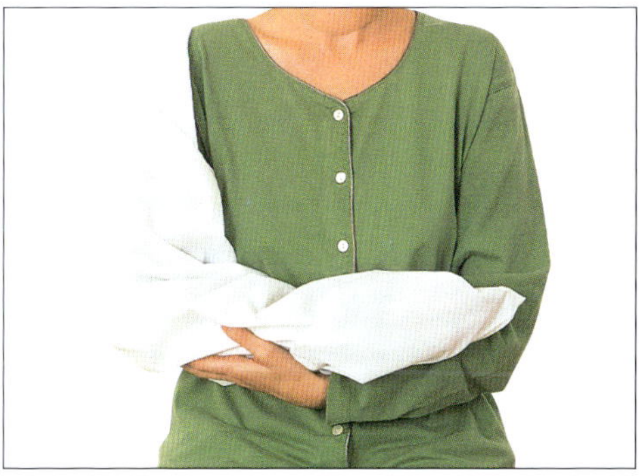

**4** Bitten Sie den Betroffenen, sich hinzulegen, bis der Rettungsdienst eintrifft. Decken Sie ihn warm zu, am besten mit einer Rettungsdecke (Silberseite innen) aus dem Verbandkasten. Die Rettungsdecke ist sehr leicht und drückt nicht auf die Wunden.

Geben Sie ihm nichts zu essen oder zu trinken (außer bei sehr kleinen Brandwunden), weil unter Umständen später eine Narkose erforderlich ist.

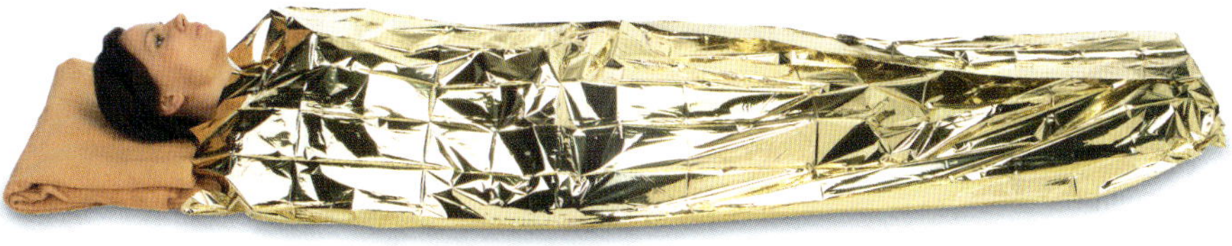

BITTE WEITERLESEN ▶

# BEHANDLUNG VON BRANDWUNDEN

**Verbrennung durch Chemikalien**
Chemikalien aus Pulver oder Kristallen wischen Sie mit einem Tuch ab; spülen Sie die Wunde wie bei einer Verbrennung, allerdings mindestens 30 Minuten, unter fließendem Wasser. Das Spülwasser soll nicht über intakte Haut fließen. *Ärztliche Hilfe anfordern, um die Folgen der Chemikalie zu neutralisieren.*

**Verbrennung durch Elektrizität**
Durch den Körper fließender elektrischer Strom schädigt jedes Gewebe, mit dem er in Kontakt kommt. Wunden treten dort auf, wo der Strom ein- und ausgetreten ist. Beide Stellen müssen gekühlt werden *nach Ausschalten des Stroms*. Ist der Strom durch das Herz geflossen, muss der Betroffene wahrscheinlich wiederbelebt werden **(siehe S. 16–19)**.

**Verbrennung durch Blitzschlag**
Wer vom Blitz getroffen wurde, hat Kontaktbrandwunden an der Ein- und Austrittsstelle. Die Folgen sind meist ernst; gewöhnlich liegt auch ein Herzstillstand vor. Alarmieren Sie sofort den Rettungsdienst. Lassen Sie den Betroffenen ruhen, während Sie die Brandwunden versorgen. Führen Sie bei Herzstillstand **Wiederbelebungsmaßnahmen** durch, bis der Rettungsdienst eingetroffen ist.

**Verbrennungen von Mund und Rachen**
Der Verzehr von sehr heißen Speisen oder Getränken kann zu einer Verbrennung 1. Grades von Mund oder Rachen führen. Neben starken Schmerzen kann die Schleimhaut anschwellen, wodurch sich die oberen Atemwege verengen oder verschließen. *In dieser lebensbedrohenden Situation muss sofort ärztliche Hilfe angefordert werden.* Geben Sie dem Betroffenen bis zum Eintreffen von Arzt oder Rettungsdienst schluckweise kalte Flüssigkeit, *aber keine Eiswürfel*. Behalten Sie ihn im Auge: Wenn die Atmung ausfällt, müssen Sie eine **Mund-zu-Nase/ Mund-Beatmung** durchführen.

**Sonnenbrand**
Eine zu lange Sonneneinstrahlung kann schmerzhafte Verbrennungen (1. und 2. Grades) verursachen. Kühle feuchte Tücher bringen Linderung, wenn die Verbrennung nicht zu umfangreich ist. Nachts kann gegen die Schmerzen eine After-Sun-Lotion helfen. Geben Sie dem Betroffenen regelmäßig Flüssigkeit zu trinken. *Ist die verbrannte Hautfläche groß oder die Verbrennung sehr schmerzhaft, konsultieren Sie einen Arzt. Kleinkinder müssen bei einem Sonnenbrand zur Schmerzbekämpfung, zur ärztlichen Behandlung und zur Hilfe gegen Austrocknung häufig ins Krankenhaus.* **Siehe auch S. 165**.

**Brandblasen**
Brandblasen sollten besser nicht aufgestochen werden. Ohne den schützenden Flüssigkeitspuffer ist die Stelle häufig schmerzhafter und infektionsanfälliger. Um ein versehentliches Öffnen der Blase zu vermeiden, sollte sie bedeckt werden. Die Flüssigkeit in der Blase wird allmählich wieder vom Körper aufgenommen. *Verursacht die Blase Schmerzen oder befindet sie sich an einer schwer abdeckbaren Stelle, konsultieren Sie einen Arzt. Er kann die Blase unter sterilen Bedingungen aufstechen und verbinden.* **Siehe auch S. 54**.

# BRUSTVERLETZUNG

Brustverletzungen können zu einer lebensbedrohenden inneren Blutung führen. Es besteht die Gefahr von Atem- und Kreislaufproblemen.

## ▶ BESCHWERDEN

- **Atemnot**
- **Flache oder stockende Atmung**
- **Schmerzen in der Brust**

## ▶ WORAUF SIE ACHTEN MÜSSEN

- **Aushusten von hellrotem, schaumigem Blut**
- **Blaue Lippen**
- **Saugendes Geräusch, das dadurch verursacht wird, dass bei jedem Atemzug Luft in die Brusthöhle eindringt**
- **Blutiger Schaum rund um die Wunde**

## ▶ WAS SIE TUN MÜSSEN

**1** Lagern Sie den Verletzten halb sitzend, sodass er sich eventuell anlehnen kann (z. B. an einen Stuhl). Lagern Sie den Verletzten eventuell leicht zur verletzten Körperseite geneigt. Lassen Sie ihn selbst bestimmen, in welcher Lage er sich am wohlsten fühlt.

*Alarmieren Sie schnellstmöglich den Rettungsdienst.*

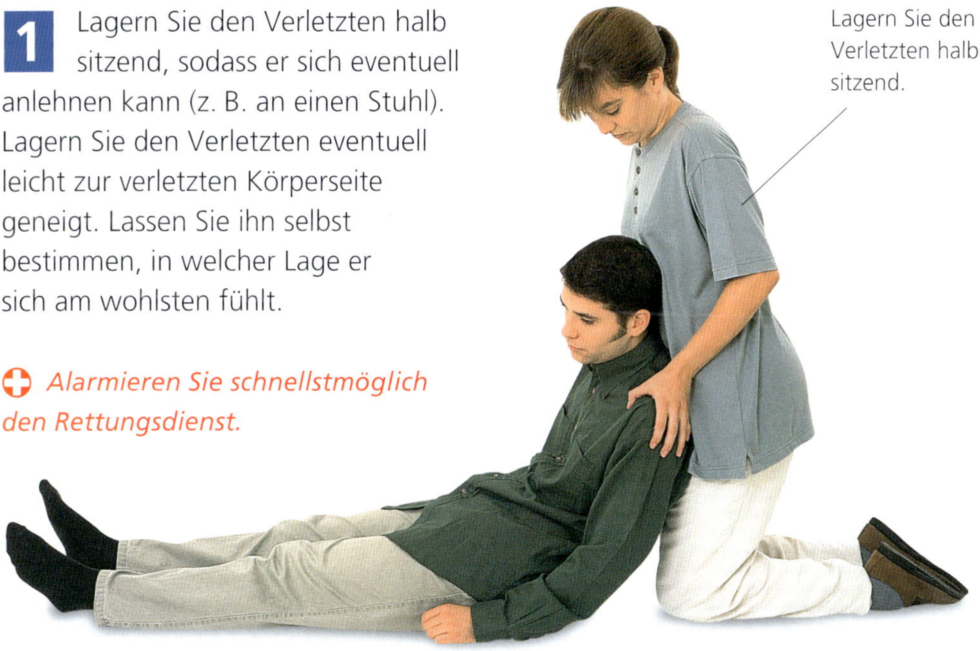

Lagern Sie den Verletzten halb sitzend.

**2** Prüfen Sie, ob der Verletzte eine Wunde hat. Falls ja, stoppen Sie die Blutung, indem Sie eine Wundauflage auf die Wunde drücken. Betreuen Sie den Verletzten, bis der Rettungsdienst eintrifft.

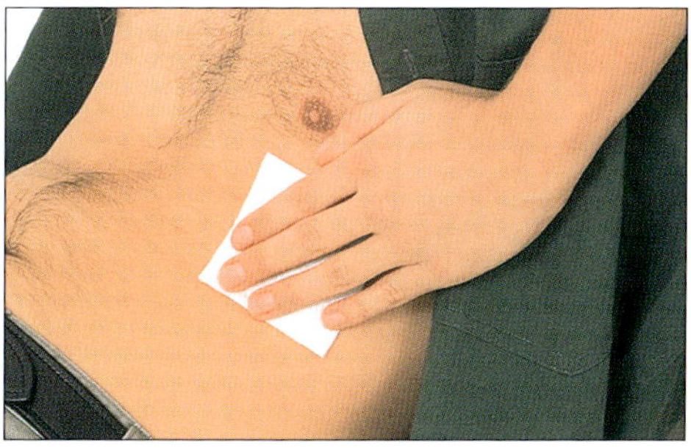

# DIABETES

Diabetes (Zuckerkrankheit) entsteht dadurch, dass der Körper den Blutzuckerspiegel nicht richtig reguliert. Die häufigste Notsituation bei einem Diabetespatienten ist ein *zu niedriger* Blutzuckerspiegel. Dieser kann, wenn nicht sofort Gegenmaßnahmen ergriffen werden, rasch zur Bewusstlosigkeit führen. Bei einem *zu hohen* Blutzuckerspiegel verschlechtert sich der Zustand weniger schnell, und es bleibt meist genügend Zeit, den Rettungsdienst zu alarmieren.

## ▶ BESCHWERDEN

- **Der Patient klagt über Schwächegefühl, Schwindel und Zittern**

## ▶ WORAUF SIE ACHTEN MÜSSEN

- **Fahle Haut, Schweißausbruch**
- **Verwirrtheit und aggressives Verhalten**
- **Flache Atmung und hoher Puls**

## ▶ WAS SIE TUN MÜSSEN

**1** Geben Sie dem Patienten, wenn er noch bei Bewusstsein ist und schlucken kann, etwas Süßes zu trinken oder ein paar Stücke Zucker zum Lutschen. Wenn er noch kauen kann und dies auch will, geben Sie ihm etwas Kalorienreiches (Kuchen, Brot), damit der Blutzuckerspiegel wieder steigt.

*Lassen Sie sich bei rascher Erholung von Ihrem Arzt über die weitere Behandlung beraten.*

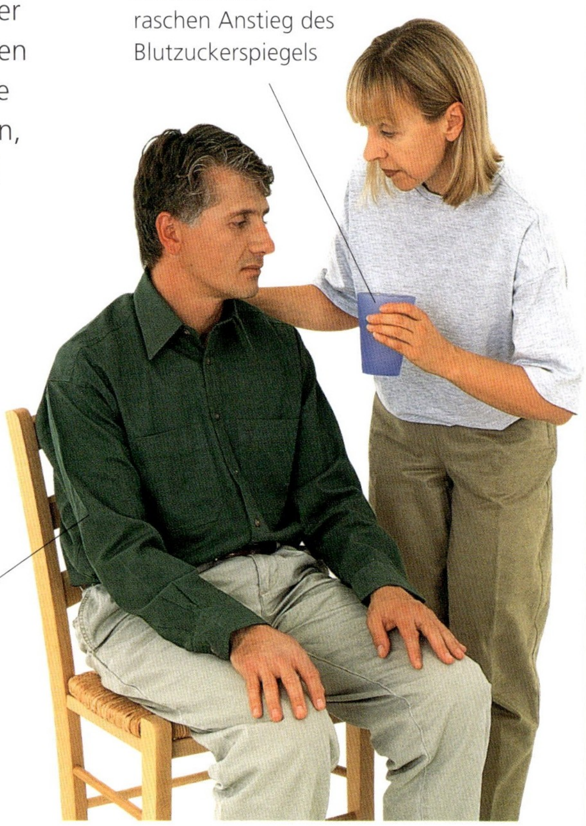

Ein süßes Getränk bewirkt einen raschen Anstieg des Blutzuckerspiegels

Wenn sich der Patient schwach fühlt, sollte er sich am besten hinsetzen

**2** Wenn der Patient das Bewusstsein verliert, bringen Sie ihn in die **stabile Seitenlage** und sorgen Sie dafür, dass die **Atemwege** frei bleiben **(siehe S. 13)**.

*Alarmieren Sie so schnell wie möglich den Rettungsdienst.*

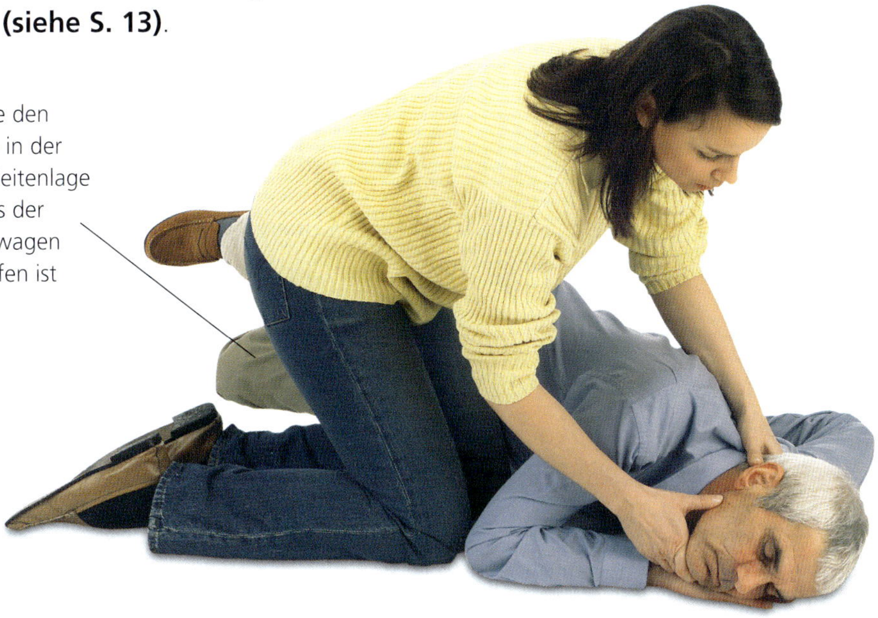

Lassen Sie den Patienten in der stabilen Seitenlage liegen, bis der Rettungswagen eingetroffen ist

## ZUM DIABETES

Bei einem gesunden Menschen produziert die Bauchspeicheldrüse genügend Insulin für die Verdauung und Zuckerverarbeitung. Stellt der Körper zu wenig Insulin her oder wirkt es nicht genügend, wird der aufgenommene Zucker nur unzureichend verarbeitet und sammelt sich im Blut und Gewebe an. Diese Stoffwechselstörung – *Diabetes mellitus* – kann zu ernsten Problemen führen und Bewusstlosigkeit, ja sogar den Tod, zur Folge haben.

Leidet ein Diabetespatient an einem gestörten Gleichgewicht zwischen dem Zucker- und Insulingehalt im Körper, kann dies die Folge einer Entzündung, erhöhter körperlicher Anstrengung, Gewichtszunahme oder Stress sein. Man unterscheidet zwei Formen von Diabetes: *Typ-I-Diabetes* und *Typ-II-Diabetes (Altersdiabetes)*.

### Typ-I-Diabetes

Diese Form des Diabetes entsteht im Kindesalter. Die Patienten benötigen jeden Tag Insulinspritzen, damit der Zucker aus ihren normalen Mahlzeiten verarbeitet werden kann. Außerdem müssen sie eine Diät einhalten, um sicherzustellen, dass die vorgeschriebene Insulinmenge genau ausreicht. So wird der aufgenommene Zucker verarbeitet und ein gesundes Gleichgewicht zwischen Zucker und Insulin aufrechterhalten.

### Typ-II-Diabetes

Der Altersdiabetes entwickelt sich im späteren Lebensalter. Die Patienten können die Erkrankung unter Kontrolle halten, indem sie sich mit einer ausgewogenen Diät ernähren, Medikamente einnehmen oder Insulin spritzen.

# EINKLEMMUNG UND VERSCHÜTTUNG

Verletzungen durch Einklemmung oder Verschüttung sind sehr ernst zu nehmen, da Knochen und Gewebe stark geschädigt werden. Wird der Betroffene nicht binnen einer Stunde befreit, besteht die Gefahr ernster Komplikationen bei der Rettung, daher ist die Rettung dem Fachpersonal (Rettungsdienst/Feuerwehr) zu überlassen.

## ▶ BESCHWERDEN

- **Kribbeln oder taubes Gefühl im betroffenen Körperteil**
- **Kältegefühl, Übelkeit, Schwäche- und Schwindelgefühl**
- **Starke Schmerzen bei Schädigung von Knochen oder Gewebe**

## ▶ WORAUF SIE ACHTEN MÜSSEN

- **Schwellung und Blauverfärbung des gequetschten Gewebes**
- **Blasse, kalte und feuchte Haut**
- **Anzeichen einer Quetschung (Druckstelle) auf Rumpf oder Gliedmaßen**
- **Anzeichen für eine Unterkühlung**

## ▶ WAS SIE TUN MÜSSEN

**1** Bringen Sie sich nicht selbst in Gefahr, und alarmieren Sie den Rettungsdienst und die Feuerwehr.

---

**2** Retten Sie den Betroffenen wenn möglich aus seiner Situation, ohne ihn dabei zu stark zu bewegen.

---

**3** Wenn keine Rettung möglich ist, leisten Sie so gut es geht erste Hilfe, und beruhigen Sie den Verletzten bis zum Eintreffen des Rettungsdienstes.

---

**4** Lagern Sie den Verletzten so bequem wie möglich. Eventuelle Blutungen versorgen Sie mit einem Druckverband **(siehe S. 39)**. Verletzte Gliedmaßen ggf. mit Kissen leicht abpolstern. Decken Sie den Betroffenen warm zu.

## STROMSCHLAG DURCH KONTAKT MIT NORMALEM STROMNETZ

Zu Elektrounfällen kann es durch leichtsinnigen Umgang mit elektrischen Haushaltsgeräten kommen. Diese haben zwar meist eingebaute Sicherheitsmechanismen, es bleibt jedoch ein Sicherheitsrisiko, vor allem für Kinder und ältere Menschen, die sich der Gefahren nicht bewusst sind.

### ▶ WAS SIE TUN MÜSSEN

**1** Den Betroffenen nicht anfassen, solange die Stromzufuhr nicht ausgeschaltet ist. Sie können die Stromzufuhr unterbrechen, indem Sie beispielsweise den Stecker aus der Steckdose ziehen oder die Hauptsicherung ausschalten.

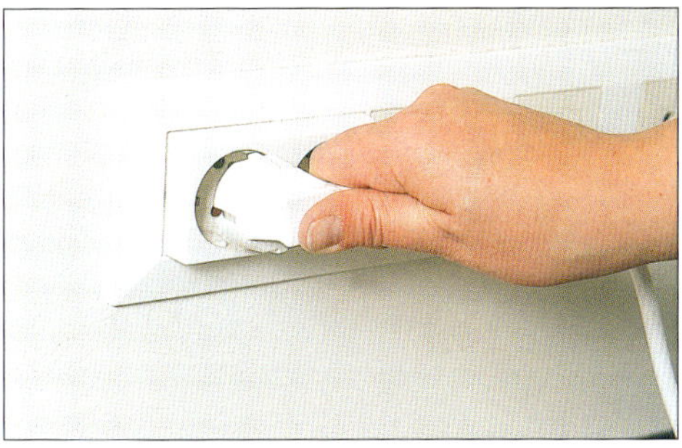

**2** Prüfen Sie, ob der Verunglückte bei Bewusstsein ist. Falls nicht, beginnen Sie nötigenfalls mit **Wiederbelebungsmaßnahmen (siehe S. 16–19)**. Atmet der Betroffene und ist sein Puls tastbar, suchen Sie nach Brandwunden auf der Haut. Diese befinden sich an den Ein- und Austrittsstellen des elektrischen Stromes. Versorgen Sie diese Brandwunden mit **einem Verbandtuch** oder mit nassen Kompressen. Auch wenn der Verunglückte bei Bewusstsein ist **(siehe S. 13)**, muss er in Arztbehandlung.

*Alarmieren Sie schnellstmöglich den Rettungsdienst.*

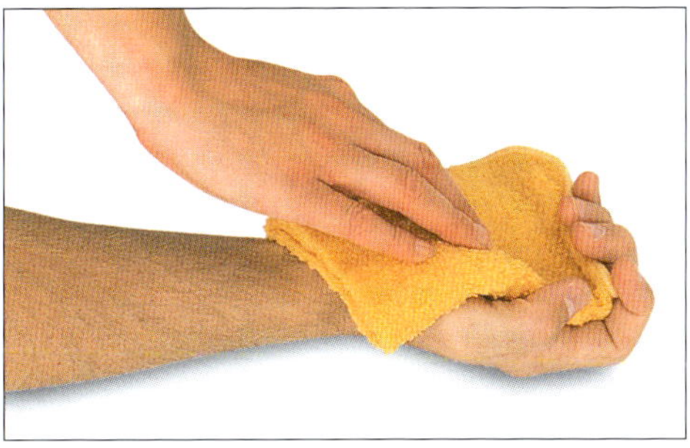

Brandwunden können Sie zur Schmerzlinderung mit einer nassen Kompresse kühlen.

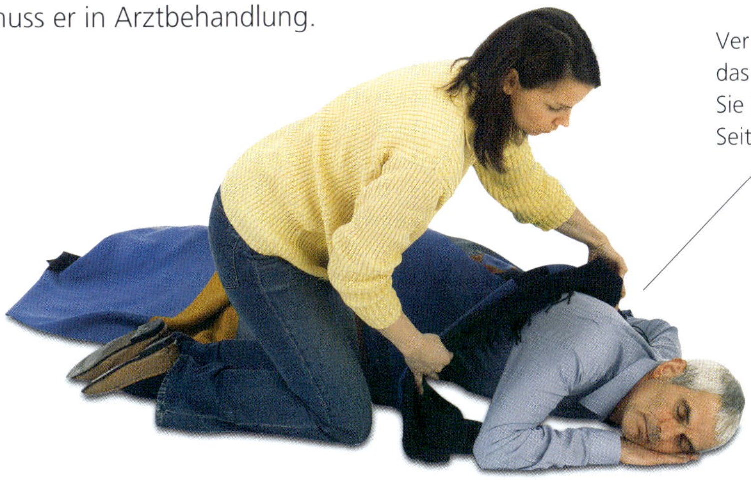

Verliert der Betroffene das Bewusstsein, drehen Sie ihn in die stabile Seitenlage

BITTE WEITERLESEN ▶

## STROMSCHLAG DURCH HOCHSPANNUNG

Derartige Unfälle kommen meistens vor, wenn ein Fahrzeug gegen einen Hochspannungsmast gefahren ist und dabei das Hochspannungskabel abgerissen wurde und herabhängt. Berührt das Kabel den Wagen, sind die Insassen sicher, solange sie im Fahrzeug bleiben. Helfer müssen einen Sicherheitsabstand von mindestens 6 m zum Kabel einhalten, da der Strom leicht in Form eines Lichtbogens überspringen und die Umstehenden verletzen kann. Solche Unfälle sind auch im Oberleitungsbereich der Bahn möglich.

**1.** Bitten Sie über die Polizei oder den Rettungsdienst das Elektrizitätswerk und die Feuerwehr um Hilfe (Notruf 112); halten Sie Neugierige von der Unfallstelle fern, bis der Strom abgeschaltet ist.

*Wenn der Betroffene ernsthaft verletzt zu sein scheint, alarmieren Sie sofort den Rettungsdienst.*

**2.** Beruhigen Sie die Fahrzeuginsassen, die unbedingt im Wagen bleiben müssen, bis der Strom abgeschaltet ist. Leisten Sie keine erste Hilfe, oder führen Sie keine Wiederbelebungsversuche durch, solange die Unfallstelle nicht sicher ist. Unfachmännische Hilfe kann sowohl für den Verunglückten als auch für den Helfer tödlich enden.

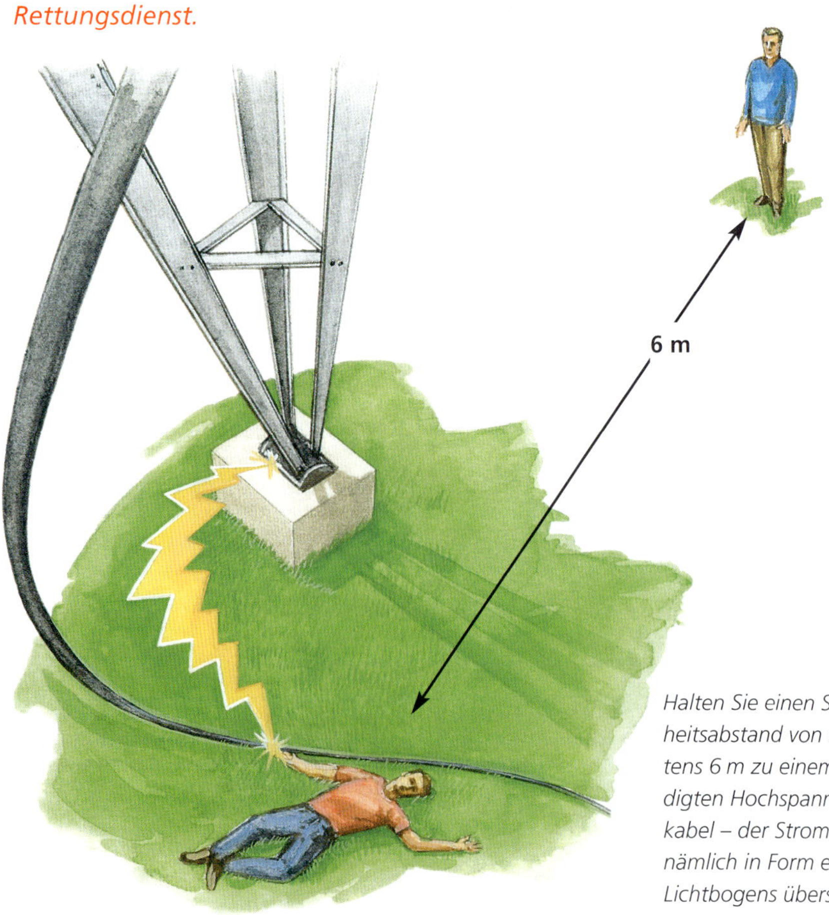


*Halten Sie einen Sicherheitsabstand von mindestens 6 m zu einem beschädigten Hochspannungskabel – der Strom kann nämlich in Form eines Lichtbogens überspringen.*

Epilepsie (Krampfleiden) ist eine Erkrankung des Gehirns, bei der es anfallsweise zu unkontrollierten motorischen Entladungen kommt, die meist mit einem Bewusstseinsverlust einhergehen. In der Regel fällt der Betroffene dabei um. Es gibt aber auch leichte Anfälle, die in Form einer sekundenlangen Verwirrtheit oder geistigen Abwesenheit auftreten.

## ▶ BESCHWERDEN

- **Betroffener gibt unzusammenhängende Laute von sich**
- **Koordinationsverlust: Wanken, Gleichgewichtsverlust**
- **Ruhelosigkeit und Verwirrung**
- **Bewusstlosigkeit**
- **Zuckende Gliedmaßen; gelegentliches Schütteln des Kopfes**
- **Zähneknirschen; Schaum auf den Lippen**
- **Verlust der Kontrolle über Blase und Darm**

## ▶ WAS SIE TUN MÜSSEN

**1** Entfernen Sie Hindernisse, oder decken Sie diese mit Kleidungsstücken oder Decken ab, damit sich der Betroffene während der Anfälle nicht verletzen kann. **VERSUCHEN SIE NICHT, während der Anfälle den Patienten zu verlagern oder unter Kontrolle (fest) zu halten.**

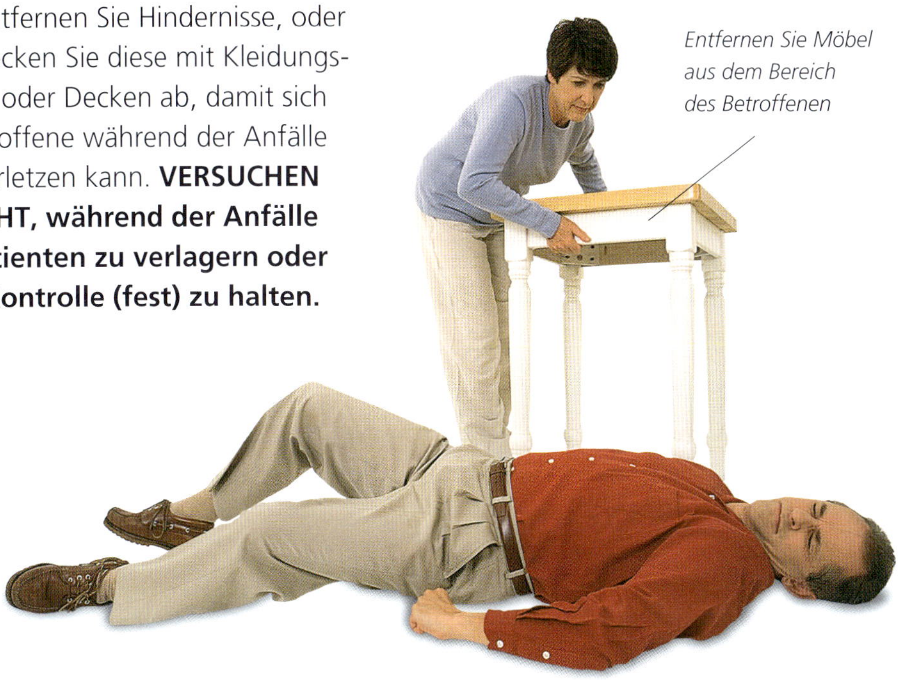

*Entfernen Sie Möbel aus dem Bereich des Betroffenen*

**2** Drehen Sie den Betroffenen auf die Seite, sobald die Anfälle aufgehört haben, und kontrollieren Sie, ob die **Atemwege** frei sind **(siehe S. 13)**. Der Betroffene neigt in diesem Stadium dazu einzuschlafen. Lassen Sie ihn ruhig liegen, bis sich die Situation wieder normalisiert hat.

*Der Rettungsdienst wird besonders dann benötigt, wenn der Betroffene eine Verletzung erlitten hat, die fachmännische Hilfe erfordert, wenn es länger als 10 Minuten dauert, bis sich sein Zustand wieder normalisiert hat, oder wenn sich die Anfälle wiederholen.*

# ERBRECHEN

Erbrechen kann u. a. Folge einer Entzündung des Magen-Darm-Trakts, eines Magen- oder Zwölffingerdarmgeschwürs, einer Lebensmittelvergiftung, einer Medikamentennebenwirkung, einer Migräne, starker Schmerzen, eines Schocks, einer Gehirnerschütterung, eines Sonnenstichs, einer beginnenden Schwangerschaft oder einer Reisekrankheit sein. Konsultieren Sie einen Arzt, wenn dies länger als vier Stunden anhält.

## ▶ BESCHWERDEN

- **Übelkeit**
- **Kopfschmerzen**
- **Schwindel**
- **Übler Geschmack im Mund**

## ▶ WORAUF SIE ACHTEN MÜSSEN

- **Blasse, kalte und feuchte Haut**
- **Schweiß auf der Stirn**
- **Trockene Haut (nach dem Erbrechen)**
- **Entwicklung eines flachen, schnellen Pulses**

## ▶ WAS SIE TUN MÜSSEN

**1** Lassen Sie den Betroffenen ruhen. Geben Sie ihm schluckweise ein Getränk ohne Kohlensäure. Feste Nahrung oder Milchprodukte soll er erst verzehren, wenn das Erbrechen länger als vier Stunden zurückliegt.

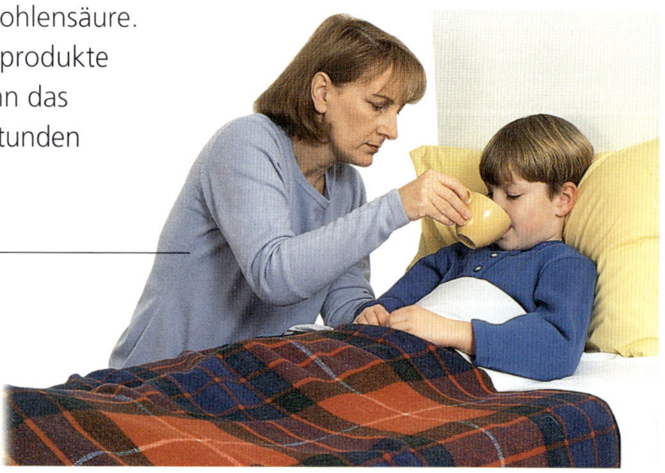

Geben Sie dem Betroffenen schluckweise ein Erfrischungsgetränk ohne Kohlensäure

**2** Das gesamte verwendete Geschirr (Becher, Gläser, Teller, Besteck usw.) in heißer Spüllauge (Heißspülprogramm des Geschirrspülers) reinigen, um einer Ansteckung anderer vorzubeugen.

*Wenn das Erbrechen länger als vier Stunden andauert oder wenn sich die Haut des Betroffenen trocken anfühlt, konsultieren Sie einen Arzt – vor allem, wenn es sich um ein Kind oder einen älteren Menschen handelt.*

# ERFRIERUNG

Körpergewebe erfriert, wenn es extrem niedrigen Temperaturen ausgesetzt wird. **VERMEIDEN Sie es, den erfrorenen Körperteil zu reiben oder zu massieren, und BENUTZEN SIE NIE Salbe oder Creme.**

## ▶ BESCHWERDEN

- **Funktionsverlust und Gefühllosigkeit des erfrorenen Körperteils**
- **Kalte, harte Haut**

## ▶ WORAUF SIE ACHTEN MÜSSEN

- **Wachsartige Haut**
- **Haut, die sich beim Anfassen hart und kalt anfühlt**
- **Weiße, gelbe oder blaugraue Haut**

## ▶ WAS SIE TUN MÜSSEN

**1** Bringen Sie den Betroffenen an einen geschützten Ort. Entfernen Sie vorsichtig eng sitzende Kleidung, Schuhe und andere straff sitzende Gegenstände (z. B. Uhrarmband).

*Alarmieren Sie schnellstmöglich den Rettungsdienst.*

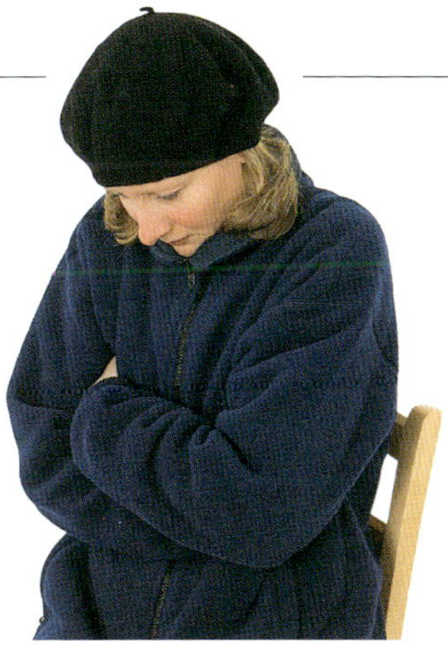

**2** Der erfrorene Körperteil muss zunächst vorsichtig erwärmt werden; am besten durch Körperwärme. An den Händen und Fingern kann der Betroffene dies selbst tun (unter den Achseln). Das Gleiche gilt für Nase und Ohren (mit den Händen). Für Füße und Zehen wird ärztliche Hilfe in der Klinik benötigt.

**3** Decken Sie den Betroffenen warm zu, und geben Sie ihm – wenn er bei Bewusstsein ist – warme, gezuckerte Getränke. Liegt neben den Erfrierungen eine allgemeine Unterkühlung vor, hat die Behandlung der Unterkühlung Vorrang **(siehe S. 173 – 175)**.

# ERTRINKEN

Ertrinken gehört zu den seltenen Ursachen von Unfällen mit Todesfolge. Schnelle Hilfe kann hier Menschenleben retten. Die Rettung des Ertrinkenden aus dem Wasser hat Priorität.

## ▶ WORAUF SIE ACHTEN MÜSSEN

- **Person, die sich kaum über Wasser halten kann**
- **Kind, das mit dem Kopf nach unten im Wasser treibt**
- **Nachdem der Betroffene aus dem Wasser geholt wurde: bläuliche oder fahle Haut mit Flecken; hörbare Atmung oder gar keine Atmung; Betroffener ist nicht ansprechbar**

## ▶ WAS SIE TUN MÜSSEN

**1** Retten Sie den Betroffenen so schnell es geht aus dem Wasser.

*Alarmieren Sie schnellstmöglich den Rettungsdienst.*

**2** Vergeuden Sie keine Zeit damit, Wasser aus der Lunge herauszupumpen. Wasser dringt in kurzer Zeit weder in die Lunge ein noch kann es dort schnell wieder herausgeholt werden.

**3** Prüfen Sie Bewusstsein und Atmung und führen Sie ggf. die entsprechende notwendige Maßnahme – Seitenlage, Beatmung oder Herz-Lungen-Wiederbelebung – durch.

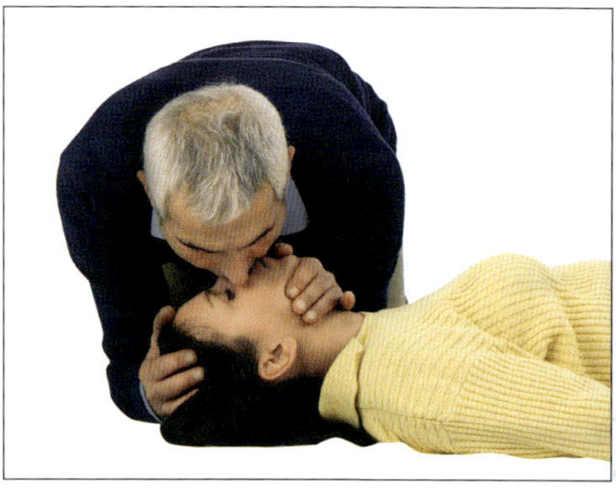

**4** Ist der Verunglückte bewusstlos, bringen Sie ihn in die stabile Seitenlage **(siehe S. 50–51)**, um die Atemwege freizuhalten. Lassen Sie Speichel, Erbrochenes oder Wasser aus dem Mund laufen. Auch nachdem der Betroffene aus der Bewusstlosigkeit erwacht ist, muss er auf der Seite liegen bleiben.

Lassen Sie den Verunglückten auf der Seite liegen, auch nachdem er zu sich gekommen ist.

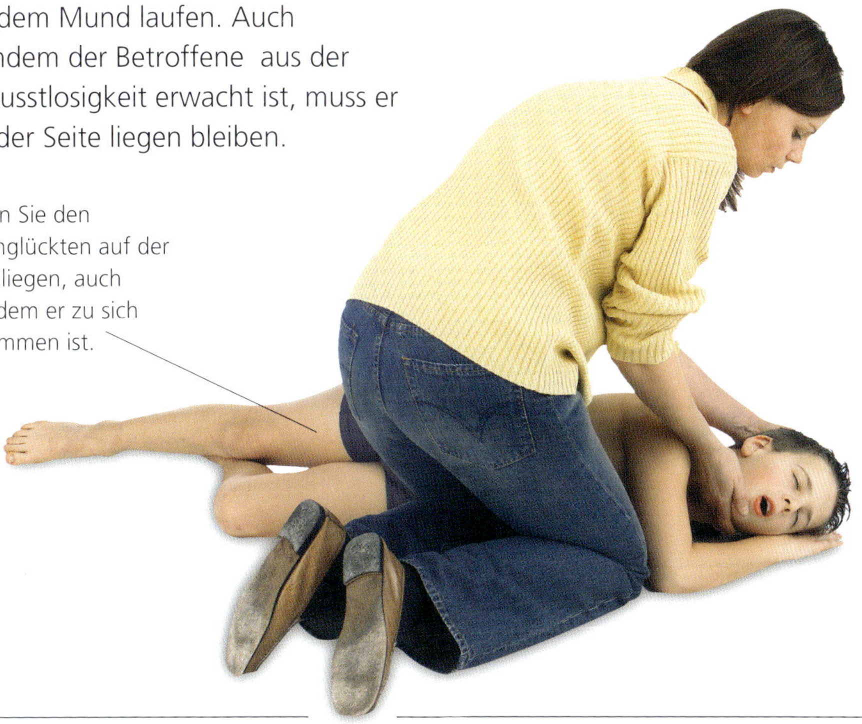

**5** Kontrollieren Sie regelmäßig Bewusstsein, Atmung und Kreislauf des Betroffenen, bis der Rettungsdienst eintrifft.

**6** Decken Sie den Verunglückten warm zu.

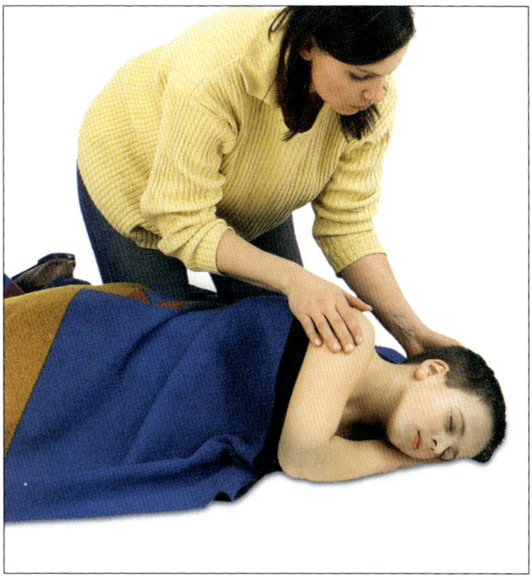

*Auch wenn sich der Verunglückte wieder erholt, ist eine ärztliche Untersuchung erforderlich, um spätere Komplikationen zu vermeiden.*

# FEHLGEBURT

Von einer Fehlgeburt ist die Rede, wenn eine schwangere Frau ihr Kind vor der 28. Schwangerschaftswoche verliert. Eine Fehlgeburt kann sich völlig unerwartet ereignen und zu ernstem Blutverlust und Schock führen.

## ▶ BESCHWERDEN

- **Vaginale Blutungen, häufig mit Blutklümpchen**
- **Schmerzhafte Krämpfe im Unterleib**
- **Übelkeit, Schwäche, Schwindel**

## ▶ WORAUF SIE ACHTEN MÜSSEN

- **Blasse, kalte und feuchte Haut**
- **Schneller und schwacher Puls**
- **Deutliche Schmerz- und Angstsymptome**

## ▶ WAS SIE TUN MÜSSEN

**1** Helfen Sie der Betroffenen in eine bequeme Lage, und halten Sie sie warm. Bringen Sie Kopf und Schultern mit einem oder zwei Kissen in eine erhöhte Position. Beurteilen Sie die Blutung, und sorgen Sie falls nötig für ein Handtuch oder ein steriles Verbandkissen.

*Alarmieren Sie so schnell wie möglich den Rettungsdienst. Beruhigen Sie unterdessen die Betroffene so gut es geht.*

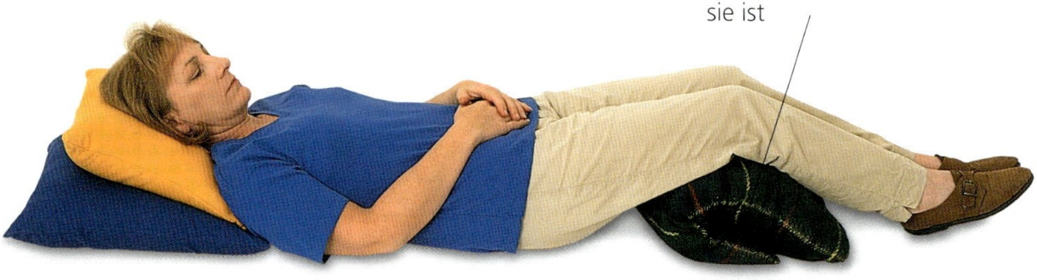

Legen Sie ein Kissen oder dergleichen unter die Knie der Betroffenen, wenn dies bequemer für sie ist

**2** Kontrollieren Sie regelmäßig den Puls der Betroffenen, und notieren Sie die Pulsfrequenz. Geben Sie der Betroffenen nichts zu essen und zu trinken, weil später unter Umständen eine Narkose erforderlich ist. Lagern Sie die Beine der Betroffenen erhöht auf ein paar Kissen.

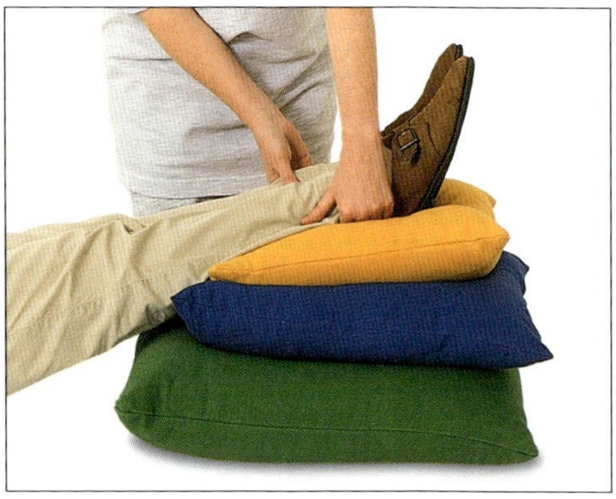

**Hat der Betroffene:**

- Einen steifen Nacken?
- Kopfschmerzen?

JA → **KONSULTIEREN SIE UMGEHEND EINEN ARZT**

**Ist der Betroffene:**

- Jünger als ein Jahr?

JA → **KONSULTIEREN SIE UMGEHEND EINEN ARZT**

NEIN ↓

**Hat der Betroffene:**

- Hautausschlag?
- Bauchschmerzen?
- Rachenschmerzen?
- Ohrenschmerzen?
- Durchfall?
- Sehr blasse Haut?

JA → **Vereinbaren Sie umgehend einen Termin mit dem Hausarzt**

NEIN ↓

**Versorgung zu Hause**

**Informieren Sie den Hausarzt, wenn innerhalb von 24 Stunden keine Besserung eintritt**

# FIEBERKRÄMPFE, bei Kindern

Fieberkrämpfe treten meist bei Kindern im Alter unter 5 Jahren auf; sie haben nichts mit Epilepsie zu tun. Während eines Fieberkrampfs zuckt und verkrampft der Körper des Patienten. Diese Symptome werden durch Überwärmung des Gehirns – als Folge einer Temperaturerhöhung oder einer beginnenden Entzündung – verursacht. Die Krämpfe dauern meist nicht länger als 1–2 Minuten, manchmal sind sie auch kürzer. Zur Fiebersenkung gut geeignet sind Wadenwickel.

## ▶ BESCHWERDEN

- **Fiebriges Aussehen**
- **Bläuliche Lippen; Haut fühlt sich heiß an**
- **Bewusstlosigkeit; keine Reaktion auf Ansprechen oder Anfassen**
- **Krampfartig zuckende Bewegungen von Rumpf und Gliedmaßen**

## ▶ WAS SIE TUN MÜSSEN

**1** Entfernen Sie Kleidung und Bettzeug, damit das Kind abkühlen kann. Waschen Sie die Haut aber nicht mit einem Schwamm ab, und benutzen Sie zum Kühlen auch keinen Ventilator. Legen Sie das Kind in die stabile Seitenlage, sofern die Krämpfe nicht so stark sind, dass dies zu Verletzungen führen kann.

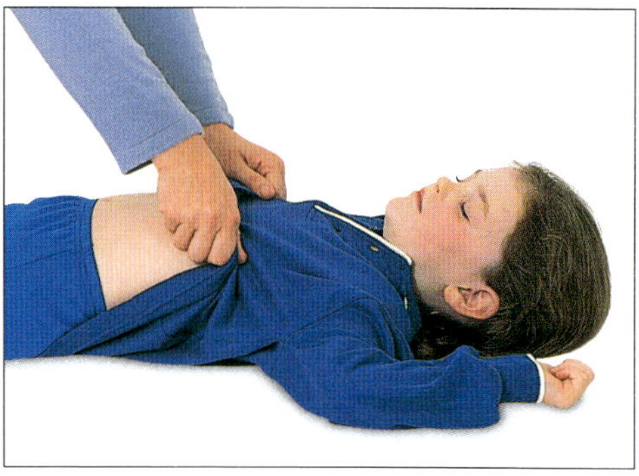

**2** Innerhalb von zwei Minuten sind die Krämpfe vorbei, und das Kind kommt wieder zu sich. Legen Sie es, falls nötig, nachträglich in die stabile Seitenlage, sobald die zuckenden Bewegungen aufhören.

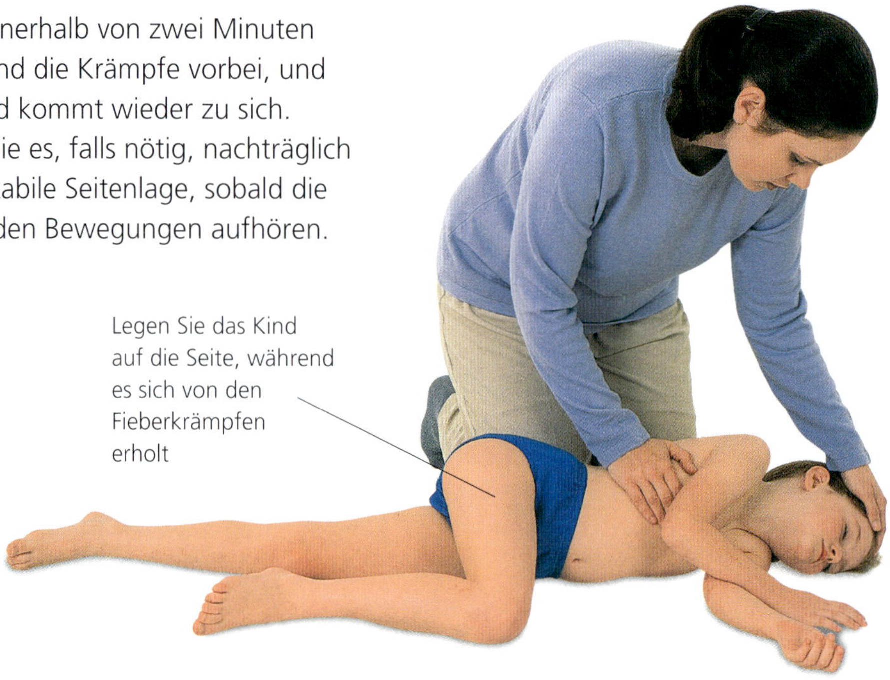

Legen Sie das Kind auf die Seite, während es sich von den Fieberkrämpfen erholt

**3** Ein bewährtes Mittel, um das Fieber zu senken, sind Wadenwickel. Dazu zwei Leinen- oder Baumwolltücher in kühles Wasser tauchen und gut auswringen. Dann die Tücher straff um beide Unterschenkel des Kindes wickeln. Darüber kommt jeweils ein trockenes Baumwolltuch und darüber nochmals ein Tuch aus Wolle oder Flanell. Nach etwa 15 Minuten sollte das Fieber um 0,5 –1 °C gesunken sein. Die Anwendung kann nach einiger Zeit wiederholt werden.

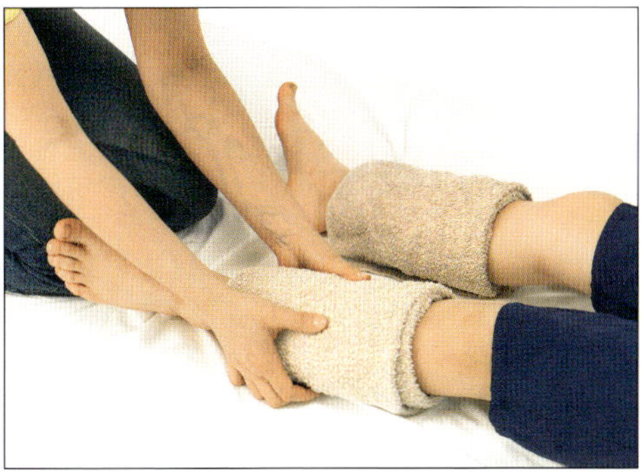

**4** Kontrollieren Sie regelmäßig das Fieber, die **Atmung (siehe S. 15)** und den **Kreislauf (siehe S. 16)** des Kindes; notieren Sie Ihre Beobachtungen.

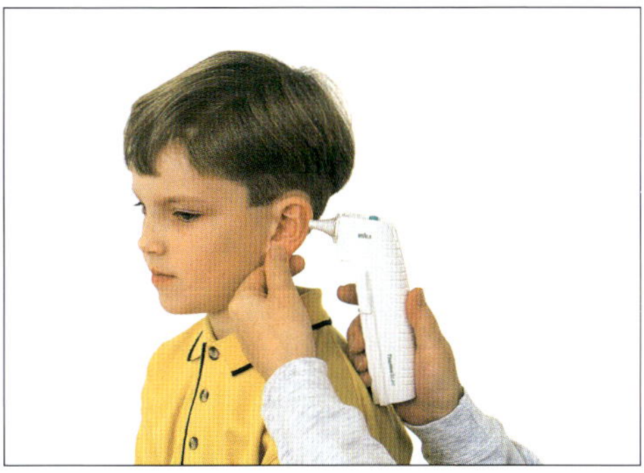

**5** Decken Sie das Kind mit einer leichten Decke oder einem Laken zu, sobald es sich erholt hat. Sorgen Sie dafür, dass die Haut nicht überhitzt wird.

*Rufen Sie gleich den Kinderarzt an, um eine eventuelle Entzündung zu behandeln und so einem neuen Anfall vorzubeugen.*

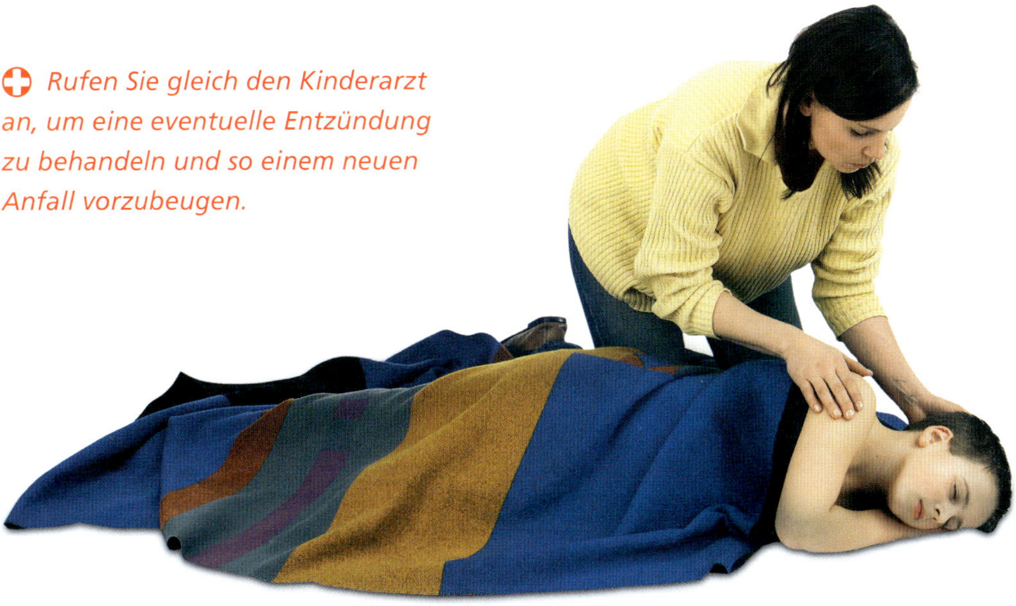

# FUSS-/ZEHENBRUCH

Behandeln Sie Fuß- und Zehenverletzungen stets als potenziell ernste Verletzung: Es ist äußerst schwierig festzustellen, ob es sich um einen Bruch oder um eine Prellung handelt. Gehen Sie davon aus, dass es sich um einen Bruch handelt, bis eine ärztliche Untersuchung Klarheit gebracht hat.

## ▶ BESCHWERDEN

- **Schmerzen im betroffenen Bereich**
- **Taubes Gefühl**
- **Kraft- und Funktionsverlust von Fuß bzw. Zehe**

## ▶ WORAUF SIE ACHTEN MÜSSEN

- **Schwellung im betroffenen Bereich**
- **Hautverfärbung, Bluterguss**

## ▶ WAS SIE TUN MÜSSEN

**1** Helfen Sie dem Betroffenen in eine möglichst bequeme Lage. Bewegen Sie den verletzten Fuß so wenig wie möglich. Lassen Sie schützendes Schuhwerk am Fuß, solange es keine Beschwerden verursacht.

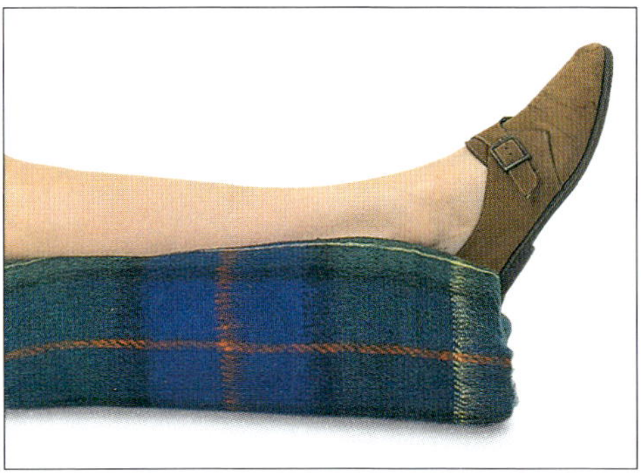

*Sorgen Sie schnellstmöglich für ärztliche Hilfe. Geben Sie nichts zu essen oder zu trinken, da später bei der Behandlung eine Narkose erforderlich sein kann.*

---

**2** Umpolstern Sie Fuß und Knöchel vorsichtig mit einem weichen Kissen oder einer zusammengerollten Decke. Befestigen Sie das Polster mit zwei oder drei Dreiecktüchern.

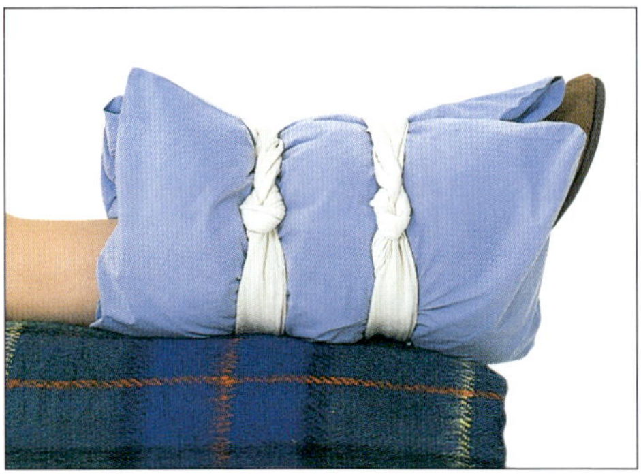

Die größte Gefahr, einer Gasvergiftung zum Opfer zu fallen, ist das Einatmen von Kohlenmonoxid. Dies kommt in Abgasen vor oder kann einem defekten Gasherd entweichen. Kohlenmonoxid kann ernste Folgen haben und sogar zum Tod führen. Besonders gefährlich ist, dass das Gas geruchlos ist und die ersten Symptome nur schwer erkennbar sind.

## ▶ BESCHWERDEN

- **Kopfschmerzen und Übelkeit**
- **Verwirrtheit, Ruhelosigkeit, Verhalten wie im trunkenen Zustand**
- **Atemprobleme oder Atemstillstand**
- **Anormale Hautfarbe, z. B. blass, bläulich oder rosig (Kohlenmonoxid)**

## ▶ WAS SIE TUN MÜSSEN

**1** Betätigen Sie keine Lichtschalter oder Elektrogeräte, es besteht evtl. Explosionsgefahr. Befindet sich der Betroffene in einem geschlossenen Raum, öffnen Sie unter Vermeidung persönlicher Risiken alle Fenster und Türen. Ist er bei Bewusstsein, helfen Sie ihm, aus dem vergifteten Raum an die frische Luft zu kommen.

*Alarmieren Sie sofort den Rettungsdienst.*

**2** Ist der Betroffene *bewusstlos*, ziehen Sie ihn mit dem Rettungsgriff **(siehe S. 227)** an die frische Luft. Legen Sie ihn auf die Seite, und machen Sie die **Atemwege frei (siehe S. 13)**. Beginnen Sie, falls nötig, mit der **Wiederbelebung (siehe S. 16–19).**

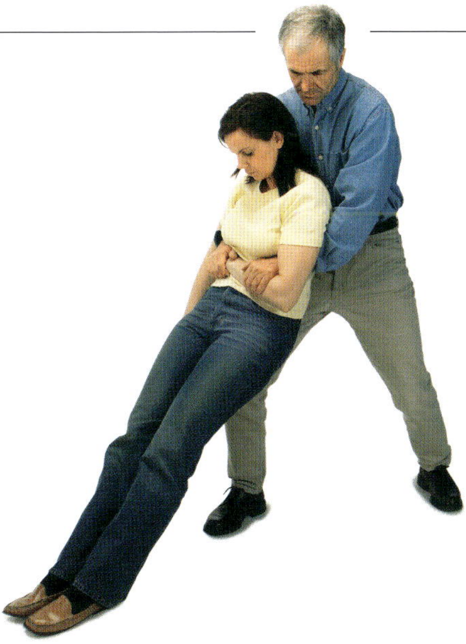

**3** Ist der Betroffene *bei Bewusstsein*, warten Sie, während er sich an der frischen Luft erholt. Bleiben Sie bis zum Eintreffen des Rettungsdienstes in der Nähe, und achten Sie auf Veränderungen des körperlichen Zustands.

# GEBROCHENE HAND/FINGER

Hände und Finger kommen ständig zum Einsatz und sind deshalb häufig von Verletzungen betroffen. Es handelt sich dabei gewöhnlich nicht um ernsthafte Verletzungen, auch wenn diese schmerzhaft sind. Ein schwerer Unfall kann jedoch mit einem Bruch oder einer ernsten Verletzung der Hand bzw. eines oder mehrerer Finger einhergehen.

## ▶ BESCHWERDEN

- **Starke Schmerzen**
- **Funktionsverlust der betroffenen Hand oder Finger**
- **Schwellung und Verfärbung**

## ▶ WAS SIE TUN MÜSSEN

**1** Stoppen Sie bei einem *Bruch der Hand* eventuelle Blutungen mit einem Verband. Geschlossene Brüche kühlen Sie mit einem Kältepack oder mit einem Eisbeutel.

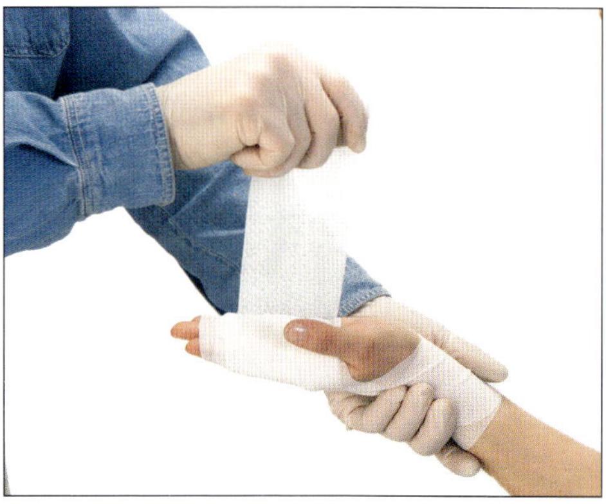

**2** Legen Sie vorsichtig mit einem **Dreiecktuch** ein Armtragetuch an **(siehe S. 211)**, um die gebrochene Hand in vertikaler Lage zu halten.

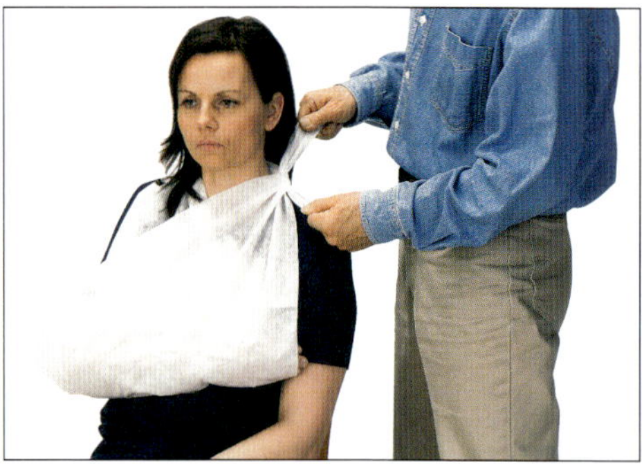

**3** Ein *einzelner Finger* kann mit den Nachbarfingern zusammen verbunden werden. Er wird so ruhig gestellt und schmerzt nicht mehr. Sorgen Sie für Arztbehandlung.

# GEBROCHENE HÜFTE

Hüftverletzungen – oft ein Oberschenkelhalsbruch – kommen meist bei älteren Menschen vor, häufig als Folge eines Sturzes. Der betroffene Bereich ist empfindlich und geschwollen, was darauf zurückzuführen ist, dass Blut aus beschädigten Gefäßen in das Gewebe gelaufen ist. – Den Betroffenen vorsichtig behandeln und kaum bewegen, um weiteren Blutverlust und eventuell einen Schock zu vermeiden.

## ▶ BESCHWERDEN

- **Starke Schmerzen**
- **Funktionsverlust des betroffenen Beines**
- **Schneller, schwacher Puls**

## ▶ WORAUF SIE ACHTEN MÜSSEN

- **Bein oder Fuß nach außen gedreht, eventuell ist das Bein verkürzt**
- **Blässe; kalte und feuchte Haut**
- **Geschwollene und verfärbte Hüfte**

## ▶ WAS SIE TUN MÜSSEN

**1** Fordern Sie den Betroffenen auf, dass er liegen bleibt, bis der Rettungsdienst eintrifft. Stützen Sie die betroffene Hüfte mit einer zusammengelegten Decke oder einem zusammengerollten Kleidungsstück am Bein ab.

*Alarmieren Sie schnellstmöglich den Rettungsdienst.*

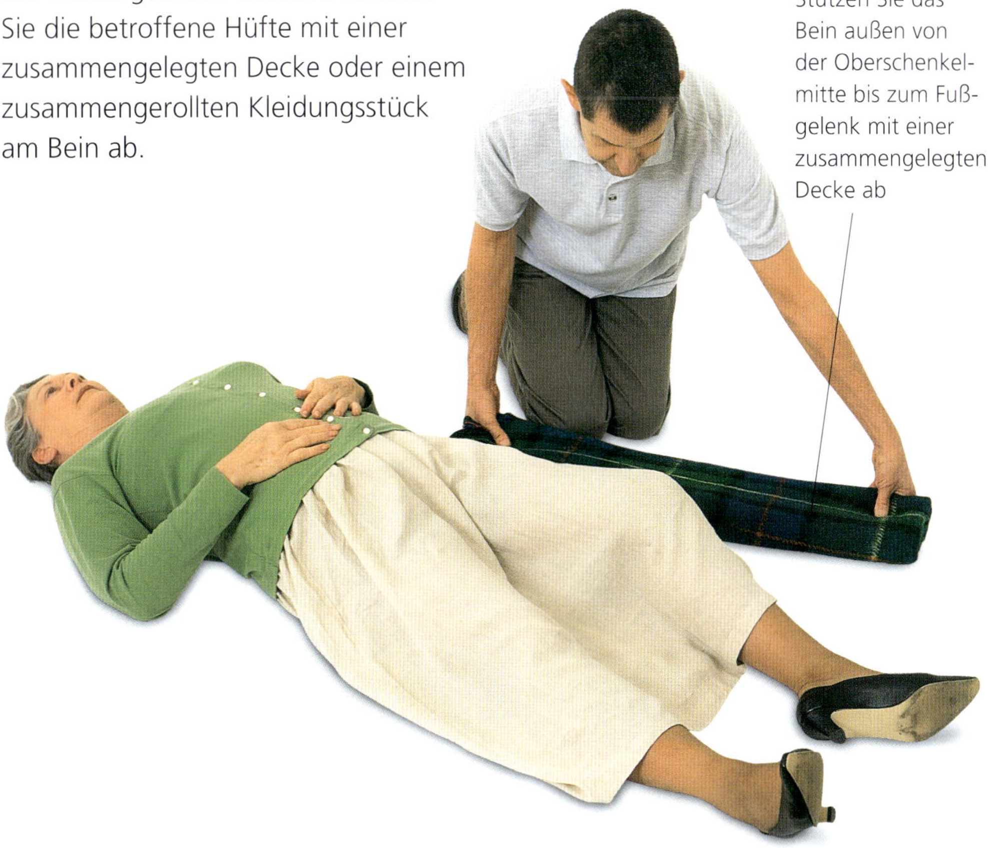

Stützen Sie das Bein außen von der Oberschenkelmitte bis zum Fußgelenk mit einer zusammengelegten Decke ab

BITTE WEITERLESEN ▶

**2** Decken Sie den Verletzten mit einer Decke oder einem Kleidungsstück zu, um eine Auskühlung zu verhindern. Ist der Boden kalt oder nass, schieben Sie vorsichtig eine Decke oder dergleichen unter den Kopf, den Rumpf und das unverletzte Bein. **VERMEIDEN Sie es, die betroffene Hüftpartie zu bewegen oder anzufassen.**

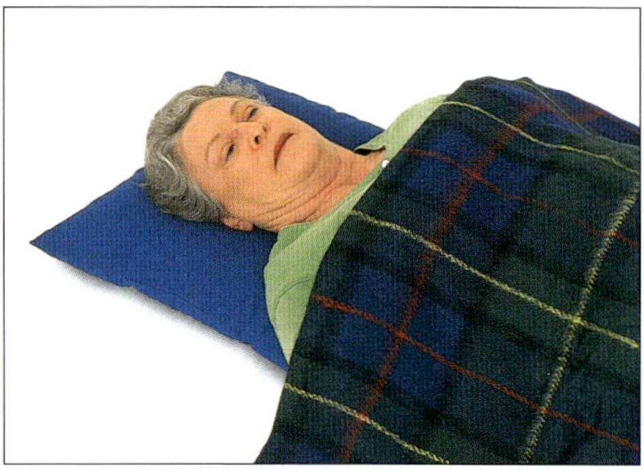

**3** Bleiben Sie bei dem Verletzten, bis der Rettungsdienst eingetroffen ist. Kontrollieren Sie von Zeit zu Zeit den Puls. Geben Sie dem Verletzten nichts zu essen oder zu trinken; möglicherweise wird später bei der Behandlung eine Narkose erforderlich.

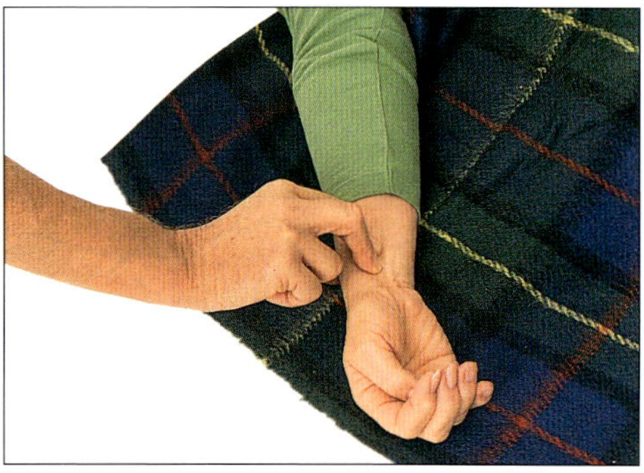

## UMGANG MIT OSTEOPOROSE

Osteoporose bedeutet, dass der Kalziumgehalt der Knochen abnimmt und diese an Festigkeit verlieren. Deshalb kommt es leichter zu Knochenbrüchen. Gewöhnlich ist dies eine Folge des Alters. Osteoporose betrifft vor allem ältere Menschen, insbesondere Frauen über 65 Jahre. Verletzungsanfällig sind häufig Hand- und Hüftgelenke.
Selbst bei normaler Kalziumaufnahme kann der Knochen brüchig und schwach werden. Nachstehend einige vorbeugende Maßnahmen gegen Osteoporose:

### Risikofaktoren

Rauchen, übermäßiger Alkoholgenuss, regelmäßige Einnahme bestimmter Medikamente und mangelnde körperliche Bewegung erhöhen die Anfälligkeit für Osteoporose.

### Versorgung mit Kalzium

Kalzium ist für Wachstum und Erhaltung der Knochen unentbehrlich. Erwachsene sollten mindestens 4-mal täglich ein Magermilchprodukt verzehren.

### Versorgung mit Vitamin D

Vitamin D erleichtert die Kalziumaufnahme im Körper; Sonnenlicht beschleunigt diesen Vorgang. Wenn mindestens 15 Minuten Sonnenlicht pro Tag nicht realisierbar sind, nehmen Sie Vitamin D zu sich.

### Bewegung

Da sich der Knochenaufbau nach den Kraftspitzen der Muskeln richtet, sind alle Bewegungen Knochen aufbauend, bei denen es zu solchen Kraftspitzen kommt. Hierzu zählen z. B. Krafttraining und Gymnastik.

# GEBROCHENE NASE

Bei einem Sturz oder Zusammenprall kann es leicht zu einem Nasenbeinbruch kommen. Die Verletzung ist meist sehr schmerzhaft. Zur weiteren Behandlung ist schnellstmöglich für ärztliche Hilfe zu sorgen.

## ▶ BESCHWERDEN

- **Schmerzen**
- **Schwierigkeiten beim Atmen durch die Nase**

## ▶ WORAUF SIE ACHTEN MÜSSEN

- **Sichtbare Deformation der Nase**
- **Aus der Nase tritt Blut oder eine helle Flüssigkeit aus**
- **Schwellung und Verfärbung**

## ▶ WAS SIE TUN MÜSSEN

**1** Bitten Sie den Betroffenen, sich hinzusetzen. Ist die Nase geschwollen oder deformiert, gehen Sie davon aus, dass sie gebrochen ist. Blutet es aus einem oder beiden Nasenlöchern, bitten Sie ihn, den Kopf nach vorn zu beugen. Den Kopf keinesfalls in den Nacken legen!

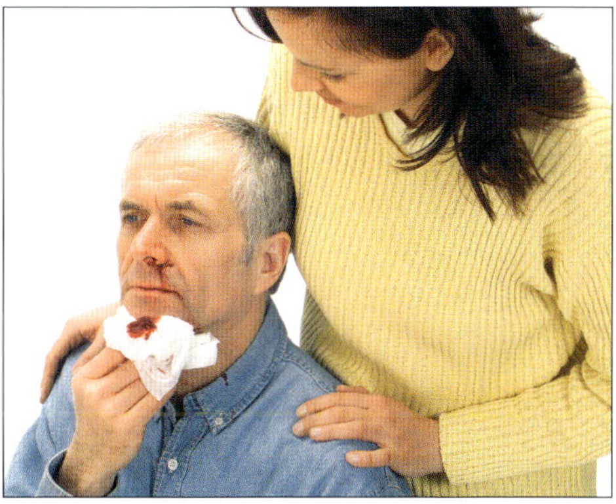

**2** Legen Sie eine **nasse Kompresse** oder einen **Eisbeutel** in den Nacken. Ersetzen Sie die Kompresse, sobald sie nicht mehr kalt ist.

*Sorgen Sie für Arztbehandlung. Wenn die Blutung nicht nachlässt, rufen Sie den Rettungsdienst.*

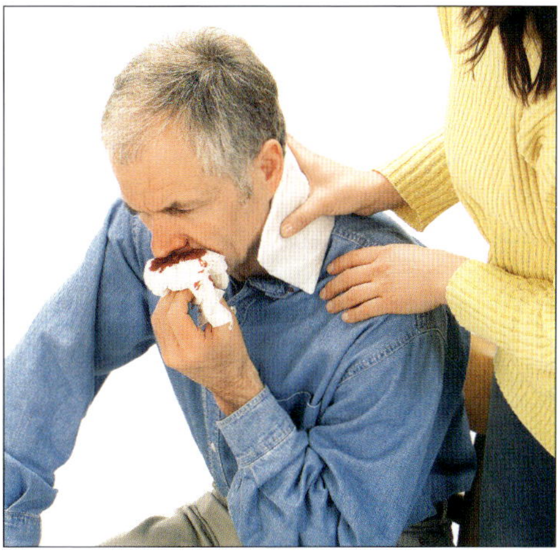

# GEBROCHENE RIPPE

Brustkorbverletzungen, wie etwa ein Rippenbruch, können zu einer lebensbedrohenden inneren Blutung führen. Es besteht die Gefahr von Atemproblemen.

## ▶ BESCHWERDEN

- **Flache oder stockende Atmung**
- **Schmerzen beim Atmen**

## ▶ WORAUF SIE ACHTEN MÜSSEN

- **Ggf. Aushusten von hellrotem, schaumigem Blut**
- **Blaue Lippen**
- **Bei offenen Brustkorbwunden saugendes Geräusch, das dadurch verursacht wird, dass bei jedem Atemzug Luft in die Brusthöhle eindringt**
- **Blutiger Schaum rund um die Wunde**

## ▶ WAS SIE TUN MÜSSEN

**1** Lassen Sie den Verletzten selbst bestimmen, in welcher Lage er sich am besten fühlt. Lagern Sie ihn eventuell halb sitzend, sodass er sich anlehnen kann (z. B. an einen Stuhl). Drehen Sie den Verletzten, wenn es ihm angenehmer ist, leicht zur verletzten Körperseite.

*Alarmieren Sie schnellstmöglich den Rettungsdienst.*

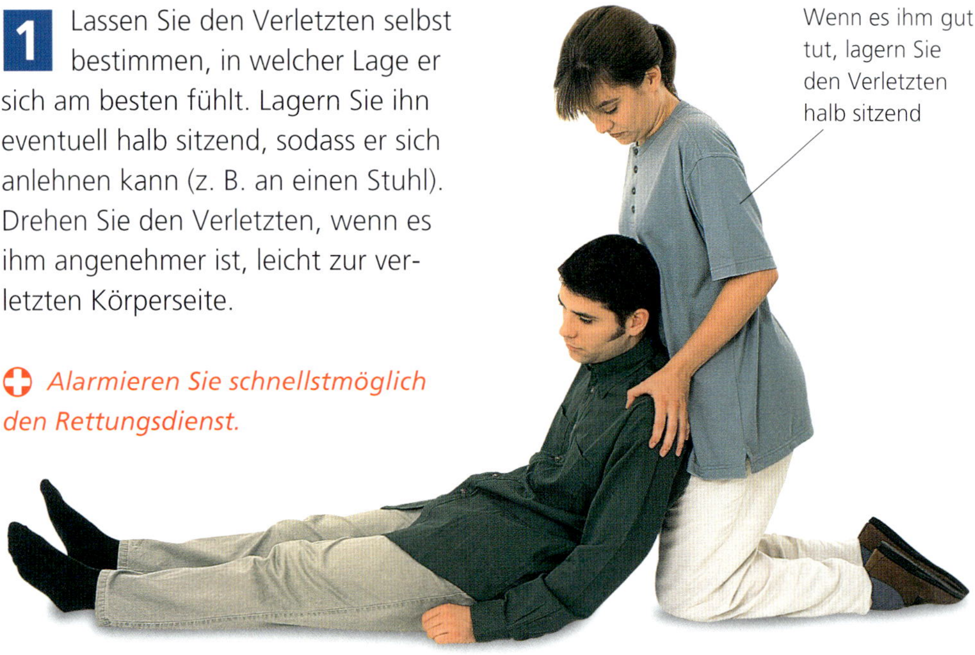

Wenn es ihm gut tut, lagern Sie den Verletzten halb sitzend

**2** Prüfen Sie, ob der Verletzte eine Wunde hat. Falls ja, stoppen Sie die Blutung, indem Sie eine Wundauflage auf die Wunde drücken. Betreuen Sie den Verletzten, bis der Rettungsdienst eintrifft.

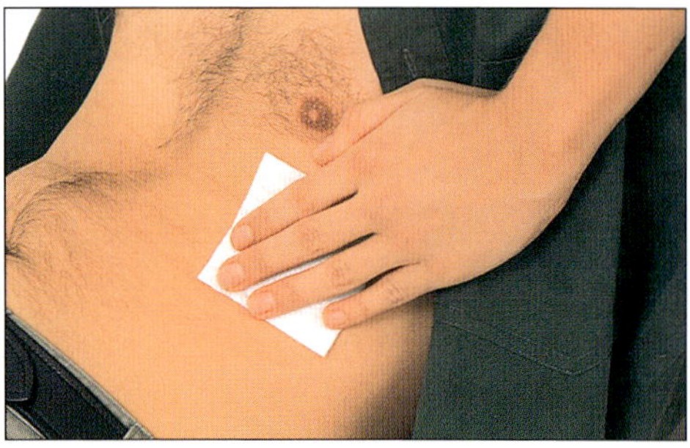

# GEBROCHENER FUSS/ZEH

Behandeln Sie Fuß- und Zehenverletzungen stets als potenziell ernste Verletzung: Es ist äußerst schwierig festzustellen, ob es sich um einen Bruch oder um eine Prellung handelt. Gehen Sie davon aus, dass es sich um einen Bruch handelt, bis eine ärztliche Untersuchung Klarheit gebracht hat.

## ▶ BESCHWERDEN

- **Schmerzen im betroffenen Bereich**
- **Schwindel**
- **Kraft- und Funktionsverlust von Fuß bzw. Zeh**

## ▶ WORAUF SIE ACHTEN MÜSSEN

- **Schwellung im betroffenen Bereich**
- **Hautverfärbung, Bluterguss**

## ▶ WAS SIE TUN MÜSSEN

**1** Helfen Sie dem Betroffenen in eine möglichst bequeme Lage. Bewegen Sie den verletzten Fuß so wenig wie möglich. Lassen Sie schützendes Schuhwerk am Fuß, solange es keine Beschwerden verursacht.

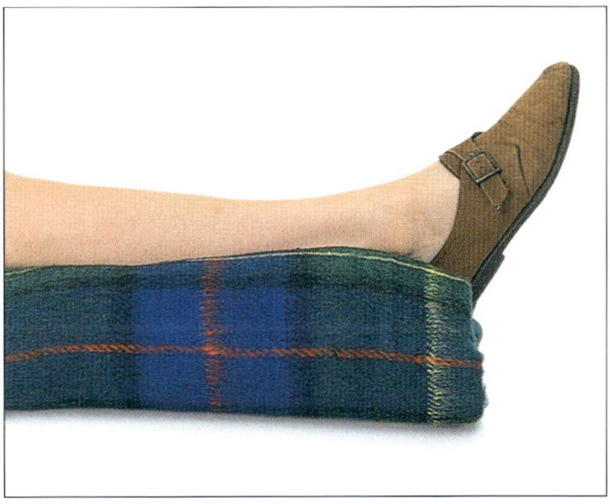

**2** Umpolstern Sie Fuß und Knöchel vorsichtig mit einem weichen Kissen oder einer zusammengerollten Decke. Befestigen Sie das Polster mit zwei oder drei Dreiecktüchern.

*Sorgen Sie schnellstmöglich für ärztliche Hilfe. Geben Sie nichts zu essen oder zu trinken, da später bei der Behandlung eine Narkose erforderlich sein kann.*

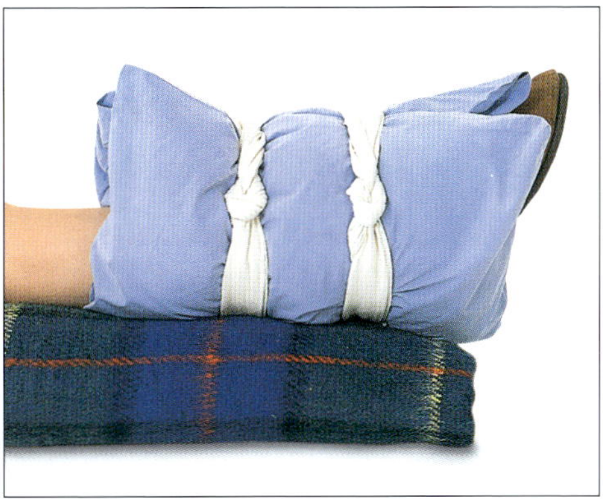

# GEBROCHENER KNÖCHEL

Der Knöchel bricht meist durch Verdrehen des Fußgelenks oder durch einen Sturz. Manchmal lässt sich nur durch Röntgen feststellen, ob das Gelenk tatsächlich gebrochen ist. Behandeln Sie jede Knöchelverletzung daher wie einen Bruch, um nicht eine noch schlimmere Verletzung zu riskieren.

## ▶ BESCHWERDEN

- **Schmerz im und um den betroffenen Bereich**
- **Kältegefühl, Frösteln**
- **Dumpfes Gefühl im Bein**
- **Kraft- und Funktionsverlust des Fußgelenks**

## ▶ WORAUF SIE ACHTEN MÜSSEN

- **Schwellung rund um den Knöchel**
- **Bluterguss**

## ▶ WAS SIE TUN MÜSSEN

**1** Helfen Sie dem Betroffenen in eine möglichst bequeme Lage. Bewegen Sie dabei das verletzte Gelenk so wenig wie möglich. Legen Sie ein Sofortkältepack oder einen Eisbeutel auf das Fußgelenk, und lagern Sie das Bein erhöht. Kältepacks und Eisbeutel nie direkt auf die Haut legen, immer ein Tuch unterlegen.

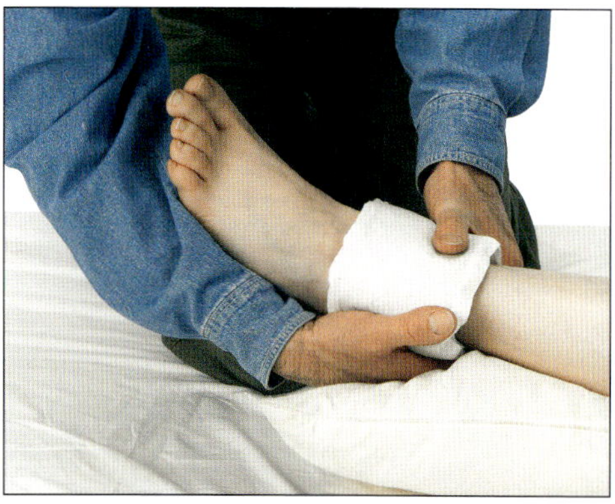

**2** Umpolstern Sie Fuß und Knöchel vorsichtig mit einem weichen Kissen oder einer zusammengerollten Decke.

*Alarmieren Sie den Rettungsdienst. Geben Sie dem Verletzten nichts zu essen oder zu trinken, solange die Art der Verletzung unbekannt ist.*

# GEBROCHENER OBERARM/ELLBOGEN

Armverletzungen können am Handgelenk, Ellbogen, Unter- oder Oberarm oder am Schultergelenk auftreten. Die möglichen Verletzungen reichen von einem verstauchten Handgelenk oder Ellbogen bis zu einem oder mehreren Knochenbrüchen. Meist wird eine Röntgenaufnahme benötigt, um die Art der Verletzung festzustellen. Behandeln Sie jede Armverletzung wie einen Knochenbruch, bis eine eindeutige Diagnose vom Arzt vorliegt.

## ▶ BESCHWERDEN

- **Schmerzen im und um den betroffenen Bereich**
- **Kälte, Frösteln/Zittern**
- **Schwindel; Schwächegefühl**
- **Ggf. gefühllose Gliedmaßen**
- **Kraft- und Funktionsverlust des Ellbogengelenks**

## ▶ WORAUF SIE ACHTEN MÜSSEN

- **Schwellungen (nicht immer und nicht gleich am Anfang)**
- **Bluterguss**

## ▶ WAS SIE TUN MÜSSEN

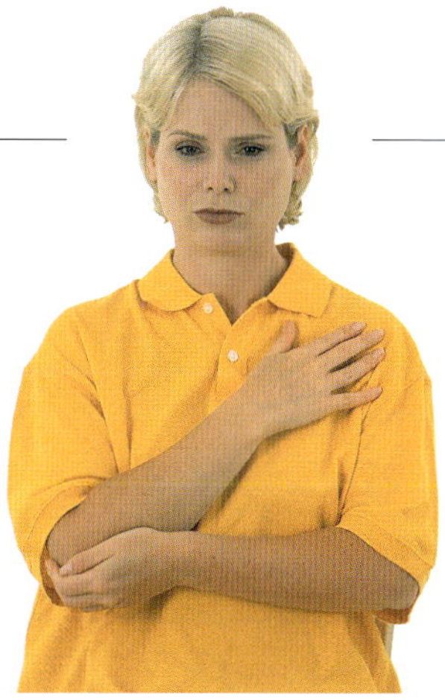

**1** Versuchen Sie bei einer Ellbogen- oder Oberarmverletzung nicht, den betreffenden Körperteil zu beugen oder zu strecken, sondern lassen Sie den Betroffenen seinen verletzten Arm selbst so bequem wie möglich stützen. Helfen Sie ihm, sich zu setzen oder hinzulegen, je nachdem, was ihm lieber ist und je nach Grad der Schmerzen.

---

**2** Stützen Sie den betroffenen Körperteil außen mit einem Kissen oder einer zusammengerollten Decke ab.

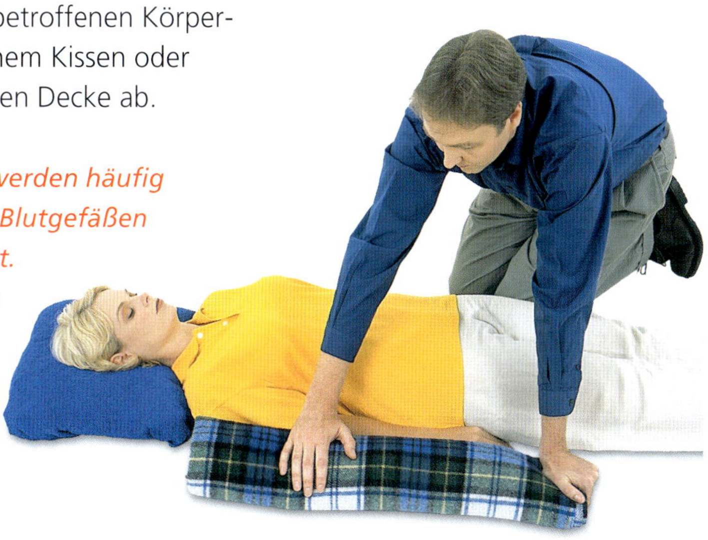

*Armverletzungen werden häufig durch Schädigung von Blutgefäßen und Nerven kompliziert. Schnelle ärztliche Hilfe ist deshalb äußerst wichtig. Alarmieren Sie sofort den Rettungsdienst.*

# GEBROCHENER UNTERARM

Die Bandbreite der möglichen Verletzungen des Unterarms reicht von einem verstauchten Handgelenk bis zu einem oder mehreren Knochenbrüchen. Meist wird eine Röntgenaufnahme benötigt, um die Art der Verletzung zu bestimmen. Behandeln Sie jede Armverletzung wie einen Knochenbruch, bis eine eindeutige Diagnose vom Arzt vorliegt.

## ▶ BESCHWERDEN

- **Schmerzen im oder um den betroffenen Bereich**
- **Kälte, Frösteln/Zittern**
- **Schwindel; Schwächegefühl**
- **Ggf. gefühllose Gliedmaßen**
- **Kraft- und Funktionsverlust des Gelenks**

## ▶ WORAUF SIE ACHTEN MÜSSEN

- **Schwellungen (nicht immer und nicht gleich am Anfang)**
- **Bluterguss**

## ▶ WAS SIE TUN MÜSSEN

**1** Bitten Sie den Betroffenen, sich hinzusetzen und den verletzten Arm selbst zu stützen.

*Alarmieren Sie den Rettungsdienst.*

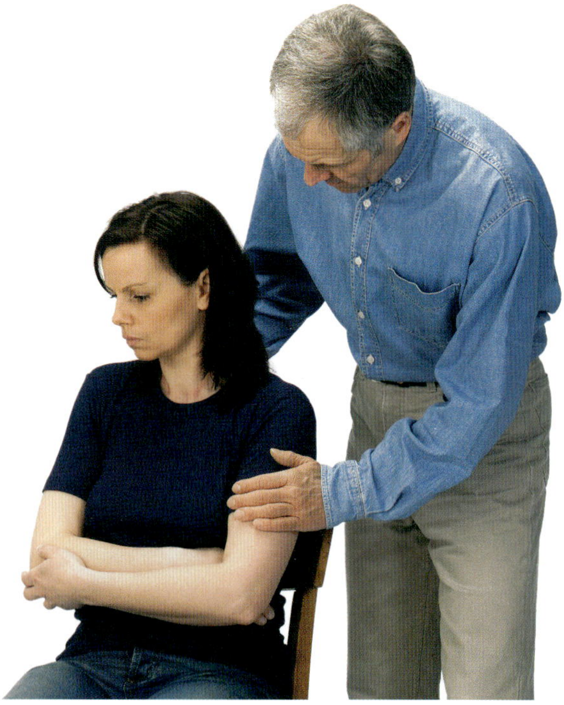

**2** Was Sie sonst noch tun können: Legen Sie bei einer Handgelenk- oder Unterarmverletzung ein **Dreiecktuch** an. Behandeln Sie dabei den verletzten Arm so vorsichtig wie möglich. Ziehen Sie die lange Seite des Dreiecktuchs vorsichtig unter dem verletzten Arm hindurch auf die Schulter, bis sich die Spitze am Ellbogen befindet.

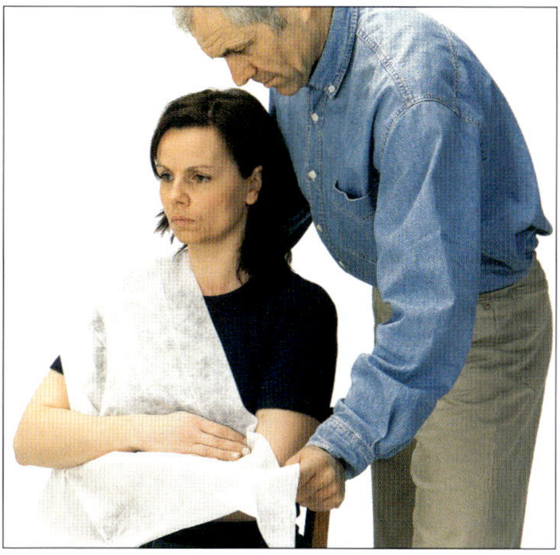

**3** Schlagen Sie das Dreiecktuch über den verletzten Arm zur gesunden Schulter. Ziehen Sie die andere Spitze nach oben und um den Hals. Verknoten Sie dann die beiden Enden auf der unverletzten Seite mit einem Knoten. Achten Sie darauf, dass die Hand bis zu den Fingerspitzen im Dreiecktuch liegt. Das volle Gewicht des Armes ruht im Dreiecktuch.

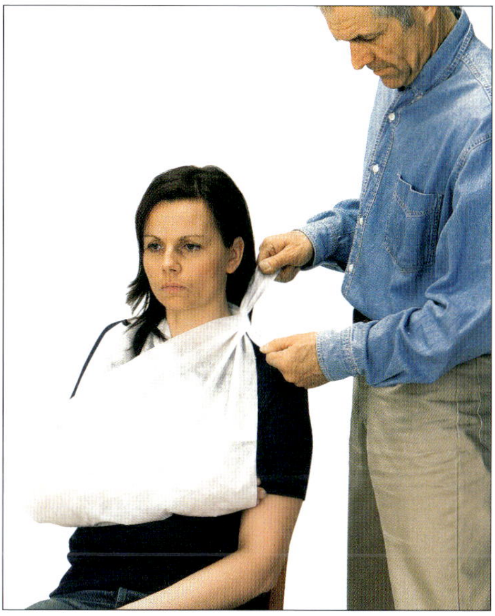

**4** Fixieren Sie mit der Spitze des Dreiecktuchs den Ellbogen. Drehen Sie dazu die Spitze des Dreiecktuchs ein und stecken Sie sie am Ellbogen fest. Sorgen Sie dafür, dass Ellbogen und Unterarm ausreichend gestützt werden. Decken Sie den Verletzten bis zum Eintreffen des Rettungsdienstes warm zu.

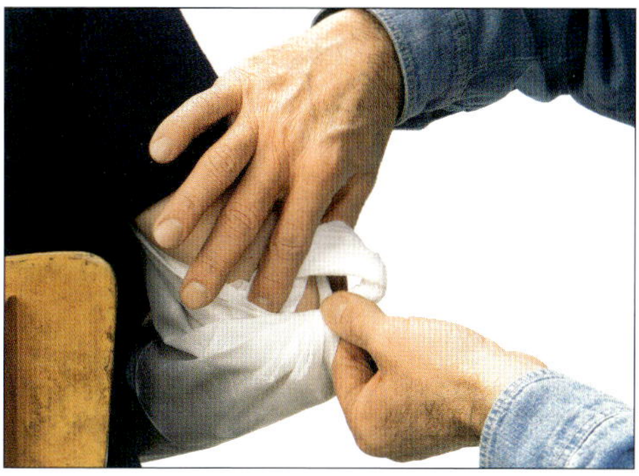

*Fordern Sie schnellstmöglich ärztliche Hilfe an.*

# GEBROCHENES BECKEN

Das Becken ist der unterste Teil des knöchernen Rumpfs. Es enthält Fortpflanzungsorgane, Därme, Blase und Harnröhre. Außerdem verlaufen viele Nerven und Blutgefäße durch das Becken. Beckenverletzungen führen deshalb häufig zu ernsten Komplikationen.

## ▶ BESCHWERDEN

- **Schmerzen in der Beckengegend**
- **Betroffener kann nicht stehen oder laufen**

## ▶ WORAUF SIE ACHTEN MÜSSEN

- **Mögliche Deformation im Becken- und Hüftbereich**
- **Blasse, kalte und feuchte Haut**

## ▶ WAS SIE TUN MÜSSEN

**1** Bringen Sie den Betroffenen in eine möglichst bequeme Lage. Manchmal ist es bequemer, die Knie leicht zu beugen und abzustützen, um so den Druck auf das Becken zu verringern. Bitten Sie den Betroffenen, möglichst den Harn zurückzuhalten. Die Betroffenen nehmen oft eine Seitenlage mit angezogenen Beinen ein. Man sollte sie so belassen.

*Alarmieren Sie sofort den Rettungsdienst.*

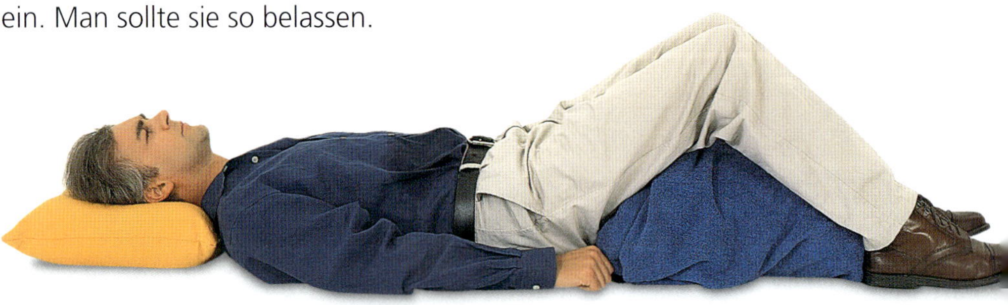

**2** Ist der Boden kalt oder feucht, legen Sie eine Decke oder dergleichen unter Beine und Rumpf; das Becken sollte dabei nicht bewegt werden. Wärmen Sie den Betroffenen mit einer Decke oder einem Kleidungsstück. Geben Sie ihm nichts zu essen oder zu trinken, da später eine Narkose erforderlich sein kann.

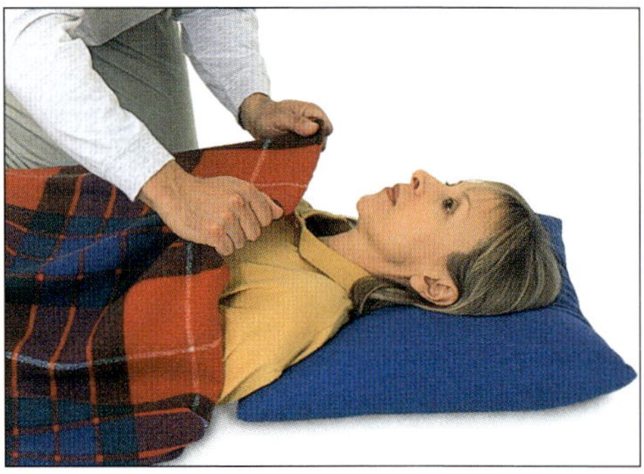

# GEBROCHENES BEIN

Ein Beinbruch ist prinzipiell eine ernste Verletzung, weil die Gefahr besteht, dass Nerven oder Blutgefäße geschädigt sind. Der Betroffene leidet unter Schmerzen und muss so schnell wie möglich in ein Krankenhaus. Bei einem Oberschenkelbruch besteht Schockgefahr.

## ▶ BESCHWERDEN

- **Starke Schmerzen an oder im Bereich der Bruchstelle**
- **Kraft- und Funktionsverlust des betroffenen Körperteils**
- **Eventuell Übelkeit und Erbrechen als Folge eines Schocks**
- **Schneller Puls**

## ▶ WORAUF SIE ACHTEN MÜSSEN

- **Bei Oberschenkelbruch: Schwellung (Seitenvergleich mit dem gesunden Bein), abnorme Lage bzw. abnormes Aussehen**
- **Verdrehtes oder nach außen gedrehtes Bein**
- **Verkürzung des betroffenen Beines**
- **Blasse, kalte und feuchte Haut**
- **Eventuell Bluterguss**
- **Offene Wunde**

## ▶ WAS SIE TUN MÜSSEN

**1** Bitten Sie den Verletzten, sich hinzulegen. Stützen Sie dabei vorsichtig das betroffene Bein ab. Offene Wunden müssen steril bedeckt werden, z. B. mit einem Verbandtuch. Rollen Sie ein Kleidungsstück oder eine Decke zusammen, und umpolstern Sie damit vorsichtig das verletzte Bein. **VERSUCHEN SIE NICHT, das verletzte Bein zu bewegen; dies verursacht Schmerzen und kann zu Komplikationen führen.**

*Alarmieren Sie schnellstmöglich den Rettungsdienst.*

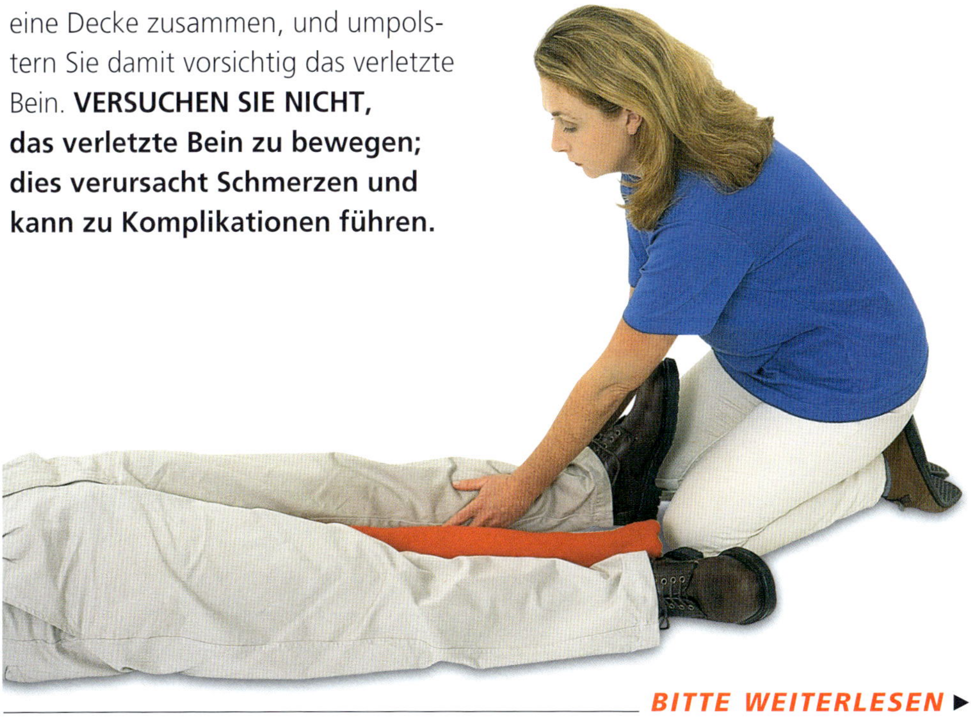

*BITTE WEITERLESEN* ▶

**2** Decken Sie den Betroffenen mit einer Decke oder einem Kleidungsstück zu. Wenn der Boden kalt oder nass ist, schieben Sie eine Decke oder dergleichen unter Kopf und Rumpf, ohne die unteren Gliedmaßen zu bewegen. Geben Sie dem Verletzten nichts zu essen oder zu trinken, weil bei der späteren Behandlung unter Umständen eine Narkose erforderlich ist.

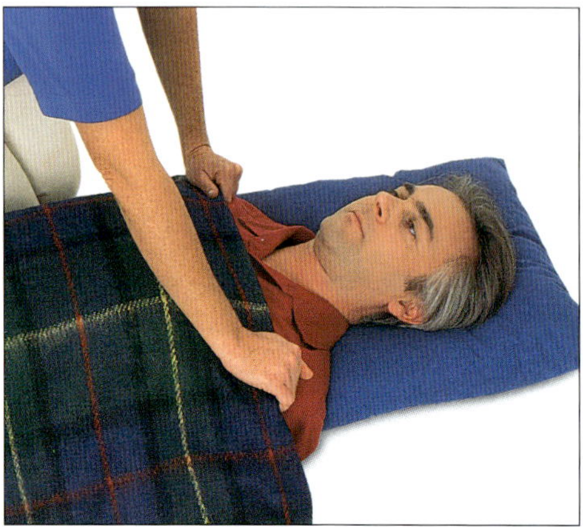

Eine Knieverletzung kann man sich bei den unterschiedlichsten Gelegenheiten zuziehen, z. B. bei einem Verkehrsunfall, beim Sport oder bei einem Sturz. Oft wird dabei die Kniescheibe lädiert, bisweilen auch das Gelenk darunter. Verletzungen der Bänder sind ebenfalls häufig.

## ▶ BESCHWERDEN

- **Schmerz im und um das Kniegelenk**
- **Funktionsverlust des Kniegelenks**
- **Versteifung des Kniegelenks ohne Vorwarnung**

## ▶ WORAUF SIE ACHTEN MÜSSEN

- **Anschwellen des Knies**
- **Deformierung des Kniegelenks**
- **Blasse, kalte und feuchte Haut**

## ▶ WAS SIE TUN MÜSSEN

**1** Lassen Sie den Betroffenen sich hinlegen, und geben Sie ihm ein Kissen oder Ähnliches unter den Kopf. **VERSUCHEN SIE NICHT, das Knie zu beugen oder zu strecken.** Stützen Sie das Knie vorsichtig mit einem Kissen oder einem zusammengerollten Kleidungsstück ab. Sie können das Knie mit einem Eisbeutel kühlen.

*Alarmieren Sie schnellstmöglich den Rettungsdienst.*

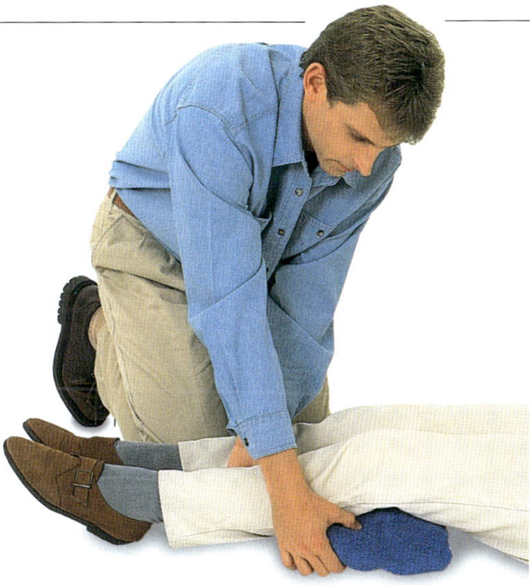

**2** Stützen Sie das betroffene Bein außen über die gesamte Länge mit einer zusammengerollten Decke oder einem zusammengerollten Kleidungsstück ab. Legen Sie im Freien eine Decke unter den Verletzten, ohne dabei sein Knie zu bewegen. Decken Sie ihn leicht zu, um einen eventuellen Schock zu mindern.

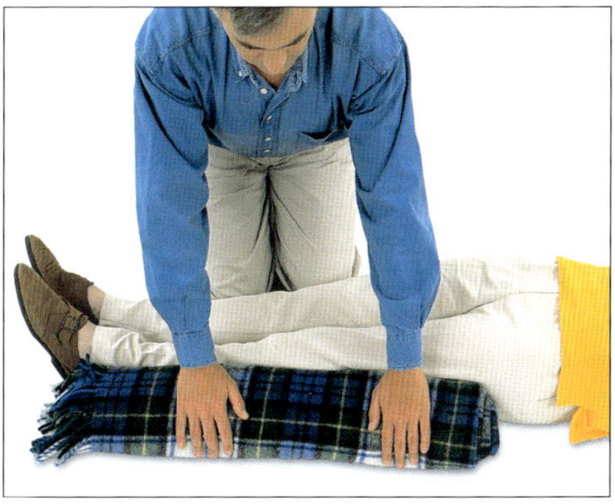

# GEBROCHENES SCHLÜSSELBEIN

Die häufigste Ursache eines Schlüsselbeinbruchs ist ein Sturz mit ausgestreckter Hand – unter dem Druck des Körpergewichts kann das Schlüsselbein dann brechen. Die Bruchstelle befindet sich meist im äußeren Teil des Schlüsselbeins (am Übergang zwischen Schlüsselbein und Schultergelenk).

## ▶ BESCHWERDEN

- **Schmerzen und Empfindlichkeit an der betroffenen Stelle**
- **Bei der geringsten Bewegung verschlimmern sich die Schmerzen**

## ▶ WORAUF SIE ACHTEN MÜSSEN

- **Der Betroffene stützt den Arm unter dem Ellbogen ab**
- **Der Kopf wird zur verletzten Seite hin gehalten, um so die Schmerzen zu lindern**
- **Das geschädigte Schultergelenk sitzt etwas tiefer als das andere**
- **Deutliche Schwellung oder Deformation der verletzten Seite**
- **Beim Betroffenen besteht die Neigung, jede Bewegung des Rumpfs oder des betroffenen Körperteils zu vermeiden**

## ▶ WAS SIE TUN MÜSSEN

**1** Lassen Sie den Betroffenen den Arm der verletzten Seite auf die bequemste Weise abstützen. Die betroffene Schulter wird häufig tiefer gehalten als die andere, weil das Schultergelenk hier nicht durch das Schlüsselbein gestützt wird.

*Alarmieren Sie schnellstmöglich den Rettungsdienst.*

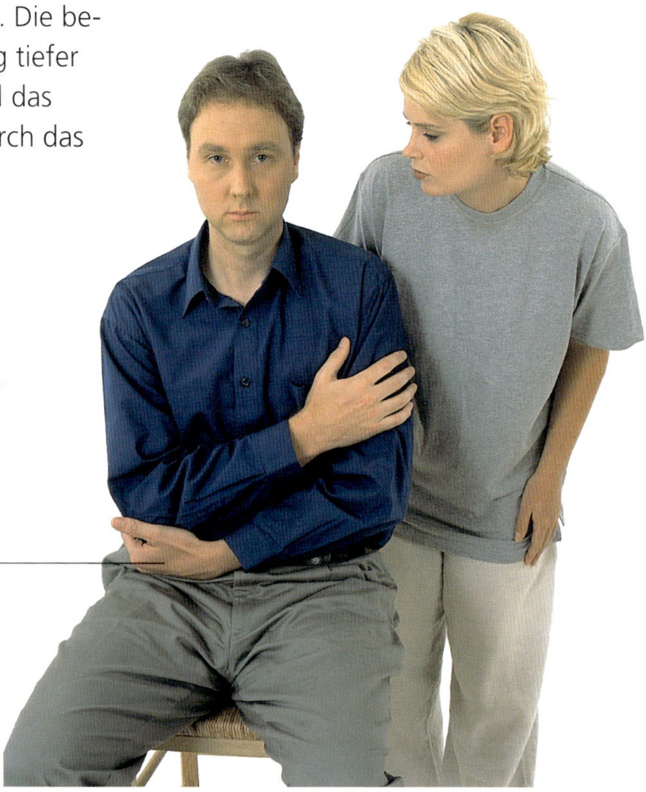

Stützen Sie das Gewicht des betroffenen Körperteils mit dem anderen Arm ab

Wird das Kind geboren, bevor eine Hebamme oder ein Arzt eingetroffen sind, gibt es meist wenig Komplikationen, wenngleich die Situation beängstigend sein kann. Die Wehen laufen in drei Phasen ab: In der ersten wird der Geburtskanal gedehnt, und die Gebärmutter zieht sich zur Vorbereitung auf das Austreiben des Kindes alle paar Minuten zusammen. Diese Phase dauert beim ersten Kind mehrere Stunden, kann sich aber bei nachfolgenden Geburten verkürzen. In der zweiten Phase wird das Kind geboren, in der dritten die Plazenta (Nachgeburt) ausgestoßen.

## ▶ WAS SIE TUN MÜSSEN

**1** Bitten Sie die Schwangere, sich auf das Bett (notfalls auf den Boden) zu legen. Kopf und Schultern werden mit Kissen, Decken oder zusammengerollten Kleidungsstücken abgestützt. Legen Sie saubere Handtücher oder Bettlaken unter den Körper der Schwangeren.

*Fordern Sie schnellstmöglich eine Hebamme und den Rettungsdienst an.*

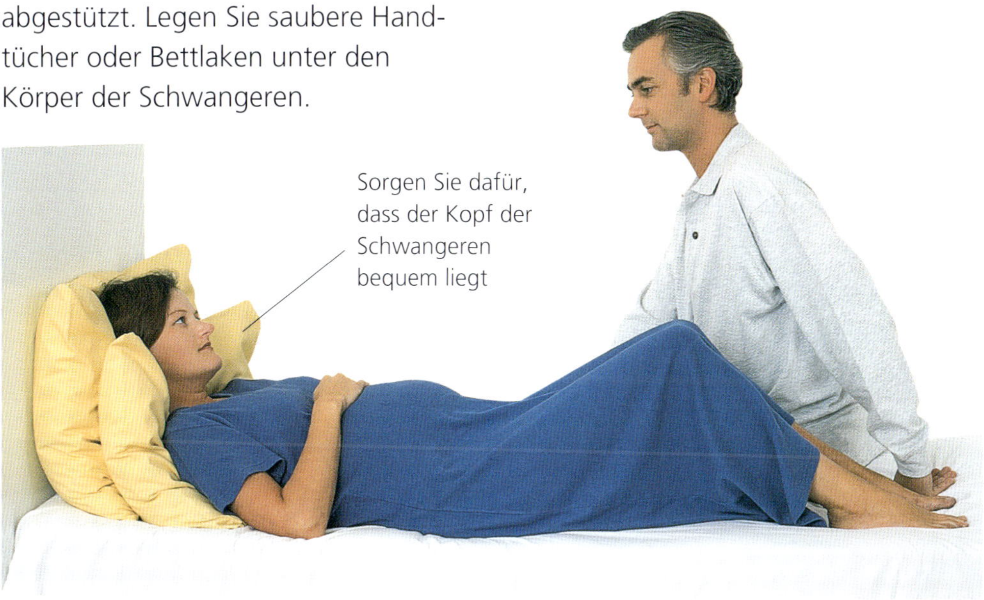

Sorgen Sie dafür, dass der Kopf der Schwangeren bequem liegt

**2** Die Schwangere neigt zwar dazu, bei jeder Kontraktion der Gebärmutter zu pressen; sie sollte jedoch besser schnell ein- und ausatmen, um eine Schädigung des Geburtskanals zu vermeiden, solange dieser noch nicht bereit ist, das Kind passieren zu lassen. Hält sie die kurzen Atemstöße nicht mehr durch und geht sie dazu über, bei jeder Kontraktion zu pressen, raten Sie ihr, in der Wehenpause auszuruhen und ruhig Atem zu holen. So sammelt sie Kräfte für die nächsten Wehen.

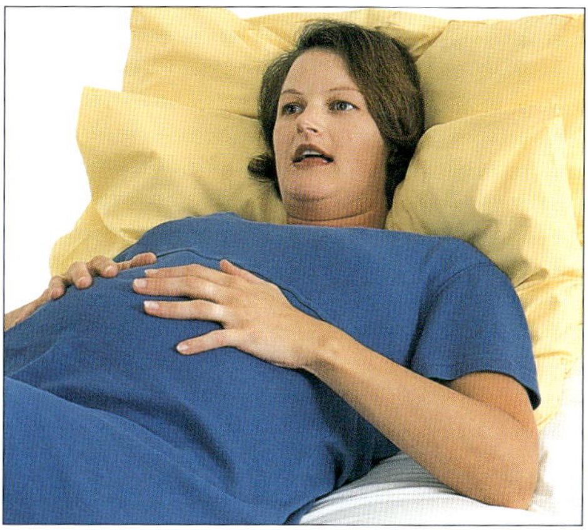

BITTE WEITERLESEN ▶

**3** Kommt der Kopf des Kindes zum Vorschein, stützen Sie ihn vorsichtig mit den Händen ab, bis die nächste Kontraktion der Gebärmutter den übrigen Körper austreibt. Der Kopf geht in Ihren Händen leicht hin und her, sobald sich die Schultern in dem Versuch, nach draußen zu kommen, seitwärts bewegen. Behindern Sie die natürlichen Bewegungen des Kindes nicht; jeder Gegendruck kann schädlich sein.

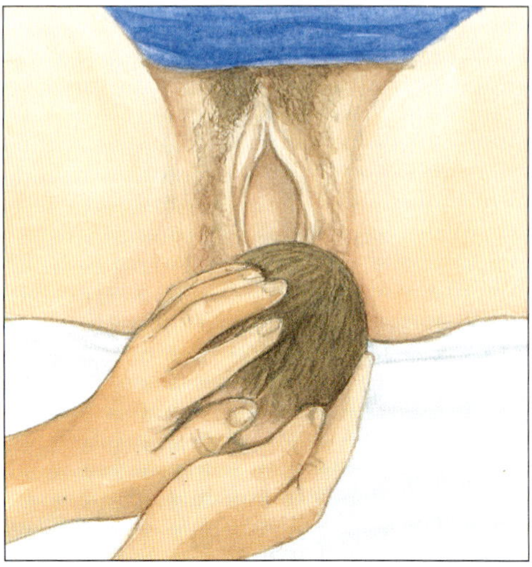

**4** Kontrollieren Sie, ob Mund und Nase frei von Fruchtwasser sind; lassen Sie eventuell vorhandenes Wasser abfließen, da es die ersten Atemzüge des Kindes behindern kann. Achten Sie darauf, dass die Nabelschnur nicht um den Hals des Kindes liegt. Sollte dies der Fall sein, lösen Sie die Schlinge schnellstens auf, damit diese das Kind während der Geburt nicht stranguliert.

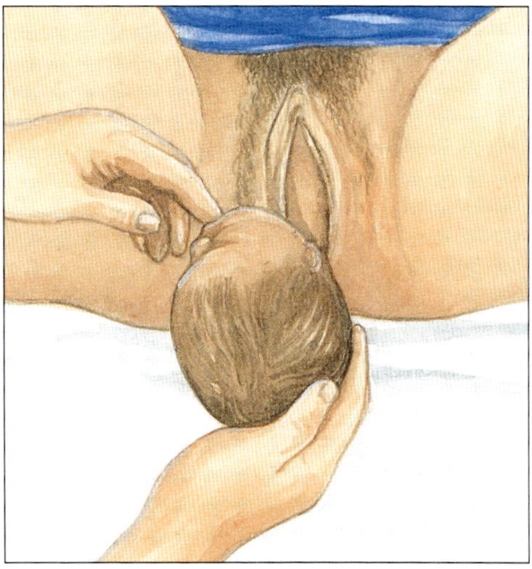

**5** Seien Sie auf die nun folgende Kontraktion der Gebärmutter vorbereitet, bei der die Schultern nacheinander zum Vorschein kommen. Ziehen Sie nicht an dem Kind, sondern lassen Sie die Gebärmutter die Arbeit machen. So wird das Kind auf natürliche Weise geboren.

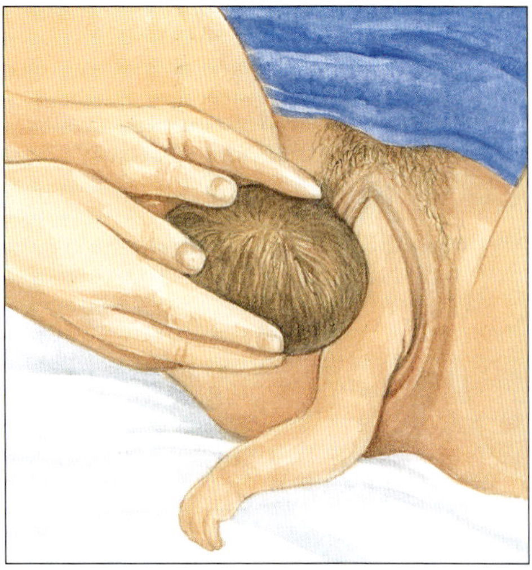

**6** Legen Sie das Kind gleich nach der Geburt zwischen den Beinen der Mutter auf die Seite. Entfernen Sie eventuell Schleim aus dem Mund. Wickeln Sie das Neugeborene (auch den Kopf) in ein Handtuch, damit keine Körperwärme verloren geht.

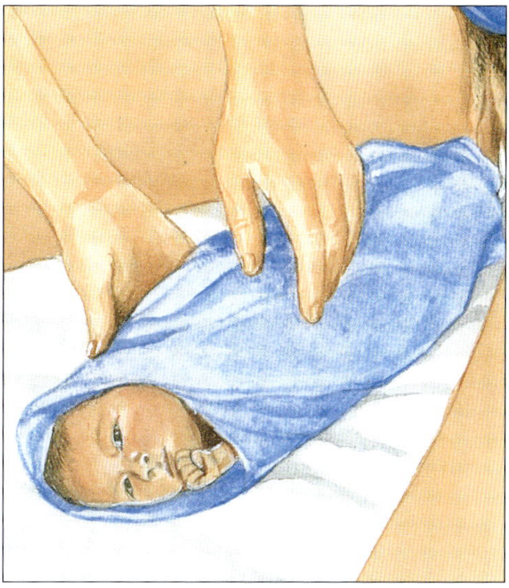

**7** Sobald das Neugeborene atmet, binden Sie die Nabelschnur an zwei Stellen ab – mit einer Schnur, die nicht in die Nabelschnur einschneiden kann (z. B. einer Mullbinde). Binden Sie den ersten Knoten in einem Abstand von etwa 15 cm, den zweiten in einem Abstand von etwa 20 cm zum Nabel. Schneiden Sie die Enden der Schnur nicht zu kurz ab, da sich die Knoten sonst lösen können. Ziehen Sie beim Abbinden nicht an der Nabelschnur.

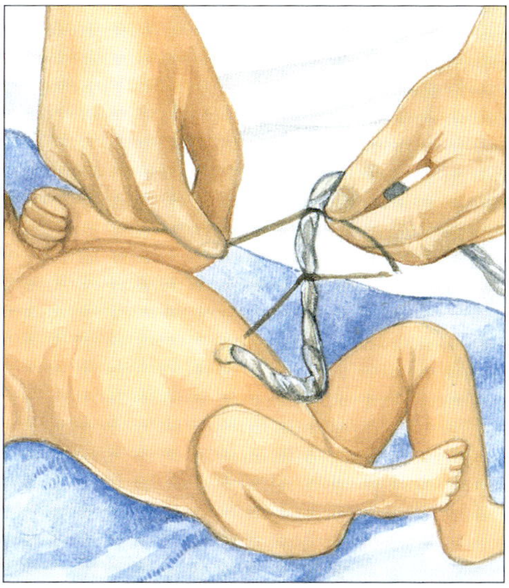

**8** Ist ein Rettungswagen unterwegs, legen Sie einen sauberen (sterilen) Verband über die Nabelschnur und den Bauch des Säuglings. Benötigt der Rettungswagen länger als eine halbe Stunde, trennen Sie die Nabelschnur mit einer scharfen, sauberen Schere zwischen den Knoten durch. Der erste Knoten kann sich durch das Schrumpfen der Nabelschnur lösen. Binden Sie deshalb 10 cm vor dem Nabel einen dritten Knoten. Bedecken Sie die Schnittwunde mit sterilem Verbandmull, und achten Sie auf eine mögliche Blutung.

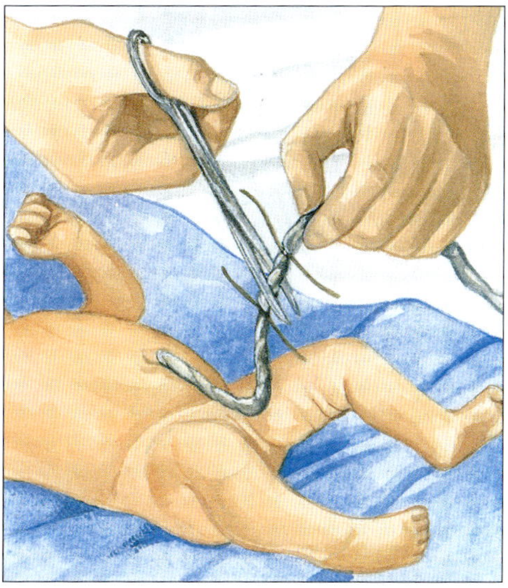

BITTE WEITERLESEN ▸

**9** Lassen Sie die Mutter, wenn sie dies möchte, ihr Neugeborenes liebkosen und stillen. Die Plazenta wird durch eine leichte Kontraktion der Gebärmutter ausgestoßen, die von der Mutter kaum bemerkt wird. Vor allem dann nicht, wenn sie damit beschäftigt ist, dem Kind die Brust zu geben. Ziehen Sie niemals an der Nabelschnur, um das Ausstoßen der Plazenta zu beschleunigen. Bewahren Sie die Nachgeburt – abgedeckt in einer Schüssel – auf, damit der Arzt sie später untersuchen kann. Halten Sie Mutter und Kind bis zum Eintreffen des Arztes oder Rettungsdienstes warm.

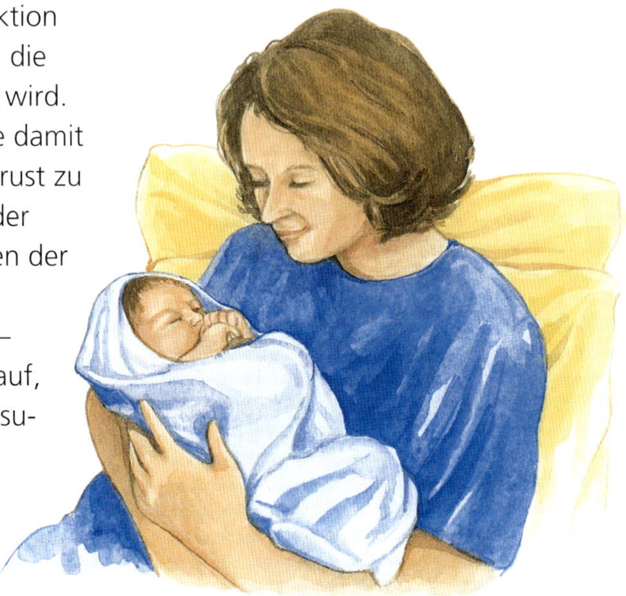

## KOMPLIKATIONEN BEI DER GEBURT

Ein Kind wird gewöhnlich mit dem Kopf nach vorn geboren – es sei denn, es hat sich während der Schwangerschaft in der Gebärmutter gedreht. Drückt der Kopf des Kindes jedoch nicht gegen den Geburtskanal, dauert eine Geburt länger, verläuft komplizierter, und sie erfordert ärztliche Hilfe.

### STEISSLAGE

Bei der Steißlage wird das Kind mit dem Gesäß nach vorn geboren. Dies kann zu einer Verzögerung der zweiten Geburtsphase führen. Bitten Sie die Mutter, in dieser Phase nicht mehr zu pressen und schnell ein- und auszuatmen, um so die Kontraktionen der Gebärmutter auszugleichen. Kommen Gesäß und Rumpf des Kindes nach draußen, bevor fachmännische Hilfe eingetroffen ist, versuchen Sie NICHT, seinen Kopf herauszuziehen; dies kann zu einer Hirnschädigung führen. Wickeln Sie das teilweise geborene Kind warm ein. So verhindern Sie, dass unter der Einwirkung der kalten Luft auf die Brust die Atmung einsetzt, bevor der Kopf frei ist.

### WENN DER KOPF NICHT ZU SEHEN IST

Manchmal ist die Oberseite des Kopfes nicht zu sehen, und es kommt zuerst ein Fuß, ein Arm oder das Gesicht des Kindes zum Vorschein. Versuchen Sie dann, wie zuvor nebenstehend unter „Steißlage" beschrieben, den Geburtsvorgang zu verzögern.

*Bei den oben beschriebenen Fällen muss die Frau auf dem schnellsten Weg in die Klinik, da diese Komplikationen außerhalb einer Klinik – auch vom Rettungsdienst – nicht beherrscht werden können.*

# GEHIRNERSCHÜTTERUNG

Die Gehirnerschütterung ist eine Kopfverletzung, die z. B. durch einen Schlag auf den Kopf, den Kiefer oder durch einen Sturz verursacht werden kann. Durch den Stoß schlägt das Gehirn an der Schädelwand an. Die Folgen können innere Quetschungen, Schwellungen und gelegentlich Blutungen sein. Möglicherweise geht eine Gehirnerschütterung kurzzeitig mit Bewusstlosigkeit und Gedächtnisverlust einher. Meist kommt es jedoch zu keiner Schädigung der Gehirnsubstanz, sondern nur zu einer vorübergehenden Funktionsstörung.

## ▶ BESCHWERDEN

- **Kopfschmerzen**
- **Übelkeit oder Erbrechen**
- **Mattigkeit**
- **Schwindel, Sehstörungen (Betroffener sieht unscharf oder doppelt)**

## ▶ WORAUF SIE ACHTEN MÜSSEN

- **Vorübergehende Bewusstlosigkeit**
- **Verwirrtheit oder Desorientiertheit**
- **Erinnerungslücken, bezogen auf die Ereignisse kurz vor dem Unfall**
- **Verlust der Augen-Hand-Koordination**

## ▶ WAS SIE TUN MÜSSEN

**1** Prüfen Sie Bewusstsein und Atmung **(siehe S. 12–14)** und bringen Sie den Betroffenen ggf. in die stabile Seitenlage **(siehe S. 50–51)**.

*Alarmieren Sie den Rettungsdienst, und achten Sie auf jede Veränderung des gesundheitlichen Zustands.*

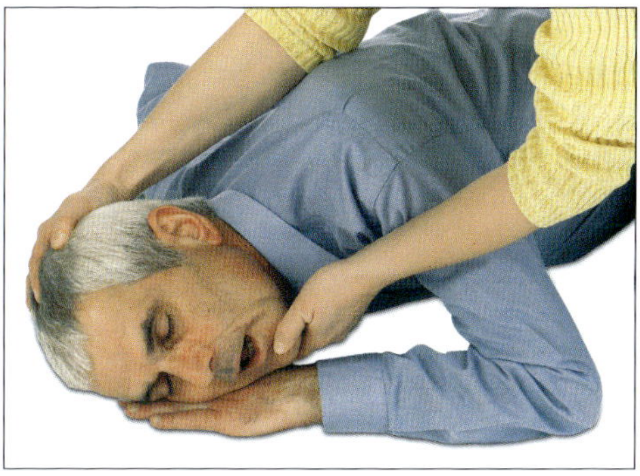

Bringen Sie den Betroffenen, wenn er das Bewusstsein verloren hat oder zu verlieren droht, sofort in die stabile Seitenlage

BITTE WEITERLESEN ▶

**2** **Ist der Betroffene bei Bewusstsein** und ansprechbar, lagern Sie ihn bequem, am besten mit leicht erhöhtem Kopf. Überprüfen Sie den Körper auf Verletzungen (Wunden, Beulen, blaue Flecken usw.). Stillen Sie eventuelle Blutungen mit einem Verband.

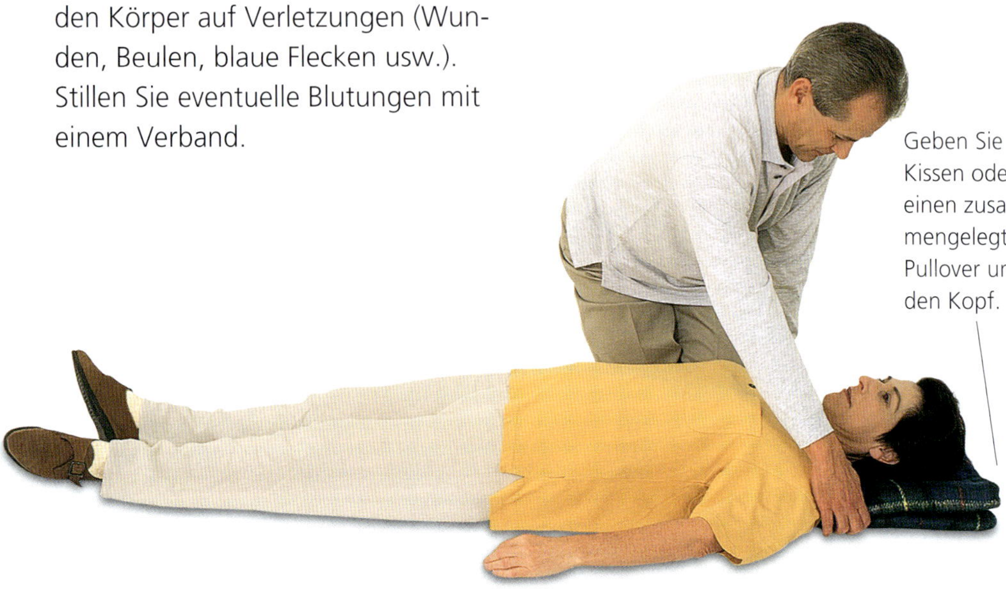

Geben Sie ein Kissen oder einen zusammengelegten Pullover unter den Kopf.

**3** Bei einer Beule oder einem blauen Fleck am Kopf: Machen Sie eine feuchte, kalte Kompresse oder legen Sie einen Eisbeutel oder ein Kältepack auf.

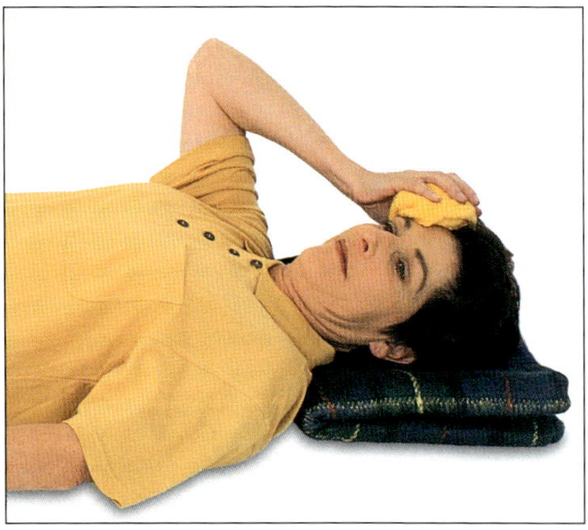

**4** Beobachten Sie Bewusstsein, Atmung und Puls und leisten Sie bei Übelkeit und Erbrechen erste Hilfe.

*Alarmieren Sie in jedem Fall den Rettungsdienst; der Verunglückte muss zur Beobachtung in eine Klinik.*

# GESICHTSVERLETZUNG

Gesichtsverletzungen müssen ärztlich untersucht werden, damit es nicht zu ernsthaften Komplikationen oder bleibenden Schäden kommt. Im Fall einer Verletzung von Nase oder Mund können die Atemwege durch Blutungen blockiert werden. Schläge gegen Kiefer oder Stirn können zu Blindheit oder ernsten Kopfverletzungen führen. Bei Verletzungen, die mit Bewusstlosigkeit einhergehen, besteht die Gefahr, dass die Atemwege durch die Zunge, durch Speichel oder Blut blockiert werden.

## ▶ BESCHWERDEN

- **Schmerzen im Bereich der Verletzung**
- **Probleme beim Sprechen, Kauen und Schlucken**

## ▶ WORAUF SIE ACHTEN MÜSSEN

- **Anschwellen und Deformation des verletzten Bereichs**
- **Blutungen im oder aus dem Mund**
- **Fehlende oder lockere Zähne**

## ▶ WAS SIE TUN MÜSSEN

**1** Bringen Sie den Betroffenen in eine möglichst bequeme Lage (in der Regel auf einem Stuhl sitzend). Stoppen Sie äußere Blutungen mit einem Verband, die Atemwege müssen aber frei bleiben. Bei sehr starken Blutungen aus Mund oder Nase bringen Sie den Verletzten in eine Bauchlage, sodass das Blut abfließen kann.

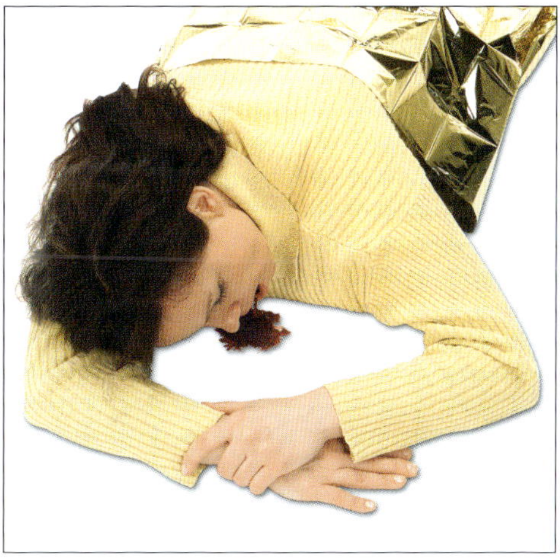

**2** Ist der Betroffene nicht oder nicht vollständig bei Bewusstsein, bringen Sie ihn in die stabile Seitenlage, um die **Atemwege** freizuhalten **(siehe S. 12).** Kontrollieren Sie regelmäßig Puls und Atmung des Verletzten. Beginnen Sie ggf. mit **Mund-zu-Nase/Mund-Beatmung oder Wiederbelebungsmaßnahmen** **(siehe S. 15–19)**.

*Alarmieren Sie schnellstmöglich den Rettungsdienst.*

# HANDVERLETZUNG, Knochenbruch

Hände und Finger kommen ständig zum Einsatz und sind deshalb häufig von Verletzungen betroffen. Es handelt sich dabei gewöhnlich nicht um ernsthafte Verletzungen, auch wenn diese schmerzhaft sind. Ein schwerer Unfall kann jedoch mit einem Bruch oder einer ernsten Verletzung der Hand bzw. eines oder mehrerer Finger einhergehen.

## ▶ BESCHWERDEN

- **Starke Schmerzen**
- **Funktionsverlust der betroffenen Hand oder Finger**
- **Schwellung und Verfärbung**

## ▶ WAS SIE TUN MÜSSEN

**1** Stoppen Sie bei einem *Bruch der Hand* eventuelle Blutungen mit einem Verband. Geschlossene Brüche kühlen Sie mit einem Kältepack oder mit einem Eisbeutel.

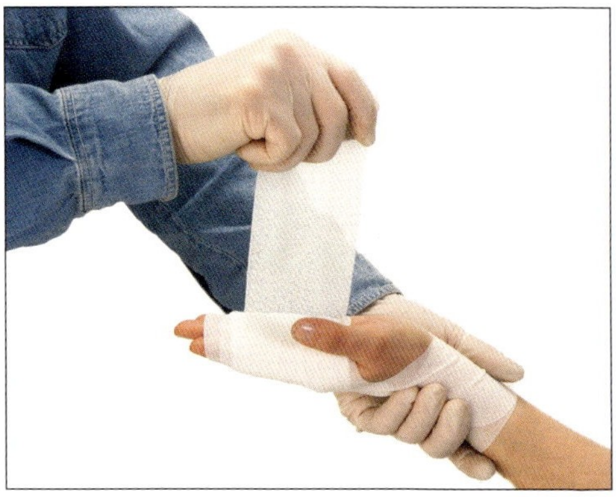

**2** Legen Sie vorsichtig mit einem **Dreiecktuch** ein Armtragetuch an **(siehe S. 211)**, um die gebrochene Hand in vertikaler Lage zu halten.

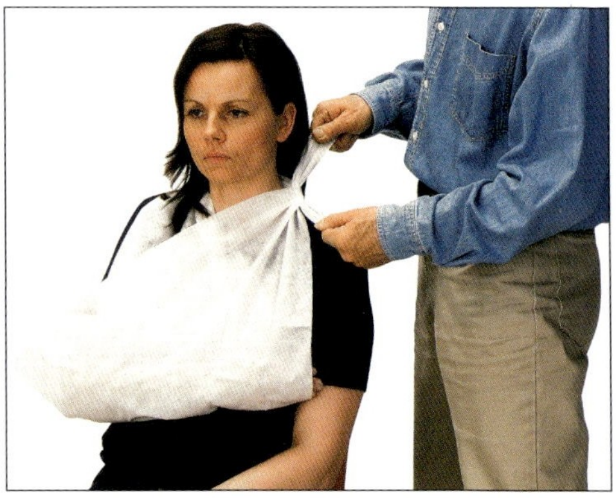

**3** Ein *einzelner Finger* kann mit den Nachbarfingern zusammen verbunden werden. Er wird so ruhig gestellt und schmerzt nicht mehr. Sorgen Sie für Arztbehandlung.

Hand- und Fingerverletzungen können nicht nur schmerzhaft sein, sondern auch zu bleibender Invalidität führen, wenn nicht sofort ärztliche Hilfe erfolgt. Die häufigsten Verletzungen sind – neben Brüchen – Verstauchungen, Prellungen und Verrenkungen. Sofern nicht ein Bruch vermutet wird, werden Hand- und Fingerverletzungen auf die gleiche Weise behandelt.

## ▶ BESCHWERDEN

- **Starke Schmerzen**
- **Funktionsverlust des betroffenen Körperteils**

## ▶ WORAUF SIE ACHTEN MÜSSEN

- **Schwellungen und Verfärbungen**
- **Blasse, kalte und feuchte Haut**

## ▶ WAS SIE TUN MÜSSEN

**1** **VERSUCHEN SIE NIE, ein ausgerenktes Gelenk einzurenken.**

*Sorgen Sie für ärztliche Behandlung.*

**2** **Im Fall einer Wunde** stoppen Sie die Blutung mit einem Verband und halten Sie den verletzten Körperteil hoch.

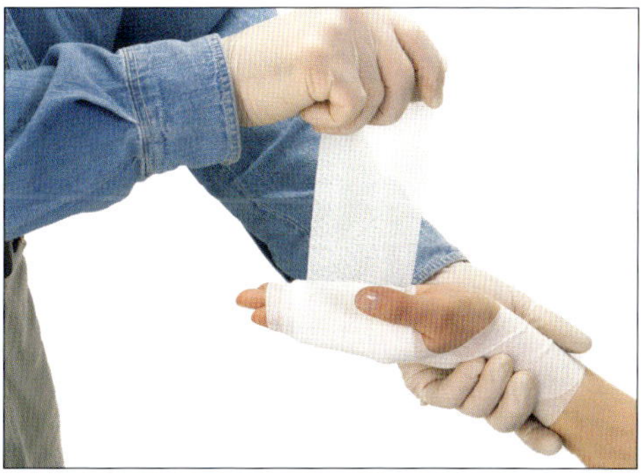

**3** **Ist keine offene Wunde vorhanden**, bringen Sie eine **Eiskompresse** oder **feuchte Kompresse** an **(siehe S. 216)**. Legen Sie dann vorsichtig ein **Dreiecktuch** an **(siehe S. 211)**, um Hand und Finger in vertikaler Lage ruhig zu stellen.

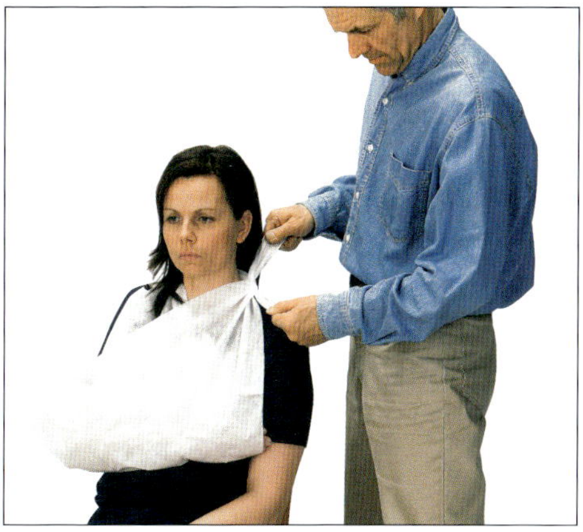

# HERZANFALL

Herzanfall ist ein Synonym für Angina pectoris: ein krampfartiger Schmerz in der Brust als Folge verengter und verkalkter Herzkranzgefäße. Benötigt das Herz z. B. bei anstrengenden Tätigkeiten mehr sauerstoffreiches Blut, verkrampfen die verhärteten Gefäße. Dies verursacht den Schmerz.

## ▶ BESCHWERDEN

- **Schmerzen im Brustkorb, mit Enge- und Spannungsgefühl**
- **Gelegentlich Übelkeit, Schwitzen und Kurzatmigkeit**

## ▶ WAS SIE TUN MÜSSEN

**1** Helfen Sie dem Betroffenen in eine möglichst bequeme Position und lockern Sie beengende Kleidung an Hals und Taille. Beruhigen Sie den Betroffenen. Überprüfen Sie Atmung und Pulsschlag. Aufregung und Anstrengungen sind zu vermeiden.

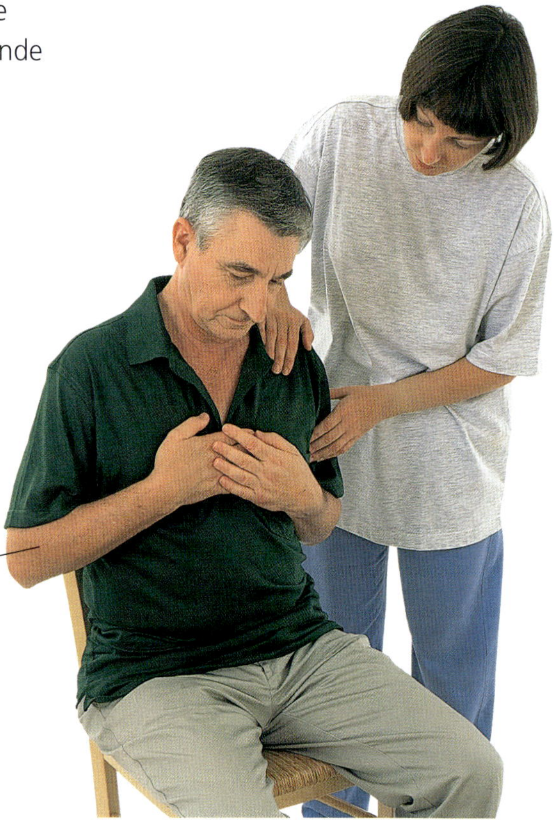

Lassen Sie den Betroffenen die Haltung einnehmen, die ihm am meisten zusagt

**2** Ist der Betroffene bei vollem Bewusstsein, und trägt er seine Medikamente bei sich, helfen Sie ihm bei der Einnahme der Tablette, die meist unter die Zunge gelegt werden muss. Das Medikament sorgt für eine Erweiterung der Herzkranzgefäße, sodass die Blutzufuhr verbessert wird und der Schmerz allmählich nachlässt. Es gibt auch Nitrokapseln, die zerbissen werden müssen, oder Spray, das auf die Zunge/in den Mund gesprüht wird.

*Alarmieren Sie sofort den Rettungsdienst.*

*Wenn der Patient bewusstlos wird, prüfen Sie die Atmung und den Puls. Möglicherweise müssen Sie bis zum Eintreffen des Rettungsdienstes* ***Wiederbelebungsmaßnahmen*** *durchführen* ***(siehe S. 16–19).***

**2** Decken Sie den Verletzten mit einer Decke oder einem Kleidungsstück zu, um eine Auskühlung zu verhindern. Ist der Boden kalt oder nass, schieben Sie vorsichtig eine Decke oder dergleichen unter den Kopf, den Rumpf und das unverletzte Bein. **VERMEIDEN Sie es, die betroffene Hüftpartie zu bewegen oder anzufassen.**

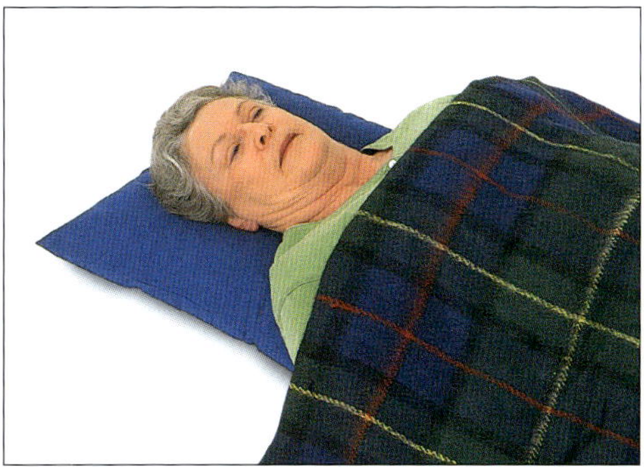

**3** Bleiben Sie bei dem Verletzten, bis der Rettungsdienst eingetroffen ist. Kontrollieren Sie von Zeit zu Zeit den Puls. Geben Sie ihm nichts zu essen oder zu trinken; möglicherweise wird später bei der Behandlung eine Narkose erforderlich.

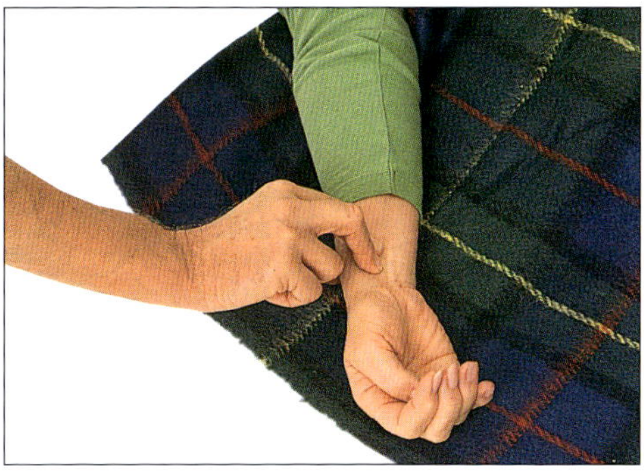

## UMGANG MIT OSTEOPOROSE

Osteoporose bedeutet, dass der Kalziumgehalt der Knochen abnimmt und diese an Festigkeit verlieren. Deshalb kommt es leichter zu Knochenbrüchen. Gewöhnlich ist dies eine Folge des Alters. Osteoporose betrifft vor allem ältere Menschen, insbesondere Frauen über 65 Jahre. Verletzungsanfällig sind häufig Hand- und Hüftgelenke.
Selbst bei normaler Kalziumaufnahme kann der Knochen brüchig und schwach werden. Nachstehend einige vorbeugende Maßnahmen gegen Osteoporose:

- **Risikofaktoren**
Rauchen, übermäßiger Alkoholgenuss, regelmäßige Einnahme bestimmter Medikamente und mangelnde körperliche Bewegung erhöhen die Anfälligkeit für Osteoporose.

- **Versorgung mit Kalzium**
Kalzium ist für Wachstum und Erhaltung der Knochen unentbehrlich. Erwachsene sollten mindestens viermal täglich ein Magermilchprodukt verzehren.

- **Versorgung mit Vitamin D**
Vitamin D erleichtert die Kalziumaufnahme im Körper; Sonnenlicht beschleunigt diesen Vorgang. Wenn mindestens 15 Minuten Sonnenlicht pro Tag nicht realisierbar sind, nehmen Sie Vitamin D zu sich.

- **Bewegung**
Da sich der Knochenaufbau nach den Kraftspitzen der Muskeln richtet, sind alle Bewegungen Knochen aufbauend, bei denen es zu solchen Kraftspitzen kommt. Hierzu zählen z. B. Krafttraining und Gymnastik.

# HYPERVENTILATION

Von Hyperventilation ist die Rede, wenn die Atmung stress- oder psychisch bedingt ungewöhnlich schnell wird. Hyperventilation führt u. a. zu einem gestörten Gleichgewicht zwischen Sauerstoff und Kohlensäure im Körper und erfordert ärztliche Behandlung. Einige schwere Erkrankungen können ebenfalls zu einer beschleunigten Atmung führen. Es empfiehlt sich daher, bei einer vermuteten Hyperventilation stets einen Arzt zu konsultieren.

## ▶ BESCHWERDEN

- **Erstickungsgefühl; Betroffener kann nicht normal atmen**
- **Beklemmendes Gefühl auf der Brust**
- **Extreme Angst oder Unruhe**
- **Kribbeln oder Krämpfe in Fingern und/oder Zehen**
- **Schwindel oder Bewegungsunfähigkeit**

## ▶ WORAUF SIE ACHTEN MÜSSEN

- **Verwirrtheit**
- **Beschleunigte Atmung**
- **„Pfötchenstellung" der Finger infolge eines Krampfs**

## ▶ WAS SIE TUN MÜSSEN

**1** Beruhigen Sie den Betroffenen und fordern Sie ihn auf, ruhig zu atmen. Helfen Sie dem Betroffenen durch Ihr lautes, langsames Zählen, den Atemrhythmus zu senken.

**2** Lassen Sie den Betroffenen in eine Plastiktüte die Luft aus- und wieder einatmen, bis die Atmung sich normalisiert hat. Stülpen Sie ihm aber nicht die Plastiktüte über den Kopf!

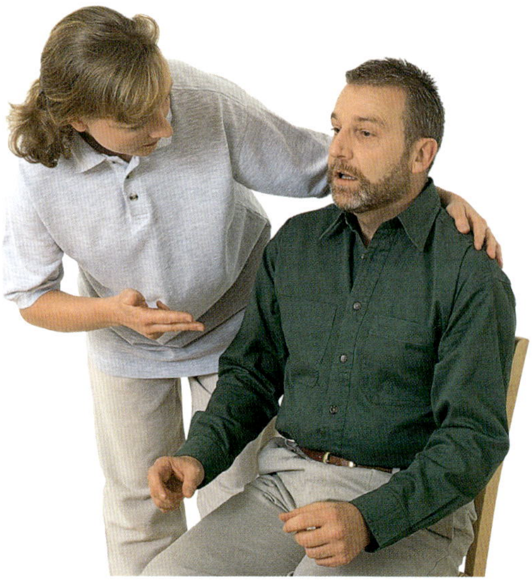

*Alarmieren Sie den Rettungsdienst, wenn sich die Atmung nicht beruhigt.*

# INNERE BLUTUNG



Als innere Blutung wird der Verlust von Blut in Schädel, Brustkorb oder Bauchhöhle bezeichnet. Leidet der Betroffene an einer Krankheit, die zu inneren Blutungen führen kann, oder hat er sich vor kurzem eine Verletzung zugezogen, alarmieren Sie schnellstmöglich den Rettungsdienst. Da bei einer inneren Blutung kein Blut nach außen tritt, bleibt sie leicht unbemerkt. Es gibt aber Symptome, auf die Sie achten können *(siehe Tabelle)*.

## ▶ BESCHWERDEN

- **Schmerzen und Empfindlichkeit der Bauchdecke**
- **Übelkeit und/oder Erbrechen**
- **Zunehmender Durst**

## ▶ WORAUF SIE ACHTEN MÜSSEN

- **Kalte, feuchte und blasse Haut**
- **Schwacher und immer schneller werdender Puls**
- **Beschleunigte Atmung, Schnappen nach Luft (Atemnot)**

### SICHTBARE ANZEICHEN FÜR INNERE BLUTUNG

| KÖRPERTEIL | VERLETZUNG/ERKRANKUNG | SYMPTOME |
|---|---|---|
| Ohr | Schädelbasisbruch<br>Verletzung am Gehörgang oder Trommelfell | Blut und helle Flüssigkeit<br>Frisches Blut |
| Nase | Schädelbasisbruch<br>Nasenverletzung | Blut und helle Flüssigkeit<br>Frisches Blut |
| Mund | Gebrochener Kiefer oder Mundverletzung | Frisches Blut |
| Lunge | Verletzung an Lunge oder oberen Atemwegen | Aushusten von hellrotem Blutschaum, zunehmende Atemnot |
| Magen | Geschwür an Magen oder Speiseröhre | Dunkelbraunes Erbrochenes (wie gemahlener Kaffee) |
| Eingeweide | Darmverletzung | Schwarzer, teerartiger Stuhl |
| Mastdarm | Hämorrhoiden | Frisches Blut |
| Nieren | Nierenverletzung oder Nierensteine | Dunkler Urin mit Blutspuren |
| Blase | Verletzung an Blase oder Harnleiter | Blutspuren im Urin, manchmal mit Klümpchen |

*BITTE WEITERLESEN* ▶

## ▶ WAS SIE TUN MÜSSEN

**1** Helfen Sie dem Verletzten in eine möglichst bequeme Lage, die ihm die wenigsten Schmerzen verursacht. Legen Sie ein Kissen oder ein zusammengelegtes (Hand)tuch unter den Kopf des Verletzten, um es ihm angenehmer zu machen.

*Alarmieren Sie schnellstmöglich den Rettungsdienst. Der Verletzte muss sofort in eine Klinik.*

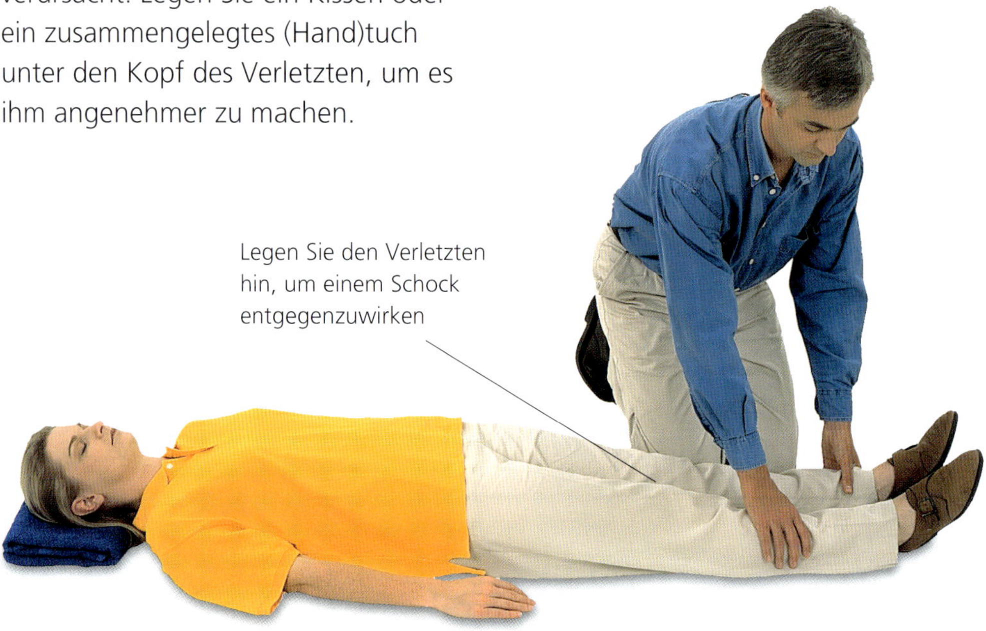

Legen Sie den Verletzten hin, um einem Schock entgegenzuwirken

**2** Decken Sie den Verletzten mit einem Kleidungsstück oder einer Decke leicht zu. Legen Sie im Freien eine Decke oder Ähnliches unter ihn, um Verlust von Körperwärme zu vermeiden. Weisen Sie den Verletzten an, sich möglichst wenig zu bewegen, damit es nicht zu weiteren inneren Blutungen kommt.

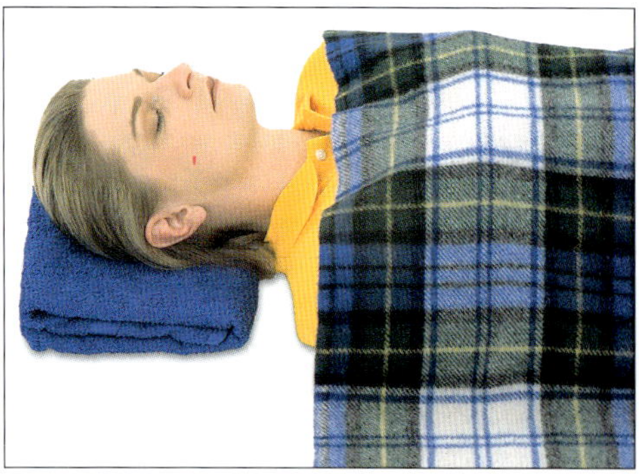

**3** Beruhigen Sie den Verletzten. Achten Sie auf eventuelle Veränderungen seines Zustands; kontrollieren Sie regelmäßig Kreislauf **(siehe S. 16)** und Atmung **(siehe S. 14)**. Bei Blutungen aus Mund oder Nase legen Sie den Verletzten auf die Seite. Verliert er das Bewusstsein, drehen Sie ihn in die stabile Seitenlage **(siehe S. 50–51)** bzw. führen Sie bis zum Eintreffen des Rettungsdienstes Wiederbelebungsmaßnahmen durch.

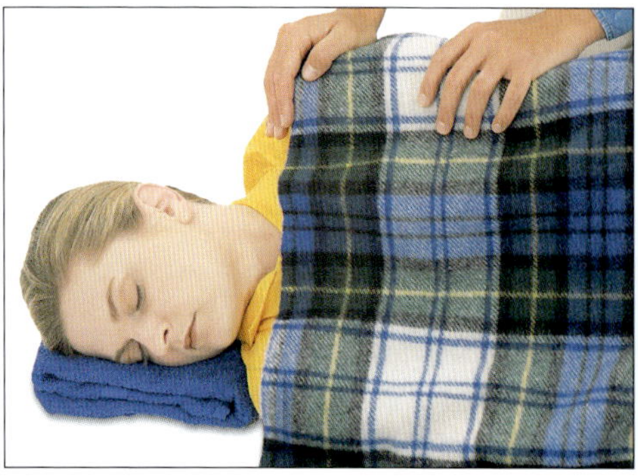

Alle Ameisenarten beißen und spritzen ihre Säure in die Bissstelle, sobald sie sich bedroht fühlen. Es gibt jedoch nur einige (in tropischen und subtropischen Regionen vorkommende) Arten, deren Biss beim Menschen Beschwerden auslösen kann.

## ▶ BESCHWERDEN

- **Sofort einsetzender Schmerz an der Bissstelle**
- **Atemgeräusche und juckender Hautausschlag (allergische Reaktion)**

## ▶ WORAUF SIE ACHTEN MÜSSEN

- **Bissstelle rötet sich und schwillt an**
- **Gesicht schwillt an; die Atmung wird schwerer (allergische Reaktion)**

## ▶ WAS SIE TUN MÜSSEN

**1** Helfen Sie dem Betroffenen in eine bequeme Position. Lagern Sie den entsprechenden Körperteil leicht erhöht.

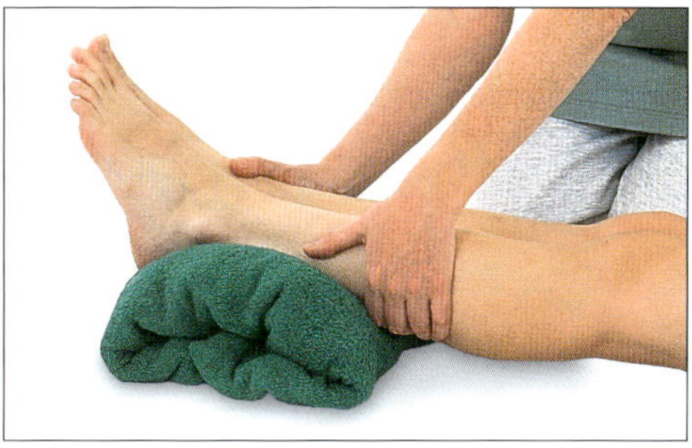

**2** Falls möglich, machen Sie zur Schmerzlinderung eine Eiskompresse **(siehe S. 216)**. Wickeln Sie das Eis in ein Tuch, und legen Sie es auf die betroffene Stelle.

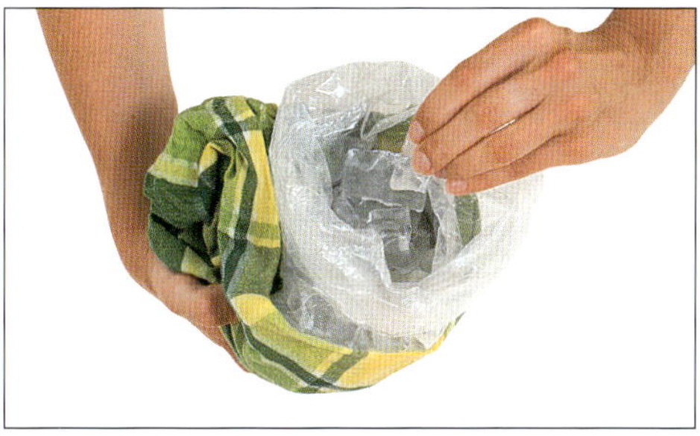

*Wenn es zu einer allergischen Reaktion kommt, wie etwa plötzlich einsetzende Atemprobleme, Schock oder Schwellungen im Gesicht, um die Augen oder im Nacken, alarmieren Sie den Rettungsdienst.*

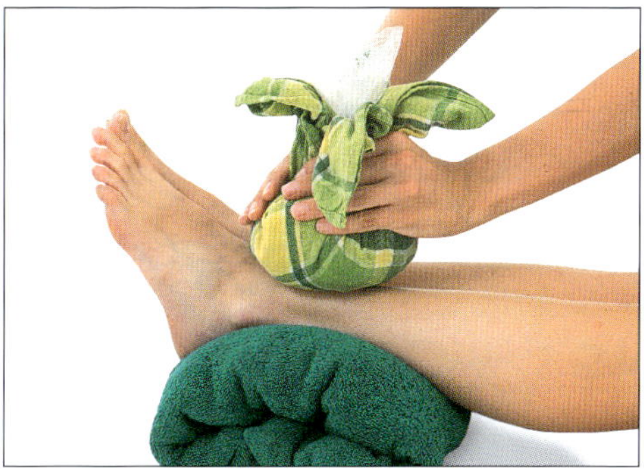

*BITTE WEITERLESEN* ▶

# INSEKTENSTICH/-BISS, Biene und Wespe

Bienen- und Wespenstiche können sehr schmerzhaft sein, sind aber ungefährlich, solange keine Allergie besteht (Gefahr eines anaphylaktischen Schocks). Nach einem Bienenstich verbleibt der Stachel samt Giftblase in der Haut. Europäische Wespen, die häufig sehr aggressiv sind und mehrmals hintereinander stechen können, verlieren ihren Giftstachel nicht.

## ▶ BESCHWERDEN

- **Sofort einsetzender Schmerz an der Stichstelle**
- **Jucken**
- **Schwellungen im Hals (allergische Reaktion)**
- **Atemgeräusche oder Atemprobleme (allergische Reaktion)**

## ▶ WORAUF SIE ACHTEN MÜSSEN

- **Stichstelle wird rot und schwillt an**
- **Gesicht und Augenbrauen schwellen an und weisen Ausschlag auf (allergische Reaktion)**
- **Erbrechen (allergische Reaktion)**
- **Schneller Puls und Atemgeräusche (allergische Reaktion)**

## ▶ WAS SIE TUN MÜSSEN

**1** Drücken Sie *bei einem Bienenstich* sofort den Stachel aus der Haut, z. B. mit dem Fingernagel oder indem Sie den Stachel seitlich wegstreifen. Auch eine Pinzette ist geeignet. Drücken Sie nicht auf die am Stachel befindliche Blase, Sie würden damit Gift in den Körper drücken. Helfen Sie dem Betroffenen in eine bequeme Lage; den gestochenen Körperteil nach Möglichkeit höher halten.

**2** Falls möglich, machen Sie zur Schmerzlinderung eine **Eiskompresse (siehe S. 216)**. Wickeln Sie das Eis in ein Tuch; legen Sie das Eis nicht direkt auf die Einstichstelle.

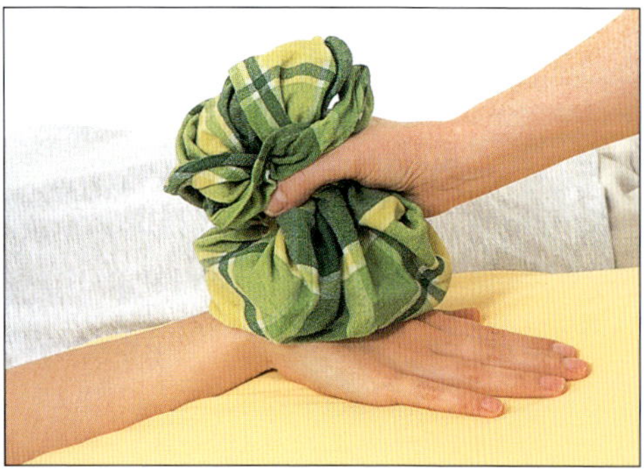

*Wenn es zu einer allergischen Reaktion kommt, wie etwa plötzlich einsetzende Atemprobleme, Schock oder Schwellungen im Gesicht, um die Augen oder im Nacken, alarmieren Sie den Rettungsdienst.*

Zecken sind Blut saugende Parasiten, die sich in der Haut ihres Opfers festbeißen und nach einiger Zeit Speichel in die Bisswunde spritzen, um der Blutgerinnung entgegenzuwirken. Die Folgen sind u. U. gefährlich, denn der Speichel enthält möglicherweise Bakterien, die so genannten *Borrelien*, die Verursacher der Lyme-Borreliose sind. Diese kann zu Gelenkbeschwerden und Lähmungen führen. Schwerwiegende Folgen können vor allem dann eintreten, wenn es sich um ein Kind handelt und die Ursache erst entdeckt wird, nachdem die Krankheit ausgebrochen ist.

## ▶ BESCHWERDEN

- **Der Zeckenbiss macht keine Beschwerden.**

## ▶ WAS SIE TUN MÜSSEN

**1** Entfernen Sie die Zecke vorsichtig, am besten mit einer Zeckenzange: Ziehen Sie die Zecke aus der Haut. Jede Drehbewegung reißt den Kopf ab, der dann in der Haut bleibt. **Verwenden Sie zum Entfernen der Zecke weder Alkohol noch Benzin oder Klebstoff**. Achten Sie darauf, dass die Zecke nicht zerdrückt oder ein Teil der Zecke abgerissen wird. Dadurch können noch mehr Erreger in die Wunde gelangen.

*Alarmieren Sie sofort den Rettungsdienst, wenn der Betroffene allergisch auf den Zeckenbiss reagiert.*

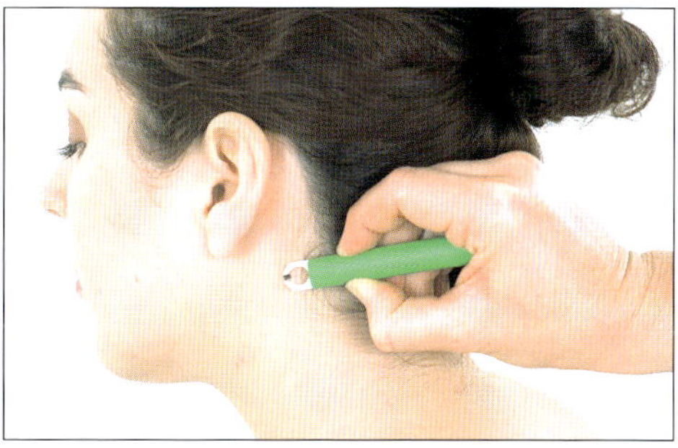

**2** Schauen Sie nach, ob Sie an anderen Stellen weitere Zecken finden; verwenden Sie dazu gegebenenfalls ein Vergrößerungsglas.

*Suchen Sie nach einem Zeckenbiss wegen der Infektionsgefahr und der möglichen Übertragung von Borreliose-Erregern einen Arzt auf, insbesondere, wenn sich um die Bissstelle eine Rötung entwickelt.*

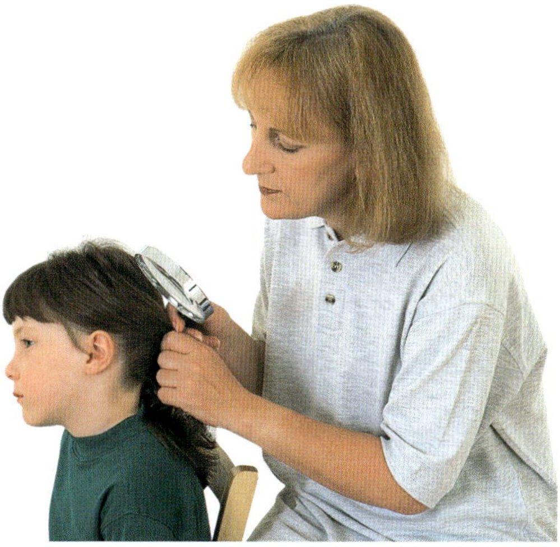

# STECHENDE/BEISSENDE INSEKTEN

Die Zahl der hierzulande vorkommenden niederen Tierarten, die stechen, beißen oder sich in der Haut festbeißen, ist recht klein. Die meisten davon sind nicht aggressiv. Wenn sie in Ruhe gelassen werden, verursachen sie nur wenig Probleme. Um nicht gestochen zu werden, sollte man gut aufpassen, die Tiere nicht stören und sich von Wespennestern und Bienenstöcken fern halten. Der Stich bzw. Biss der meisten hier abgebildeten Arten ist nur für diejenigen gefährlich, die gegen das betreffende Gift allergisch sind.

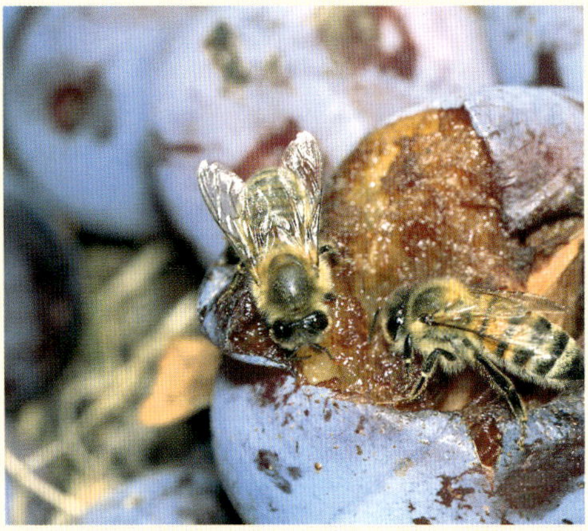

HONIGBIENE *(Apis mellifica)*
Die Staaten bildenden Honigbienen sind zur Verteidigung mit einem hohlen Stachel ausgestattet, der mit einer Giftblase verbunden ist. Der Stachel hat Widerhaken und kann daher nach einem Stich in elastisches Gewebe (wie die menschliche Haut) nicht mehr zurückgezogen werden. Fliegt die Biene weg, bleibt der Stachel samt Giftblase in der Wunde stecken, und die Biene stirbt. Der Stich einer Biene ist zwar schmerzhaft, gewöhnlich jedoch harmlos. Nur bei einer Allergie gegen das Gift können die Folgen ernster sein, vor allem bei mehreren Stichen.

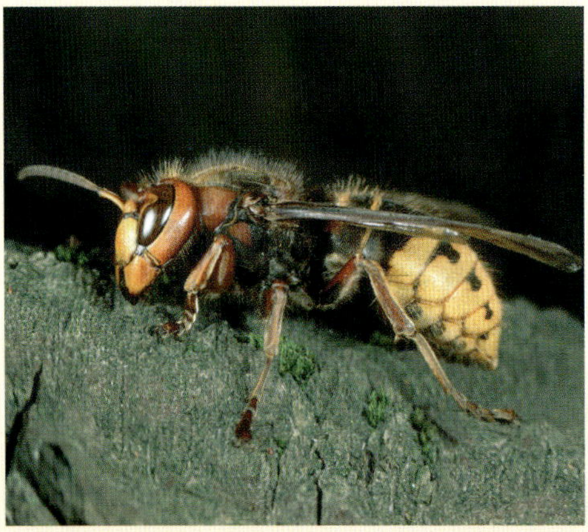

HORNISSE *(Vespa crabo)*
Die Hornisse ist die größte mitteleuropäische Wespe, ihre Weibchen werden bis zu 3,5 cm lang. Die Staaten bildenden Insekten bauen ihre Nester aus zerkautem Holz meist in Baumhöhlen. Hornissen sind äußerst nützlich, da sie sich überwiegend von anderen Insekten, beispielsweise Mücken, ernähren. Der Stich der Hornisse ist sehr schmerzhaft, da ihr Gift viel Acetylcholin enthält. Entgegen weit verbreiteter Meinung ist er aber nicht gefährlicher als der Stich von Bienen oder anderen Wespen.

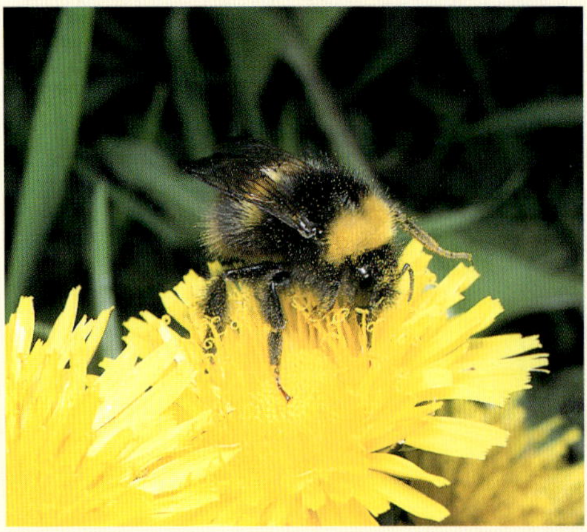

HUMMEL *(Bombus sp.)*
Hummeln sind große, pelzig behaarte Insekten, die wie die Honigbiene in einem Staat leben. Ein Hummelstaat ist allerdings bedeutend kleiner, befindet sich meist unter der Erde und löst sich im Herbst auf. Nur die Jungköniginnen überleben den Winter und gründen im nächsten Frühjahr einen neuen Staat. Auch Hummeln (es gibt etwa 20 einheimische Arten) können stechen, machen aber von ihrem Stachel nur Gebrauch, wenn sie sich in die Enge gedrängt fühlen. Im Gegensatz zum Bienenstachel ist der Stachel der Hummel glatt und bleibt nach einem Stich nicht in der Haut stecken. Die Folgen eines Stiches sind die gleichen wie bei dem Stich einer Biene.

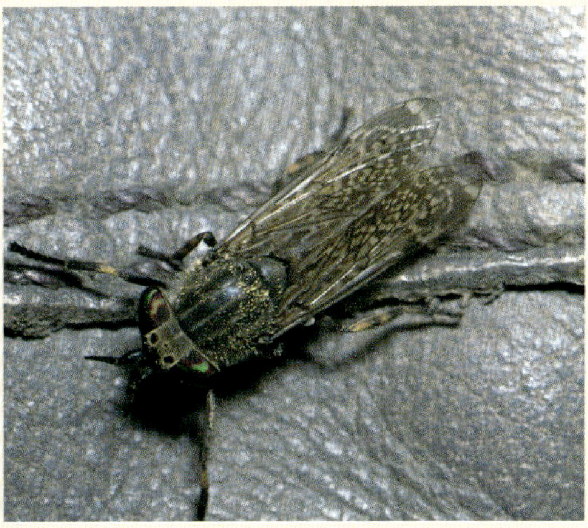

REGENBREMSE *(Haematopoda pluvialis)*
Die Regenbremse gehört zu den Blut saugenden Insekten. Es sind robuste, unbehaarte Fliegen, die sich vom Blut von Warmblütern ernähren. Die stechenden Mundteile – diese bestehen aus gezahnten Stechwerkzeugen in der Unterlippe und einer dreieckigen Oberlippe mit Speichelkanal – können ordentliche Wunden verursachen. Der Speichel der Bremsen enthält eine Substanz, die der Blutgerinnung entgegenwirkt, sodass ein Stich noch lange nachbluten kann. Im Gegensatz zu einigen ihrer tropischen Verwandten überträgt die Regenbremse keine Krankheitserreger.

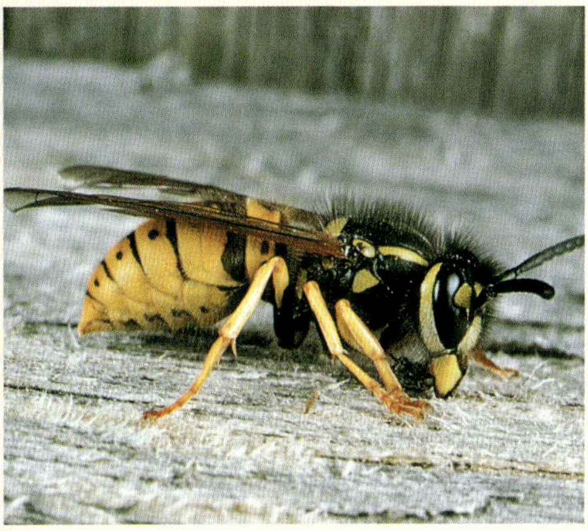

WESPE *(Vespida sp.)*
Wespen kommen in allen gemäßigten Klimazonen vor. Einige sind soziale Insekten, die in Staaten leben und papierdünne Nester aus fein gekautem, mit Speichel vermischtem Holz bauen. Außer in freier Natur sind diese Nester auch in Scheunen und verlassenen Häusern anzutreffen. Bei Störungen im Nestbereich greifen Wespen in großer Zahl an. Wespenstiche sind nicht nur schmerzhaft, sondern können bei einem massenhaften Angriff tödliche Folgen haben, vor allem für diejenigen, die allergisch auf das Gift reagieren. Wespen können im Gegensatz zur Honigbiene mehrmals stechen. Der Stachel hat keine Widerhaken und bleibt somit nicht in der Haut stecken.

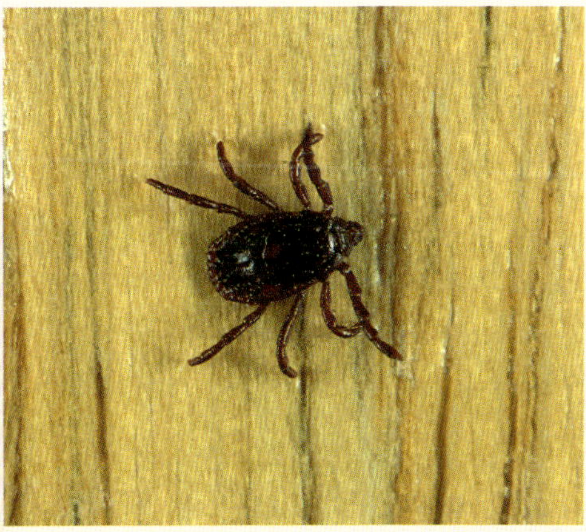

ZECKE *(Ixodes ricinus)*
Die Zecke gehört zu den parasitierenden Milben. Der kleine, Blut saugende *Parasit* kommt vor allem in feuchten Gegenden im Unterholz vor. Das Weibchen bohrt sich mit seinen Mundwerkzeugen in die Haut des Wirtes, saugt sich fest und fällt erst ab, wenn es sich mit Blut versorgt hat. Das Tier kann, wenn es satt ist, 10 mm Größe erreichen. Der Blut verdünnende Speichel kann Bakterien enthalten, die das periphere Nervensystem angreifen und Lähmungen verursachen (Lyme-Borreliose). In manchen Gebieten übertragen Zecken FSME-Viren, die die Frühsommer-Meningoenzephalitis auslösen. Hiergegen kann man sich durch eine Impfung schützen.

# KIEFERVERLETZUNG

Die häufigste Ursache von Kieferverletzungen ist ein harter Schlag oder Stoß gegen Kiefer oder Jochbein. Diese Art von Verletzungen kann ernste Folgen haben, da die Atemwege durch Blut oder ausgeschlagene Zähne blockiert werden können, was zu Atemproblemen führt. Jede Verletzung, bei welcher der Kiefer ausgerenkt oder gebrochen ist, kann mit einer Kopf- oder Nackenverletzung einhergehen.

## ▶ BESCHWERDEN

- **Probleme beim Sprechen**
- **Schmerzen beim Schlucken**
- **Übelkeit und Erbrechen**
- **Starker Speichelfluss**
- **Empfindlicher Kieferknochen**

## ▶ WORAUF SIE ACHTEN MÜSSEN

- **Blutiger Speichel**
- **Wunde in der Mundhöhle**
- **Schwellungen und Blutergüsse**
- **Deformierung des Kiefers**
- **Verschobene Zähne**

## ▶ WAS SIE TUN MÜSSEN

**1** Ist der Betroffene *bei Bewusstsein*, helfen Sie ihm in eine sitzende Haltung mit nach vorn gebeugtem Kopf, damit Speichel und Blut ungehindert aus dem Mund laufen können. Lassen Sie ihn alles Blut ausspucken, um so einem Brechreiz vorzubeugen. Bitten Sie ihn außerdem, den Kiefer mit beiden Händen abzustützen,damit der verletzte Bereich ruhig gestellt ist. Nicht mit dem Betroffenen sprechen.

*Alarmieren Sie den Rettungsdienst.*

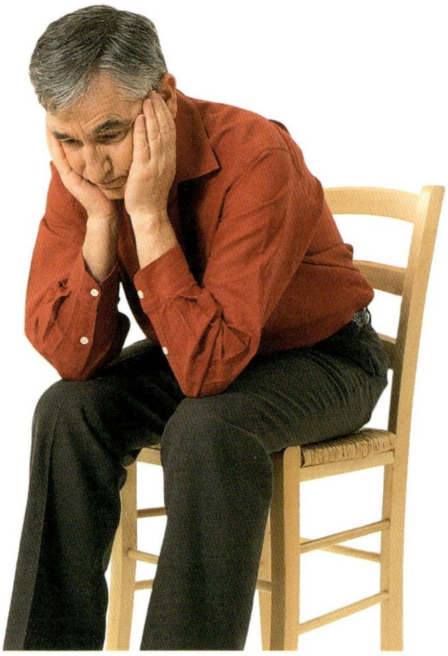

**2** Bei starken Blutungen aus dem Mund bringen Sie den Betroffenen in die Bauchlage.

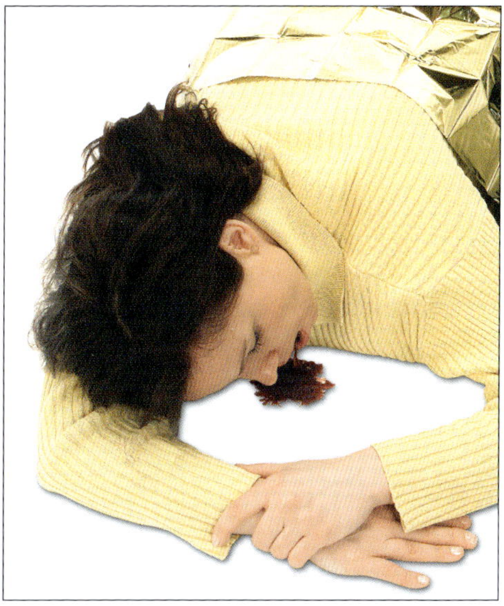

**3** Verliert der Betroffene das Bewusstsein, bringen Sie ihn in die stabile Seitenlage **(siehe S. 12)**; sorgen Sie dafür, dass die **Atemwege** frei sind. Achten Sie auf jede Veränderung seines Zustands. Schützen Sie den Verletzten vor einem kalten Boden, indem Sie vorsichtig eine Decke oder ein Kleidungsstück unter Kopf, Rumpf und Gliedmaßen schieben. Decken Sie ihn leicht zu, um die Körpertemperatur konstant zu halten. Geben Sie dem Verletzten nichts zu essen oder zu trinken, da bei der weiteren Behandlung eine Narkose erforderlich sein kann.

Eine Decke oder ein Kleidungsstück kann den Verletzten vor dem Auskühlen schützen

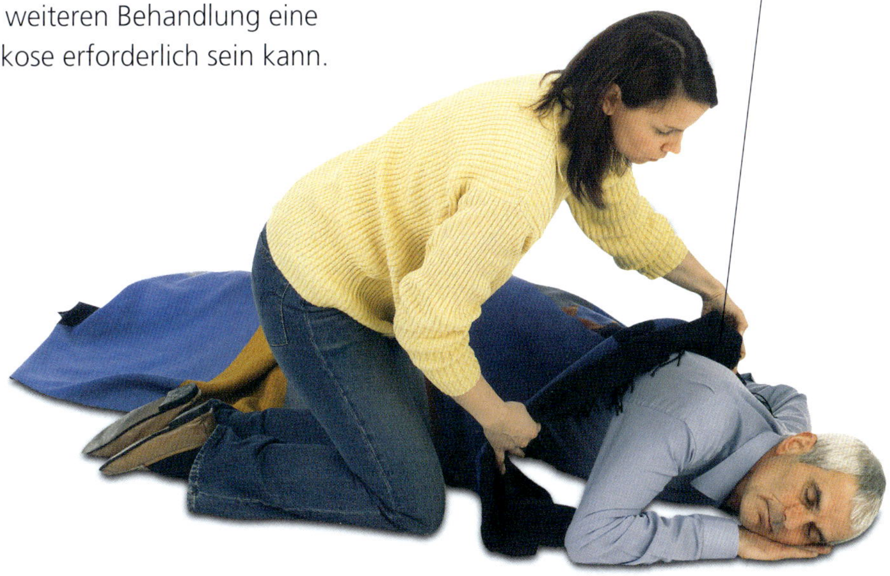

# KNIEVERLETZUNG

Eine Knieverletzung kann man sich z. B. bei einem Verkehrsunfall, beim Sport, bei einem Sturz in den eigenen vier Wänden oder am Arbeitsplatz zuziehen. Oft wird dabei die Kniescheibe lädiert, bisweilen auch das Gelenk darunter. Ebenso häufig sind Verletzungen der Bänder.

## ▶ BESCHWERDEN

- **Schmerz im und um das Kniegelenk**
- **Funktionsverlust des Kniegelenks**
- **Versteifung des Kniegelenks ohne Vorwarnung**

## ▶ WORAUF SIE ACHTEN MÜSSEN

- **Anschwellen des Knies**
- **Deformierung des Kniegelenks**
- **Blasse, kalte und feuchte Haut**

## ▶ WAS SIE TUN MÜSSEN

**1** Lassen Sie den Betroffenen sich hinlegen, und geben Sie ihm ein Kissen oder Ähnliches unter den Kopf. **VERSUCHEN SIE NICHT, das Knie zu beugen oder zu strecken.** Stützen Sie das Knie vorsichtig mit einem Kissen oder einem zusammengerollten Kleidungsstück ab. Sie können das Knie mit einem Eisbeutel kühlen.

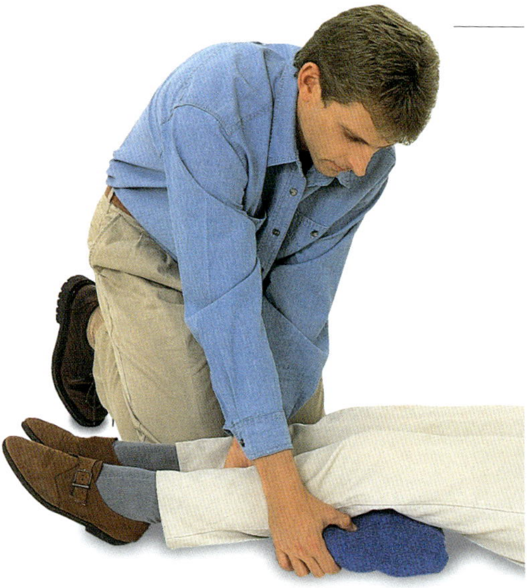

*Alarmieren Sie schnellstmöglich den Rettungsdienst.*

**2** Stützen Sie das betroffene Bein außen über die gesamte Länge mit einer zusammengerollten Decke oder einem zusammengerollten Kleidungsstück ab. Legen Sie im Freien eine Decke unter den Verletzten, ohne dabei sein Knie zu bewegen. Decken Sie ihn leicht zu, um einen eventuellen Schock zu mindern.

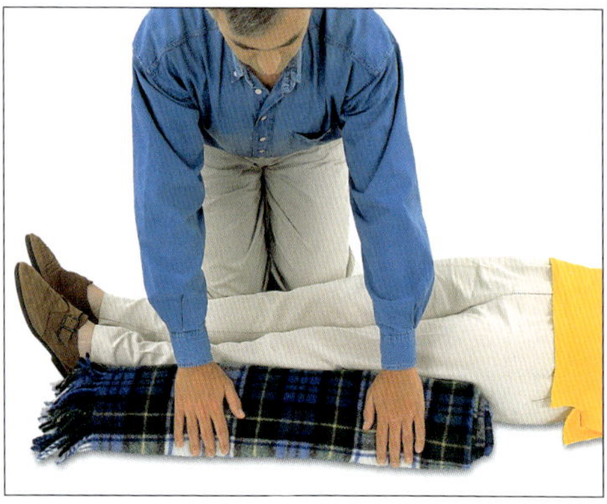

# KNÖCHELVERLETZUNG



Der Knöchel bricht meist durch Verdrehen des Fußgelenks oder durch einen Sturz. Manchmal lässt sich nur durch Röntgen feststellen, ob das Gelenk tatsächlich gebrochen ist. Behandeln Sie jede Knöchelverletzung daher wie einen Bruch, um nicht eine noch schlimmere Verletzung zu riskieren.

## ▶ BESCHWERDEN

- **Schmerz im und um den betroffenen Bereich**
- **Kältegefühl, Frösteln**
- **Dumpfes Gefühl im Bein**
- **Kraft- und Funktionsverlust des Fußgelenks**

## ▶ WORAUF SIE ACHTEN MÜSSEN

- **Schwellung rund um den Knöchel**
- **Bluterguss**

## ▶ WAS SIE TUN MÜSSEN

**1** Helfen Sie dem Betroffenen in eine möglichst bequeme Lage. Bewegen Sie dabei das verletzte Gelenk so wenig wie möglich. Legen Sie ein Sofortkältepack oder einen Eisbeutel auf das Fußgelenk, und lagern Sie das Bein erhöht. Kältepacks und Eisbeutel nie direkt auf die Haut legen, immer ein Tuch unterlegen.

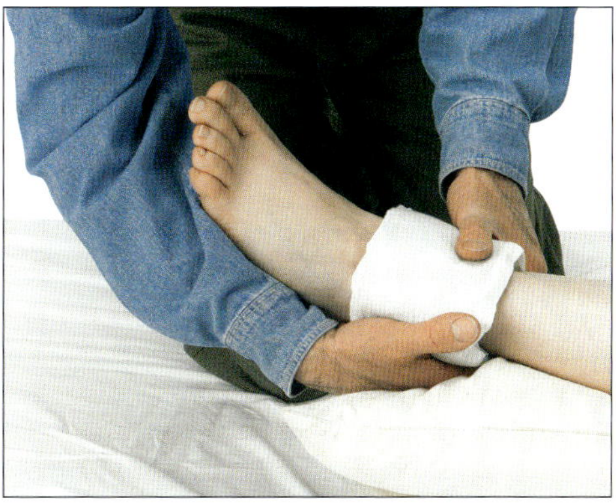

**2** Umpolstern Sie Fuß und Knöchel vorsichtig mit einem weichen Kissen oder einer zusammengerollten Decke.

*Alarmieren Sie den Rettungsdienst. Geben Sie dem Verletzten nichts zu essen oder zu trinken, solange die Art der Verletzung unbekannt ist.*

# KOPFVERLETZUNG

Jede Kopfwunde ist grundsätzlich ernst zu nehmen, da das Gehirn davon betroffen sein kann. Einige Kopfverletzungen sind sogar lebensbedrohend und erfordern sofortige ärztliche Hilfe, um bleibende Schäden zu verhindern. Es ist äußerst wichtig, dass Sie Bewusstsein, Atmung und Kreislauf bis zum Eintreffen des Rettungsdienstes kontrollieren.

## ▶ BESCHWERDEN

- **Kopfschmerzen**
- **Übelkeit und Erbrechen**
- **Betroffener sieht unscharf oder doppelt**
- **Dumpfes Gefühl, Kribbeln oder Kraftverlust in den Gliedmaßen**
- **Schwindel**

## ▶ WORAUF SIE ACHTEN MÜSSEN

- **Vollständige oder teilweise Bewusstlosigkeit**
- **Verlust des Kurzzeitgedächtnisses (Ereignisse unmittelbar vor dem Unfall)**
- **Verlust der Augen-Hand-Koordination**
- **Lähmungs- oder Schwächeerscheinungen auf einer Seite des Körpers**

## ▶ WAS SIE TUN MÜSSEN

**1** Prüfen Sie Bewusstsein und Atmung **(siehe S. 12–14)** und bringen Sie den Betroffenen ggf. in die stabile Seitenlage.

*Alarmieren Sie schnellstmöglich den Rettungsdienst, und bleiben Sie bis zu dessen Eintreffen bei dem Verletzten.*

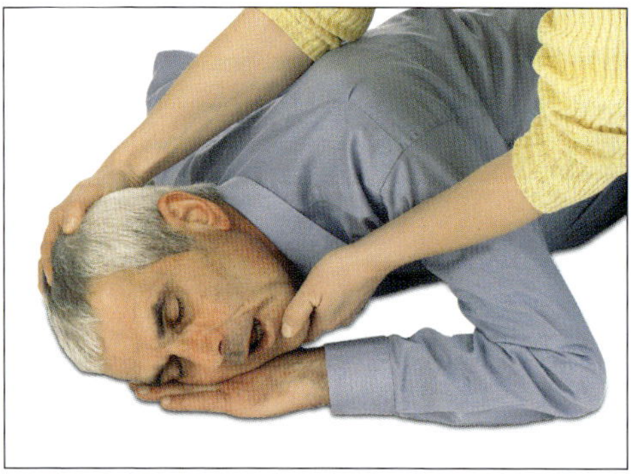

**2** Ist der Verletzte bei Bewusstsein, helfen Sie ihm in eine möglichst bequeme Lage (meist sitzend oder liegend mit dem Kopf auf einem oder zwei Kissen). Achten Sie auf Symptome, die auf eine Gehirnerschütterung hindeuten, z. B. Kopfschmerzen, Erinnerungslücken, Übelkeit ggf. mit Erbrechen.

*Notieren Sie Ihre Beobachtungen ab dem Zeitpunkt des Unfalls; geben Sie diese an das Rettungspersonal weiter.*

Ist der Verletzte bei Bewusstsein und hat er ein Hämatom („Beule") am Kopf, kühlen Sie es mit kalten Umschlägen

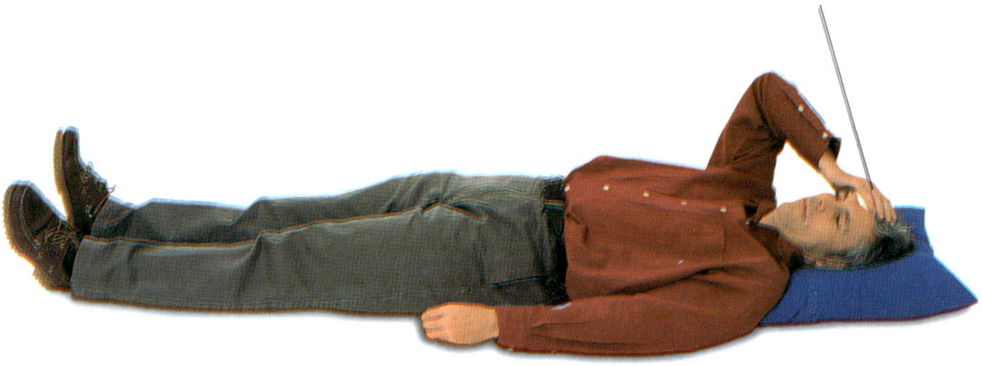

**3** Kommt Flüssigkeit und Blut aus dem Ohr, stopfen Sie keine Watte oder Verbandmaterial in den Gehörgang. Legen Sie den Kopf des Verletzten auf die betroffene Seite. Äußere Wunden am Kopf versorgen Sie mit einem Verband.

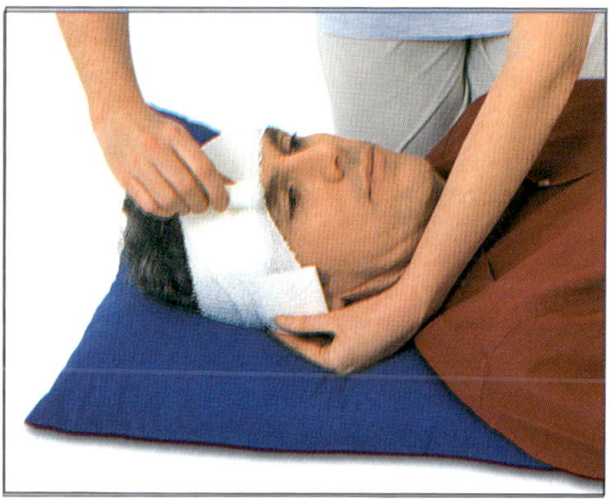

*Selbst wenn es sich „nur" um eine Gehirnerschütterung handelt, muss der Verletzte in eine Klinik.*

# KRAMPF

Wird eine Fuß-, Hand- oder Beinhaltung zu lange beibehalten, kann dies zu einer Muskelanspannung im betreffenden Bereich und zu einem Krampf führen. Ein Krampf kann aber auch die Folge von Flüssigkeitsmangel, kalter Witterung und schwerer körperlicher Anstrengung sein.

## ▶ WAS SIE TUN MÜSSEN

### Wade

Bitten Sie den Betroffenen, sich hinzulegen. Strecken Sie vorsichtig sein Bein, während Sie mit der anderen Hand auf das Knie drücken. Fassen Sie dann den Fuß unter der Ferse und benutzen Sie die andere Hand, um die Zehen vorsichtig nach oben zu drücken. Sobald der Krampf zurückgeht, die betroffenen Muskeln sanft massieren, bis sich der Bereich wieder entspannt anfühlt.

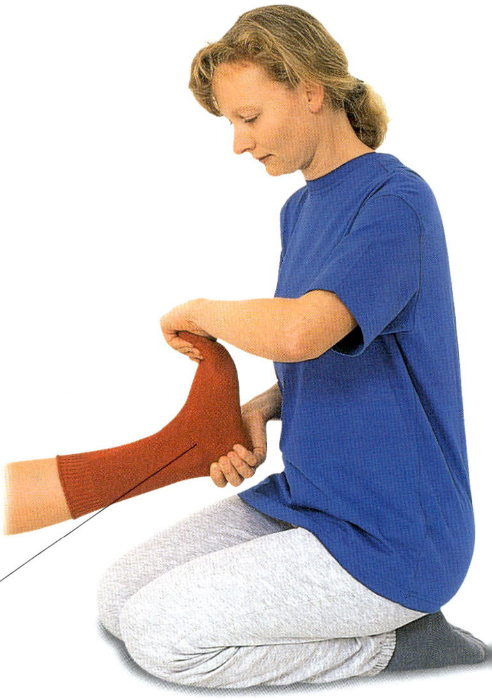

Dehnen Sie die betroffenen Muskeln sehr vorsichtig

### Fuß

Bitten Sie den Betroffenen, sich hinzustellen und den schmerzenden Fuß fest auf den Boden zu setzen. Sind die Zehen stark verkrampft, versuchen Sie, diese mit der Hand vorsichtig zu strecken. Raten Sie dem Betroffenen, bei kaltem Wetter die Füße warm zu halten.

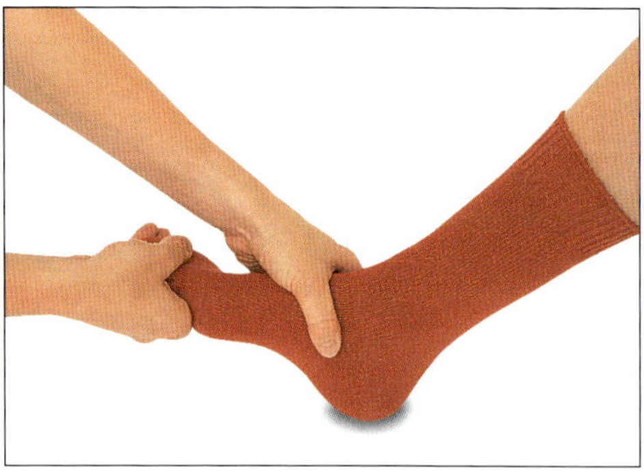

### Hand

Bitten Sie den Betroffenen, die Finger zu strecken und zu massieren, bis sich die Muskeln entspannen. Hat der Krampf nachgelassen, kann Wärme vor allem bei kaltem Wetter etwas Linderung bringen.

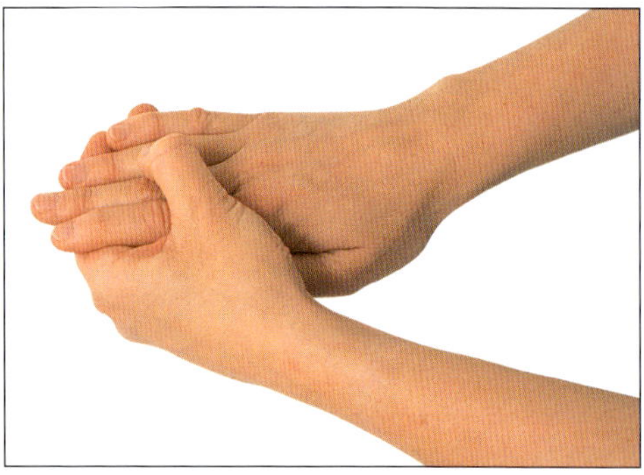

Krupp ist die häufig benutzte Kurzform der eigentlich korrekten Bezeichnung „Pseudokrupp", einer Atemwegserkrankung von Säuglingen und Kindern. Pseudokrupp tritt häufig nachts auf. Ursache ist eine Infektion, die zum Anschwellen der oberen Atemwege führt.

## ▸ WORAUF SIE ACHTEN MÜSSEN

- **Heiserer, bellender Husten**
- **Heiseres Atemgeräusch**
- **Atemnot durch Hustenanfälle**
- **Erschöpfung durch ständiges Husten**
- **Graufahle Gesichtsfarbe mit bläulichen Lippen, bläuliche Fingerspitzen**
- **Körpertemperatur über 38 °C**
- **Kind will aufrecht sitzen, weil ihm das Atmen schwer fällt**

## ▸ WAS SIE TUN MÜSSEN

**1** Beruhigen Sie das Kind, und bringen Sie es mithilfe einiger Kissen in eine atemerleichternde aufrechte Sitzhaltung.

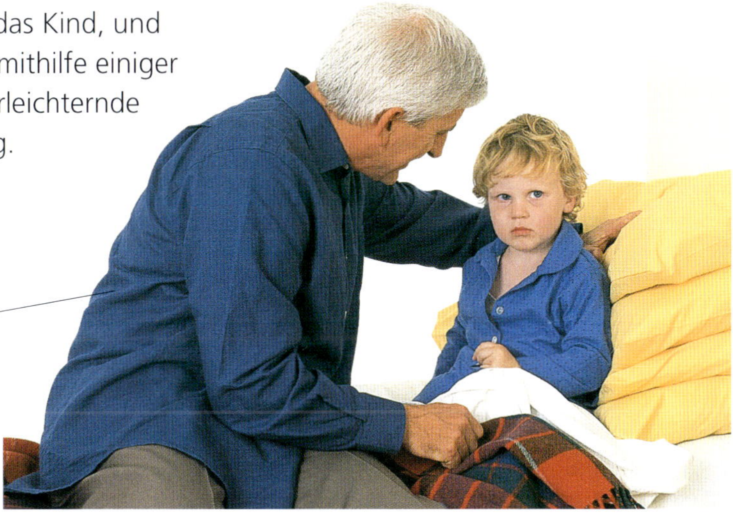

Krupp hat eine ängstigende Wirkung auf das Kind; beruhigen Sie es daher

**2** Erhöhen Sie die Luftfeuchtigkeit, damit die Entzündung zurückgeht und die Schleimhäute abschwellen. Gehen Sie mit dem Kind an die frische Luft oder ins Badezimmer, und lassen Sie dort einige Zeit heißes Wasser laufen. Achten Sie darauf, dass sich das Kind nicht verbrüht.

*Tritt keine rasche Besserung ein, alarmieren Sie so schnell wie möglich den Rettungsdienst.*

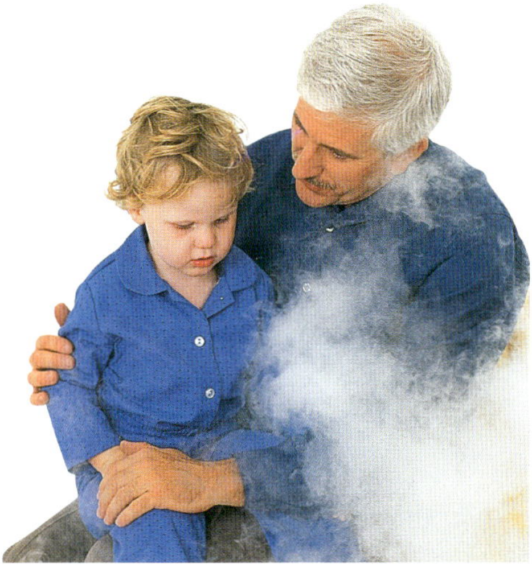

# M N

Im Bein befinden sich zahlreiche Muskeln, Sehnen und Bänder, die leicht geschädigt werden können. Durch innere Blutungen können die Zwischenräume des Gewebes mit Blut voll laufen; das Bein fühlt sich dann hart oder korkartig an.

## ▶ BESCHWERDEN

- **Schmerzen an der betroffenen Stelle**
- **Druck unter der Haut**
- **Teilweiser Funktionsverlust des betroffenen Körperteils**

## ▶ WORAUF SIE ACHTEN MÜSSEN

- **Schwellung an der betroffenen Stelle**
- **Gewebe, das sich korkartig anfühlt**
- **Blaue Verfärbungen an der betroffenen Stelle**

## ▶ WAS SIE TUN MÜSSEN

**1** Ist es eben erst zu der Schädigung (Quetschung oder Prellung) gekommen, legen Sie bis zur Arztbehandlung eine **Eiskompresse (siehe S. 216)** oder ein Sofortkältepack auf den betroffenen Körperteil, um Schwellung und Schmerzen zu lindern. Eisbeutel und Kältepacks dürfen nie direkt auf die Haut gelegt werden. Es muss immer ein Tuch untergelegt werden.

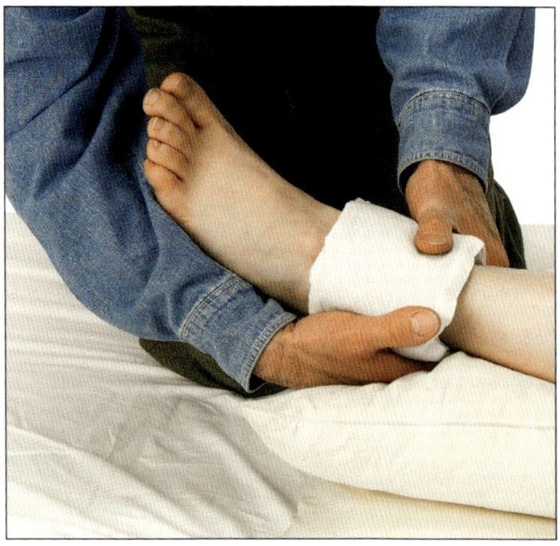

**2** Begrenzen Sie die Schwellung (verursacht durch Blutung im Gewebe), indem Sie das Bein auf Kissen oder zusammengerollten Kleidungsstücken erhöht lagern. Die Kältepackung sollte mit einer Elastikbinde auf dem Verletzungsbereich befestigt werden.

*Alarmieren Sie den Rettungsdienst. Der Betroffene muss zur genauen Diagnose in eine Klinik.*

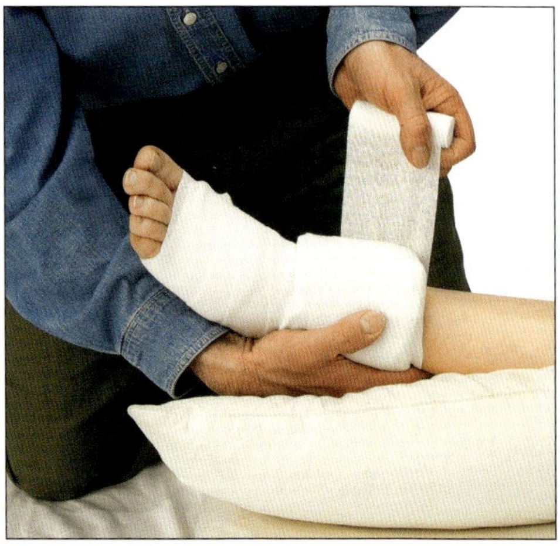

# NACKENVERLETZUNG

Der Nacken kann durch einen Schlag, einen schweren Sturz auf den Kopf, den Rücken oder das Kreuz ebenso wie durch eine abrupte Kopfbewegung verletzt werden. Nackenverletzungen können mit Muskelkrämpfen einhergehen, die den Schmerz verschlimmern. Sind die Schmerzen stark oder Folge eines Sturzes bzw. Verkehrsunfalls – hier kann ein Schleudertrauma vorliegen –, muss der Betroffene zur raschen ärztlichen Behandlung sofort in ein Krankenhaus.

## ▶ BESCHWERDEN

- **Schmerz**
- **Eingeschränkte Bewegungsmöglichkeiten**
- **Taube Gliedmaßen**
- **Kopfschmerz**
- **Betroffener sieht verschwommen oder doppelt**
- **Steifer Nacken**

## ▶ WORAUF SIE ACHTEN MÜSSEN

- **Spuren einer frischen Verletzung**
- **Undeutliches Sprechen**
- **Schläfrigkeit oder Bewusstlosigkeit**
- **Gliedmaßen können nicht bewegt werden**

## ▶ WAS SIE TUN MÜSSEN

**1** Betroffener ist *bei Bewusstsein*: **Steht die Verletzung mit einem schweren Sturz oder direkten Schlag gegen den Nacken in Zusammenhang**, den Betroffenen nicht verlagern – es könnte eine Rückgratverletzung vorliegen. Machen Sie es dem Verletzten so bequem wie möglich. Sagen Sie ihm, dass er seinen Kopf und Nacken nicht bewegen darf. Decken Sie ihn warm zu.

*Alarmieren Sie den Rettungsdienst, um den Betroffenen untersuchen und eventuell verlagern zu lassen.*

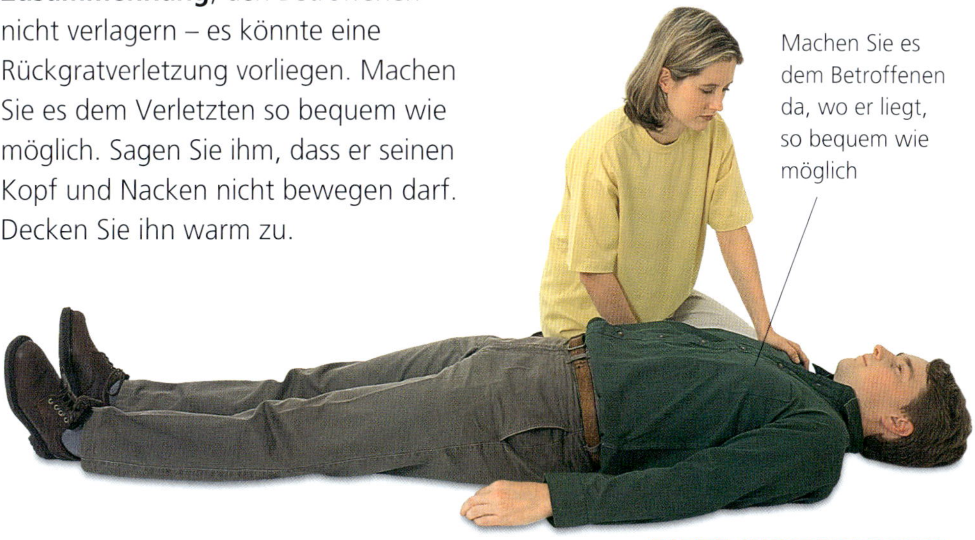


BITTE WEITERLESEN ▶

**2** **Ist die Verletzung Folge einer *Peitschenschlag*-Bewegung (Schleudertrauma) oder tritt sie nach einer plötzlichen Stoß- und Drehbewegung des Nackens auf**, lassen Sie den Betroffenen ein wenig ruhen, um den Muskelkrampf zu mindern.

*Selbst wenn die Schmerzen dadurch zurückgehen, muss der Betroffene wegen der Gefahr nachträglicher ernster Komplikationen rasch in die Notaufnahme eines Krankenhauses.*

**3** Wenn der Betroffene das Bewusstsein verliert und **röchelnde oder schnarchende Atemgeräusche von sich gibt**, bringen Sie ihn in die stabile Seitenlage; halten Sie die Atemwege frei **(siehe S. 13)**. Bitten Sie, falls möglich, eine der umstehenden Personen, dabei Kopf und Nacken des Betroffenen zu stützen.

*Alarmieren Sie unverzüglich den Rettungsdienst.*

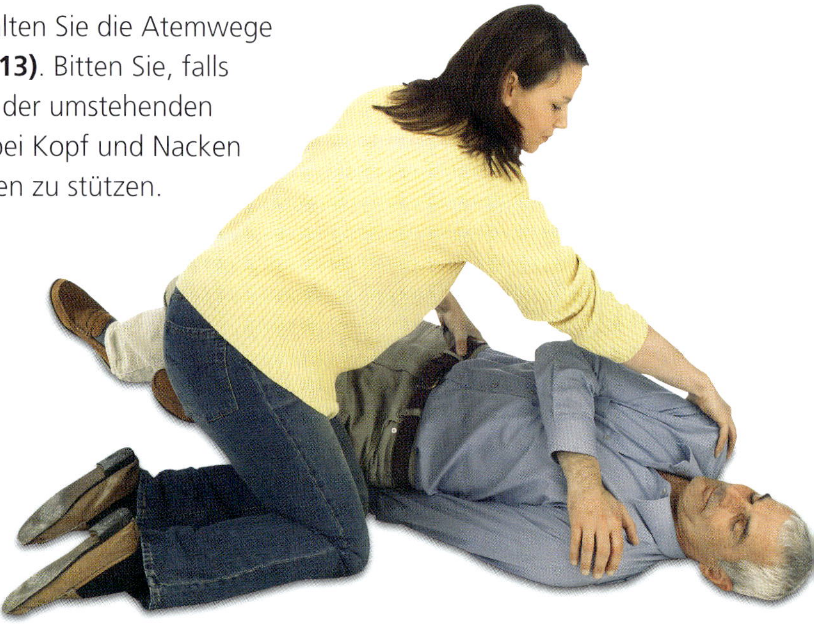

**4** Betroffener ist bei Bewusstsein: Kontrollieren Sie ihn auf sichtbare Verletzungen und behandeln Sie diese. Decken Sie den Verletzten zu, damit keine Körperwärme verloren geht; bewegen Sie dabei aber keinen Teil des Körpers. Prüfen Sie regelmäßig, ob der Betroffene noch bei Bewusstsein ist **(siehe S. 12)**. Kontrollieren Sie Atmung **(siehe S. 14)** und Kreislauf **(siehe S. 16)**, und notieren Sie eventuelle Veränderungen.

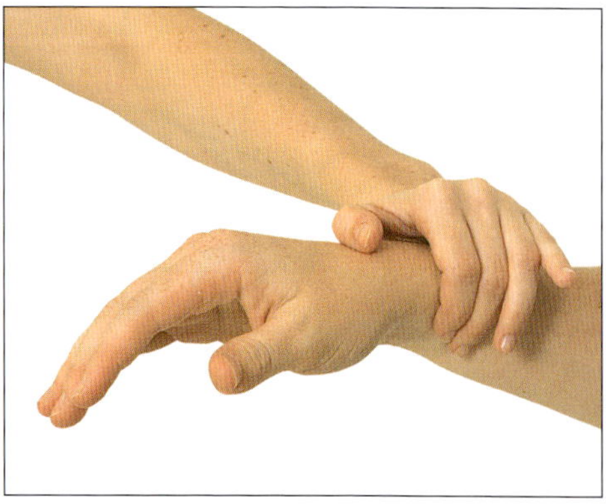

# NASENBLUTEN

Die Nase enthält zahlreiche kleine Blutgefäße, von denen einige dicht unter der Hautoberfläche liegen. Werden diese beschädigt, fließt Blut aus den Nasenlöchern. Eine wässrige, leicht blutige Flüssigkeit kann aus der Nase laufen, wenn der Schädel durch einen schweren Schlag oder Stoß verletzt wurde. Es handelt sich hierbei nicht um Nasenbluten, sondern um eine ernstere Verletzung. Es ist daher wichtig, die wahre Ursache festzustellen. War der Schlag kräftig genug, um eine Schädelverletzung hervorzurufen, wird dringend der Rettungsdienst benötigt.

## ▶ WORAUF SIE ACHTEN MÜSSEN

- **Nasenbluten**
- **Im hinteren Rachenbereich einsickerndes Blut**

## ▶ WAS SIE TUN MÜSSEN

**1** Bitten Sie den Betroffenen, sich hinzusetzen und den Kopf leicht nach vorn zu beugen. Lassen Sie das Blut abfließen. Stopfen Sie keine Watte oder Mull in die Nase. Achten Sie darauf, dass der Betroffene kein Blut verschluckt, um so Übelkeit zu vermeiden.

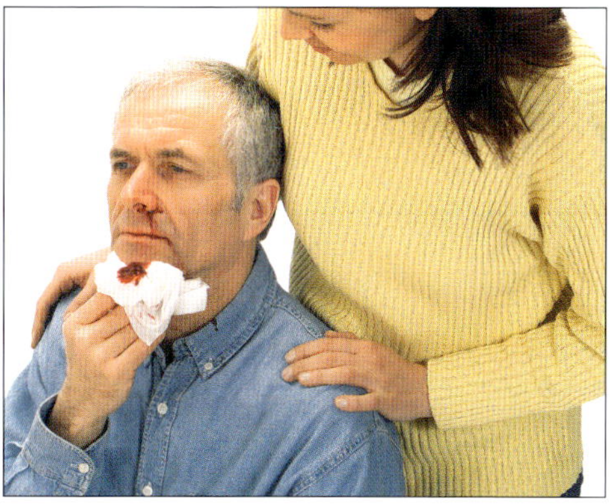

**2** Legen Sie eine **nasse Kompresse** oder einen **Eisbeutel (siehe S. 216)** in den Nacken. Ersetzen Sie die Kompresse, sobald sie nicht mehr kalt ist.

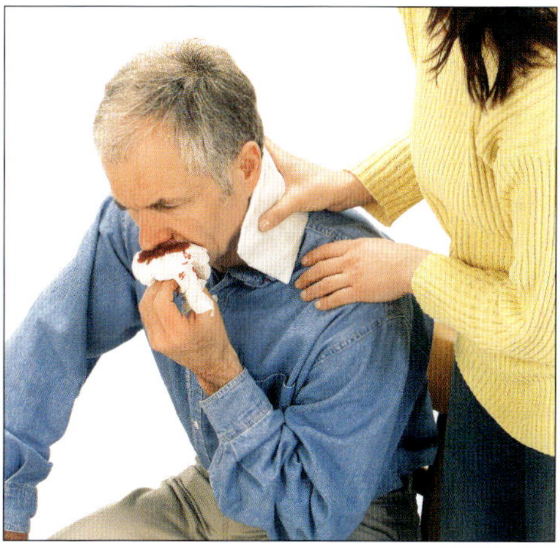

*Sorgen Sie für Arztbehandlung. Wenn die Blutung nicht nachlässt, rufen Sie den Rettungsdienst.*

# NASENVERLETZUNG, Fremdkörper

Vor allem Kinder können sich eine Verletzung durch einen Fremdkörper zuziehen, der in einem Nasenloch stecken geblieben ist. Eine derartige Verletzung muss wegen der Entzündungsgefahr und möglicher Komplikationen rasch von einem Arzt behandelt werden.

## ▶ BESCHWERDEN

- **Schmerz**
- **Erschwerte Atmung durch die Nase**

## ▶ WORAUF SIE ACHTEN MÜSSEN

- **Nasenbluten oder Austreten von Nasenschleim**

## ▶ WAS SIE TUN MÜSSEN

**1** Bitten Sie das Kind, sich hinzusetzen (Kinder sitzen am liebsten auf dem Schoß). Leuchten Sie mit einer Taschenlampe in die Nasenlöcher, und schauen Sie nach, ob sich ein Fremdkörper darin befindet.

*Ist ein Fremdkörper zu sehen, suchen Sie so schnell wie möglich Ihren Kinderarzt oder die Notfallabteilung eines Krankenhauses auf.*

Suchen Sie mit einer starken Taschenlampe nach einem Fremdkörper in der Nase

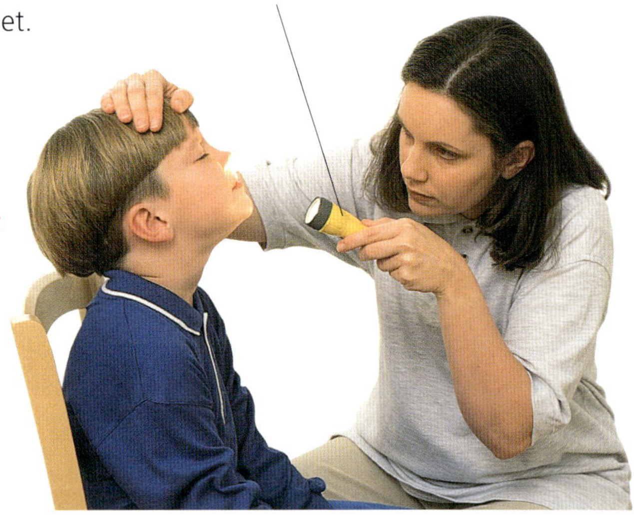

**2** Versuchen Sie nicht, den Fremdkörper selbst zu entfernen; dies kann zu einer Zunahme der Schmerzen und einer Verschlimmerung der Verletzung führen. – Ein Arzt verfügt über Spezialinstrumente. Geben Sie nichts zu essen oder zu trinken, weil bei der Behandlung unter Umständen eine Narkose erforderlich ist.

# NASENVERLETZUNG, gebrochene Nase

Bei einem Sturz oder Zusammenprall kann es leicht zu einem Nasenbeinbruch kommen. Die Verletzung ist meist sehr schmerzhaft. Zur weiteren Behandlung ist schnellstmöglich für ärztliche Hilfe zu sorgen.

## ▶ BESCHWERDEN

- **Schmerzen**
- **Schwierigkeiten beim Atmen durch die Nase**

## ▶ WORAUF SIE ACHTEN MÜSSEN

- **Sichtbare Deformation der Nase**
- **Aus der Nase tritt Blut oder eine helle Flüssigkeit aus**
- **Schwellung und Verfärbung**

## ▶ WAS SIE TUN MÜSSEN

**1** Bitten Sie den Betroffenen, sich hinzusetzen. Ist die Nase geschwollen oder deformiert, gehen Sie davon aus, dass sie gebrochen ist. Blutet es aus einem oder beiden Nasenlöchern, bitten Sie ihn, den Kopf nach vorn zu beugen. Den Kopf keinesfalls in den Nacken legen!

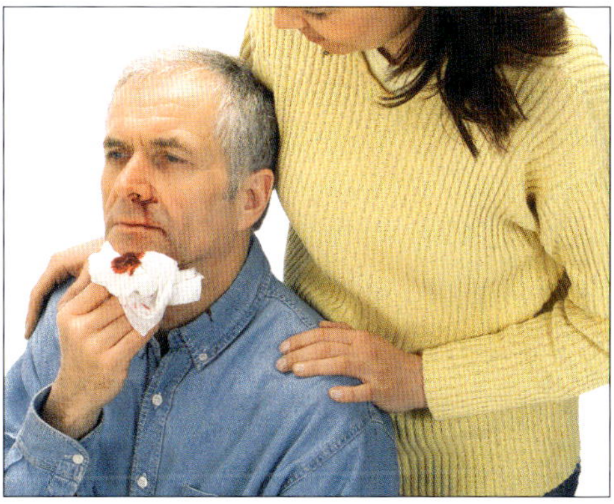

**2** Legen Sie eine **nasse Kompresse** oder einen **Eisbeutel (siehe S. 216)** in den Nacken. Ersetzen Sie die Kompresse, sobald sie nicht mehr kalt ist.

*Sorgen Sie für Arztbehandlung. Wenn die Blutung nicht nachlässt, rufen Sie den Rettungsdienst.*

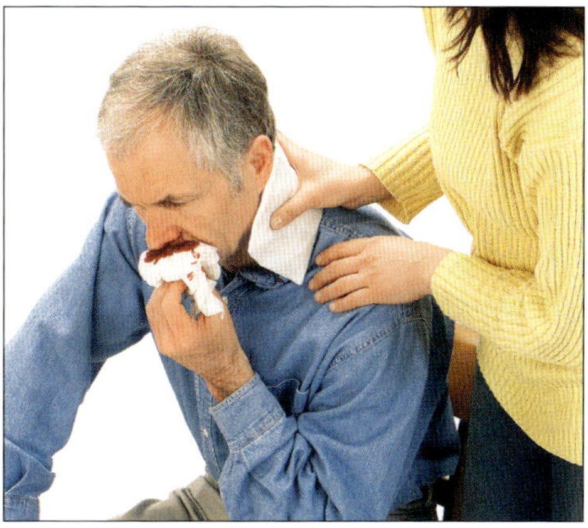

# O R

Eine Ohnmacht ist im Grunde nichts anderes als eine kurze, vorübergehende Bewusstlosigkeit. Sie kommt häufig vor und kann die Folge einer vorübergehenden mangelnden Durchblutung des Gehirns sein. Im Liegen kommt der Blutfluss wieder in Gang; dadurch erlangt der Betroffene das Bewusstsein.

## ▶ BESCHWERDEN

- **Schwindel oder Gefühl der Schwerelosigkeit im Kopf**
- **Übelkeit**
- **Schwarz vor Augen**

## ▶ WORAUF SIE ACHTEN MÜSSEN

- **Blasse, feuchte Haut**
- **Ruhelosigkeit/Unruhe; langsame, ächzende Atmung**
- **Schwacher, meist kaum fühlbarer Puls**

## ▶ WAS SIE TUN MÜSSEN

**1** Versuchen Sie, der Ohnmacht zuvorzukommen; fangen Sie den Betroffenen auf und legen Sie ihn auf den Boden. Lockern Sie beengende Kleidung an Hals und Taille; sorgen Sie für viel frische Luft. Legen Sie die Beine etwas erhöht. Lassen Sie den Betroffenen mindestens 10 Minuten liegen!

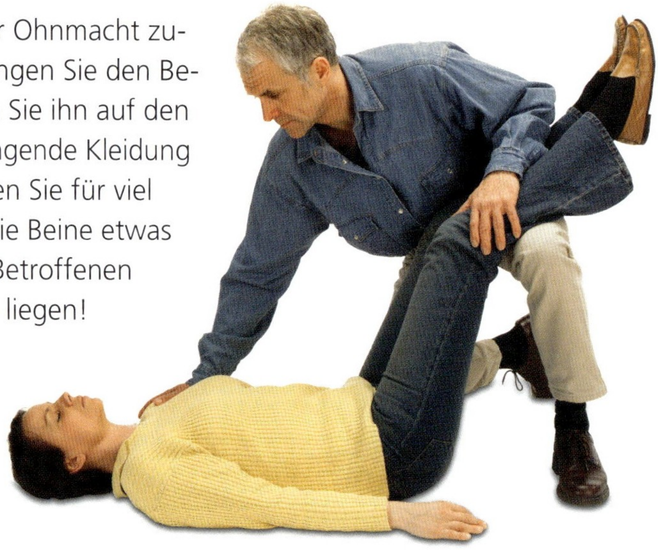

**2** Bleiben Sie bei dem Betroffenen, bis er wieder zu sich kommt. Will er wieder aufstehen, stützen Sie ihn einige Minuten, bis er sich an die aufrechte Haltung gewöhnt hat. Reagiert er nicht, wenn Sie ihn ansprechen oder anfassen, bringen Sie ihn sofort in die stabile Seitenlage, um die **Atemwege** freizuhalten **(siehe S. 13)**. Alarmieren Sie den Rettungsdienst.

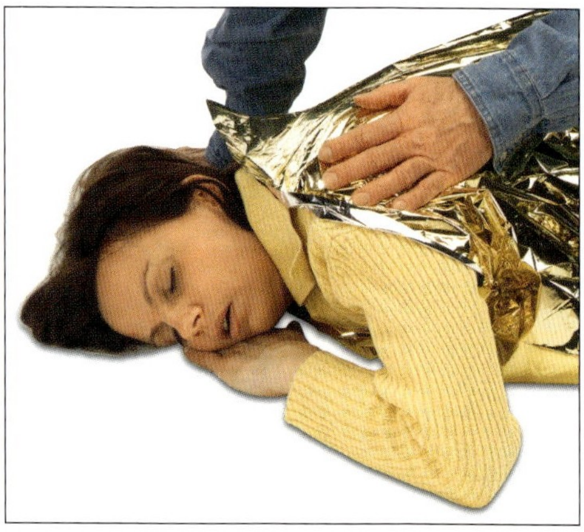

# SCHLAGANFALL

Bei einem Schlaganfall platzt ein Blutgefäß im Gehirn, oder es wird durch ein Blutgerinnsel verstopft. Je nach Dauer des dadurch verursachten Sauerstoffmangels stirbt ein Teil des Gehirns ab. Halbseitige Lähmung, Sprachstörungen oder auch starke Kopfschmerzen können die Folge sein.

## ▶ BESCHWERDEN

- **Schwäche oder Gefühllosigkeit in einer Körperhälfte**
- **Plötzlich auftretende sehr starke Kopfschmerzen**
- **Sehstörungen (Betroffener sieht unscharf oder doppelt)**
- **Ohrensausen**
- **Übelkeit und Schwindel, ggf. mit Gangunsicherheit**

## ▶ WORAUF SIE ACHTEN MÜSSEN

- **Lähmungen bzw. Kraftverlust in einem Arm und/oder Bein (einseitig)**
- **Erschlaffen der Gesichtsmuskeln**
- **Sprachstörungen**
- **Speichelfluss**
- **Verschieden große Pupillen**
- **Verlust der Blasen- und Darmkontrolle**
- **Bewusstlosigkeit**
- **Schluckstörungen**

## ▶ WAS SIE TUN MÜSSEN

**1** Ist der Betroffene *bewusstlos*, bringen Sie ihn in die stabile Seitenlage, und machen Sie die **Atemwege frei (siehe S. 13)**. Führen Sie, falls nötig, **Wiederbelebungsmaßnahmen** durch **(siehe S. 17–18)**.

*Alarmieren Sie schnellstmöglich den Rettungsdienst. Der Betroffene muss ärztlich behandelt werden, damit es nicht zu bleibenden Schäden kommt.*

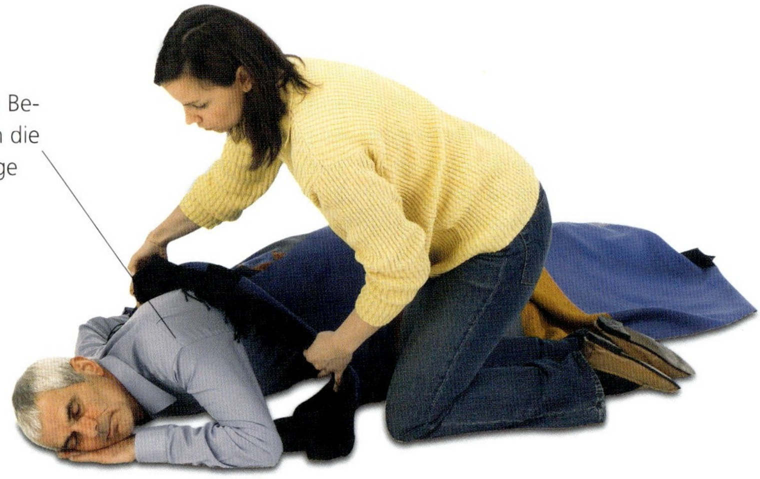

Bringen Sie den Bebewusstlosen in die stabile Seitenlage

**2** Ist der Betroffene *bei Bewusstsein*, bringen Sie ihn in die bequemste Lage. Sorgen Sie dafür, dass der Kopf höher liegt als das Herz. Die meisten Betroffenen ziehen es vor, mit stützenden Kissen im Rücken auf einem Stuhl oder Bett zu sitzen.

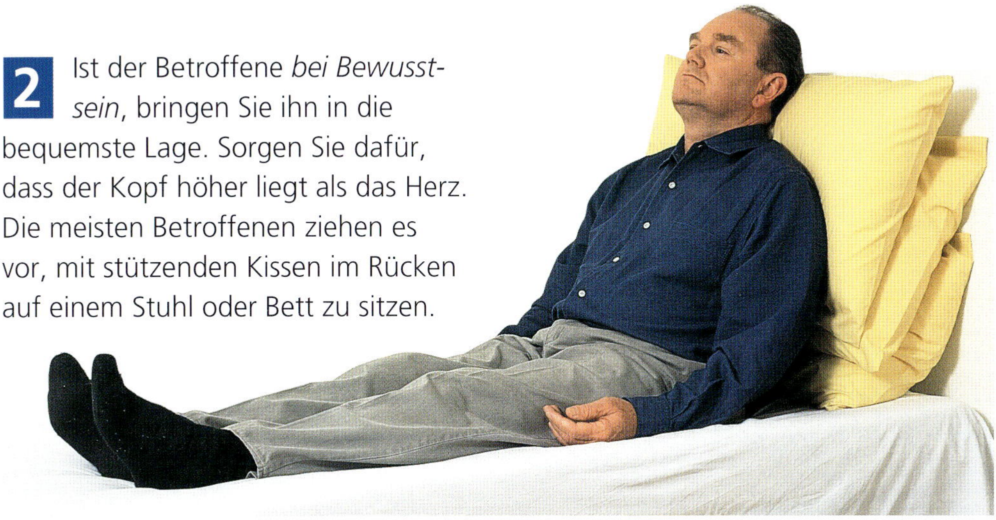

**3** Lockern Sie beengende Kleidung an Hals und Taille. Bei Speichelfluss unterstützen Sie wegen möglicher Schluckbeschwerden den Abfluss des Speichels, indem Sie den Kopf in Richtung der betroffenen Körperseite legen. Wischen Sie den herausfließenden Speichel ab.

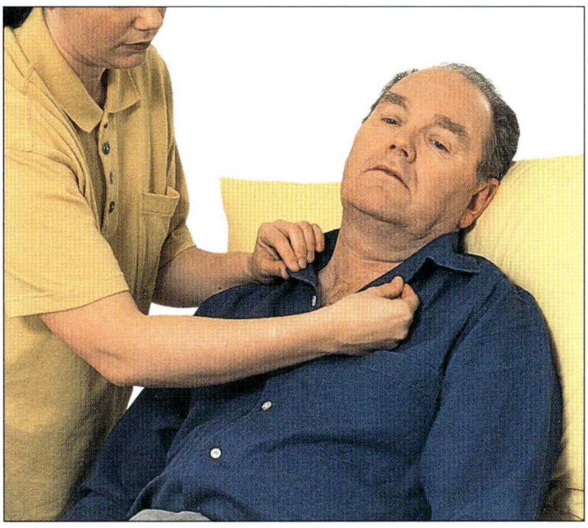

*Alarmieren Sie schnellstmöglich den Rettungsdienst. Um bleibende Schäden zu vermeiden, muss der Betroffene ärztlich behandelt werden.*

**4** Kann der Betroffene nicht sprechen oder ist er schwer zu verstehen, sagen Sie ihm, dass ärztliche Hilfe unterwegs ist, und dass die Symptome nicht bleibend sein müssen. Stellen Sie nur Fragen, die sich durch eine Kopfbewegung beantworten lassen. Der Betroffene sollte möglichst nicht versuchen zu sprechen.

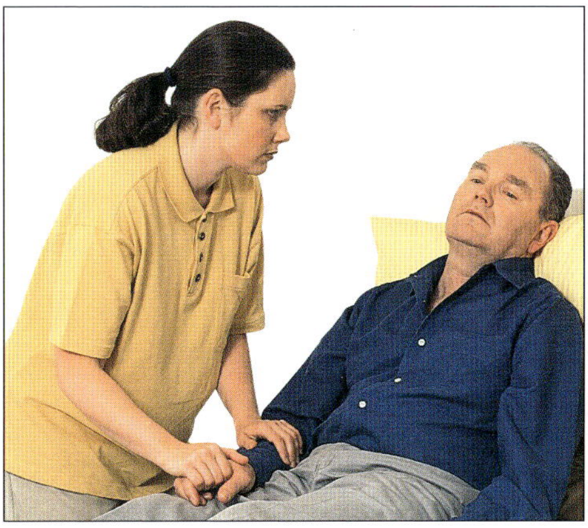

**5** Denken Sie daran, dass der Betroffene bei vollem Bewusstsein ist (auch wenn er nicht sprechen kann) und alles hört, was gesagt wird. Geben Sie ihm nichts zu essen oder zu trinken, weil er sich verschlucken kann.

# SCHLANGENBISS

Von unseren einheimischen Schlangen ist nur die Kreuzotter giftig. Ihr Biss ist aber selten lebensbedrohlich. Bei Fernreisen, vor allem in die Tropen und Subtropen, ist die Wahrscheinlichkeit eines gefährlichen Schlangenbisses weitaus größer als in unseren Breiten. Auf alle Fälle muss der Betroffene schnell in ein Krankenhaus gebracht werden. Zur Bekämpfung des Giftes ist es immer nützlich, wenn Sie die betreffende Schlange beschreiben können.

## ▶ BESCHWERDEN

- **Übelkeit und/oder Erbrechen**
- **Kopfschmerzen**
- **Sehstörungen (Betroffener sieht unscharf oder doppelt)**
- **Probleme beim Sprechen und/oder Schlucken**
- **Schwäche oder Lähmung von Armen und/oder Beinen**
- **Atemprobleme**

## ▶ WORAUF SIE ACHTEN MÜSSEN

- **Spuren von Giftzähnen**

## ▶ WAS SIE TUN MÜSSEN

**1** Die Wunde **NICHT einschneiden, auswaschen oder aussaugen**. Legen Sie den betroffenen Körperteil (meist Arm oder Bein) tiefer als das Herz.

*Bleiben Sie ruhig, und bitten Sie jemanden, so schnell wie möglich den Rettungsdienst zu alarmieren.*

---

**2** Sorgen Sie dafür, dass der Betroffene ruhig liegen bleibt, denn jede Bewegung fördert die Ausbreitung des Giftes im Körper. Decken Sie den Betroffenen bei Kälte mit einer Decke oder einem Kleidungsstück zu.

*Achten Sie darauf, ob der Betroffene das Bewusstsein verliert. Beginnen Sie nötigenfalls sofort mit der* ***Wiederbelebung*** ***(siehe S. 16–19)****.*

Höherentwickelte Tiere mit einem giftigen Biss oder Stich kommen in unseren Breiten äußerst selten vor. Eigentlich gibt es nur drei: die Feuerqualle, das große Petermännchen (ein Fisch) und die Kreuzotter.

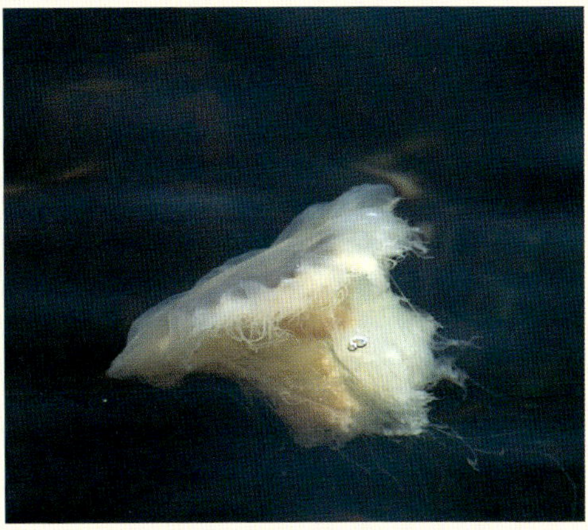

FEUERQUALLE *(Cyanea capillata)*
Die Feuerqualle, die auch in der Nordsee vorkommt, wird im Durchschnitt nicht größer als 30 cm. Die mehr als 150 meist gelben Tentakel an der Schirmunterseite sind dicht mit Nesselkapseln besetzt. Bei Berührung verursachen diese Juckreiz, Rötung, Brennen und Blasen. Ferner können Vergiftungserscheinungen wie Erbrechen, Schwindel, Muskelkrämpfe und Verwirrtheit auftreten. In seltenen Fällen (bei Überempfindlichkeit gegen das Nesselgift) kann es zu Beklemmungen, Schock und eventuell sogar Kreislaufversagen kommen.

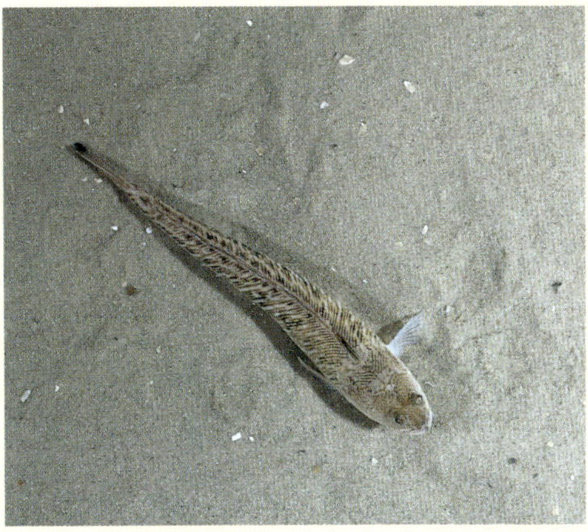

GROSSES PETERMÄNNCHEN *(Trachinus draco)*
Das große Petermännchen ist ein Stachelfisch, der in der Nordsee vorkommt. Die Stacheln der ersten Rückenflosse und die Dornen auf den Kiemendeckeln tragen Giftdrüsen. Durchdringt ein Stachel oder Dorn die Haut, gelangt das Gift in die Wunde. Die Folge ist ein Zerfall der roten Blutkörperchen und eine Nervenlähmung. Bei empfindlichen Menschen und Kindern kann dies zum Schock führen; gewöhnlich treten aber nur Schmerzen, Schwellungen und ernste Entzündungen auf. Das kleine Petermännchen *(Echiichtys vipera)* ist, wie der Name es bereits sagt, ein bedeutend kleineres Exemplar mit einem weniger gefährlichen Stich. Diese Art kommt ebenfalls in der Nordsee vor.

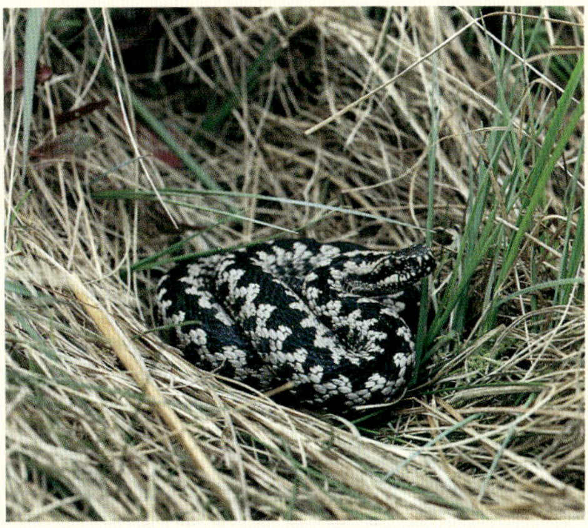

KREUZOTTER *(Vipera berus)*
Die ca. 60 cm lange Kreuzotter hat einen flachen, hinter den Augen pfeilförmig zulaufenden Kopf und weist unterschiedliche Färbungen (meistens bräunlich) auf. Auffälligstes Kennzeichen ist die dunkle Zickzack-Zeichnung des Rückens. Der Biss der in Deutschland weit verbreiteten Kreuzotter ist für den Menschen selten lebensbedrohlich. Nur Kinder und Menschen mit schwachem Herzen können in Gefahr geraten.

# SCHLÜSSELBEINBRUCH

Die häufigste Ursache eines Schlüsselbeinbruchs ist ein Sturz mit ausgestreckter Hand – unter dem Druck des Körpergewichts kann das Schlüsselbein dann brechen. Die Bruchstelle befindet sich meist im äußeren Teil des Schlüsselbeins (am Übergang zwischen Schlüsselbein und Schultergelenk).

## ▶ BESCHWERDEN

- **Schmerzen und Empfindlichkeit an der betroffenen Stelle**
- **Bei der geringsten Bewegung verschlimmern sich die Schmerzen**

## ▶ WORAUF SIE ACHTEN MÜSSEN

- **Der Betroffene stützt den Arm unter dem Ellbogen ab**
- **Der Kopf wird zur verletzten Seite hin gehalten, um so die Schmerzen zu lindern**
- **Das geschädigte Schultergelenk sitzt etwas tiefer als das andere**
- **Deutliche Schwellung oder Deformation der verletzten Seite**
- **Beim Betroffenen besteht die Neigung, jede Bewegung des Rumpfs oder des betroffenen Körperteils zu vermeiden**

## ▶ WAS SIE TUN MÜSSEN

**1** Lassen Sie den Betroffenen den Arm der verletzten Seite auf die bequemste Weise abstützen. Die betroffene Schulter wird häufig tiefer gehalten als die andere, weil das Schultergelenk hier nicht durch das Schlüsselbein gestützt wird.

*Alarmieren Sie schnellstmöglich den Rettungsdienst.*

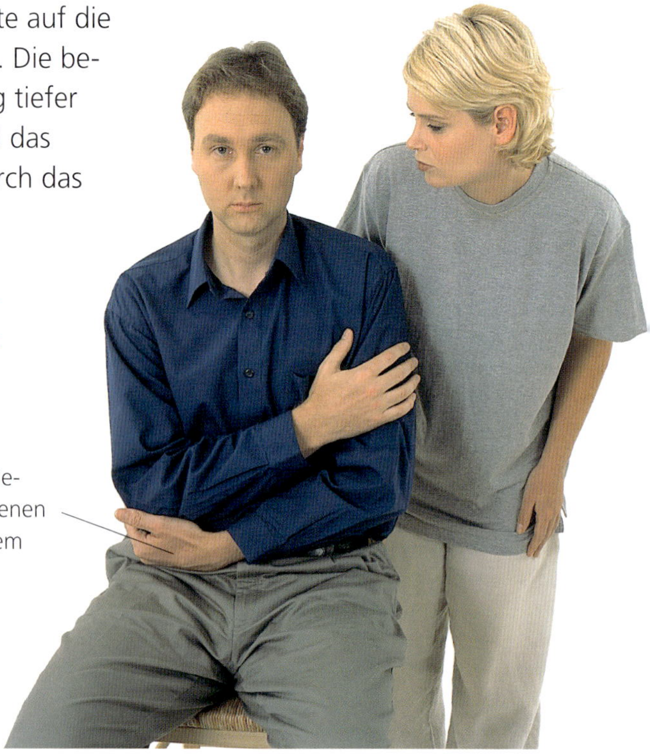

Stützen Sie das Gewicht des betroffenen Körperteils mit dem anderen Arm ab

Kleine, oberflächliche Schnittwunden gehören zum alltäglichen Leben. Bei geringer Blutung genügt eine einfache Behandlung. Bei Schnittwunden an Gesicht und Händen muss eventuell ein Arzt konsultiert werden, um einer späteren Narbenbildung vorzubeugen. Eine tiefe oder klaffende Schnittwunde kann bis in tieferes Gewebe reichen und erfordert ärztliche Hilfe.

## ▶ WAS SIE TUN MÜSSEN

**1** Stillen Sie die Blutung, indem Sie einen Verband anlegen. Halten Sie den verletzten Körperteil möglichst hoch, um die Blutzufuhr zu verringern.

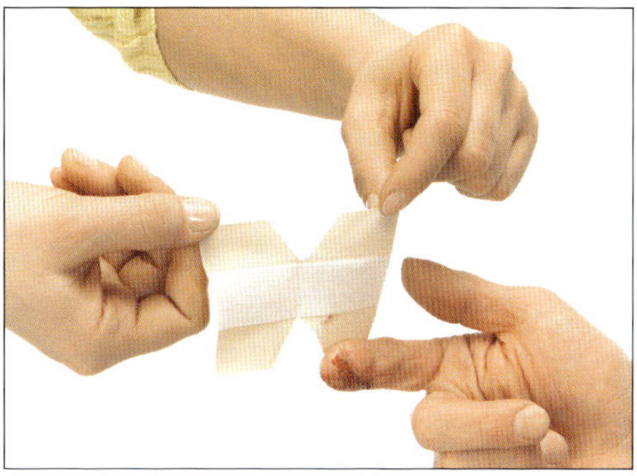

**2** Blutet es stärker, verbinden Sie die Wunde mit einem Verbandpäckchen. Überprüfen Sie den Tetanusimpfschutz des Verletzten. Auch bei kleinen Wunden besteht Infektionsgefahr.

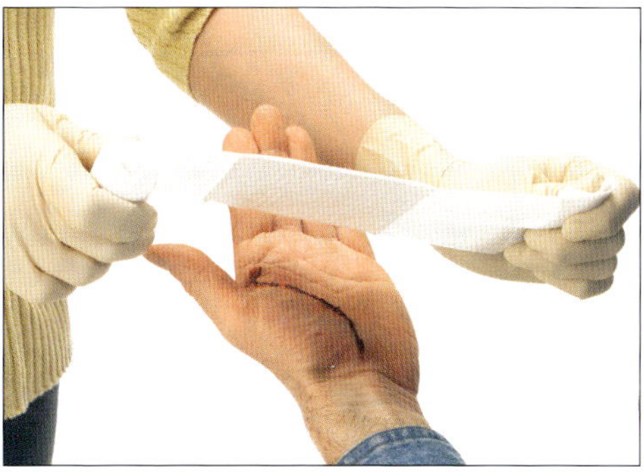

*Suchen Sie innerhalb von 6 Stunden einen Arzt auf.*

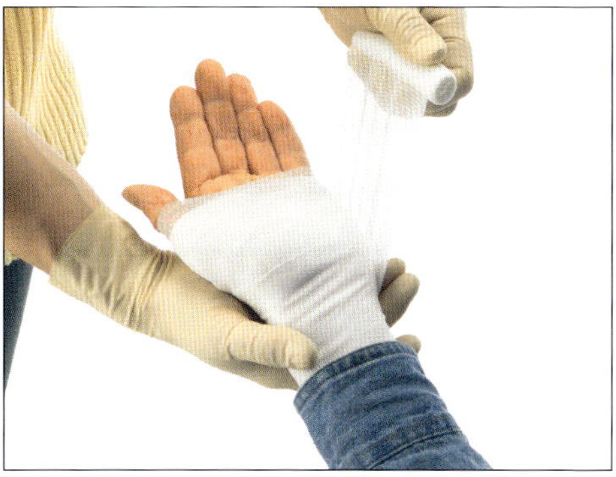

# SCHNITTWUNDEN, tiefe

Eine tiefe Schnittwunde kann, auch wenn sie nicht groß ist, Blutgefäße, Nerven, Sehnen, Gelenkbänder und/oder Muskeln beschädigt haben. Wurde ein langes Messer benutzt, ist auch mit inneren Verletzungen zu rechnen. Bei tiefen Schnittwunden muss die Blutung schnellstens gestillt und wegen möglicher Komplikationen (es kann ein Schock entstehen) der Rettungsdienst alarmiert werden.

## ▶ WAS SIE TUN MÜSSEN

**1** Zum sofortigen Stillen der Blutung ein Tuch oder eine sterile Wundauflage fest auf die Wunde drücken. Je nachdem, wo sich diese befindet, kann das durch den Betroffenen selbst oder einen Helfer geschehen. Am Arm die Arterie abdrücken **(siehe S. 20)**.

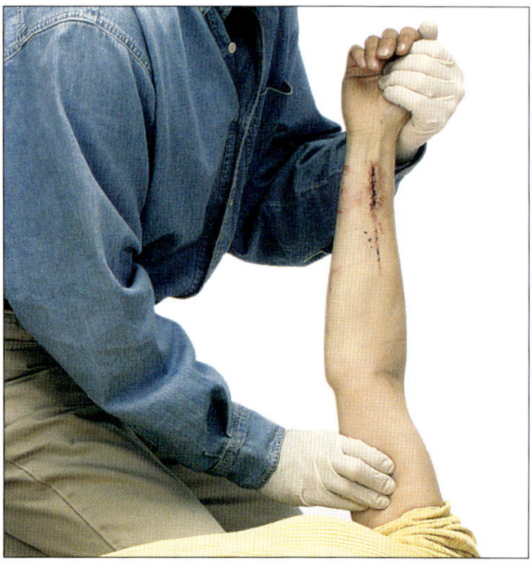

**2** Bei einer starken Blutung legen Sie mit zwei Verbandpäckchen einen Druckverband an: Öffnen Sie ein Verbandpäckchen, legen Sie die Wundauflage auf und wickeln Sie die Binde zweimal um; legen Sie dann das zweite Verbandpäckchen (geschlossen) als Druckpolster auf und wickeln Sie die Binde so fest um den verletzten Körperteil, dass er nicht abgeschnürt wird, aber die Blutung gestoppt wird.
Legen Sie den verletzten Körperteil erhöht, die Beine des Verletzten etwas hoch, und decken Sie ihn warm zu.

*Alarmieren Sie schnellstmöglich den Rettungsdienst.*

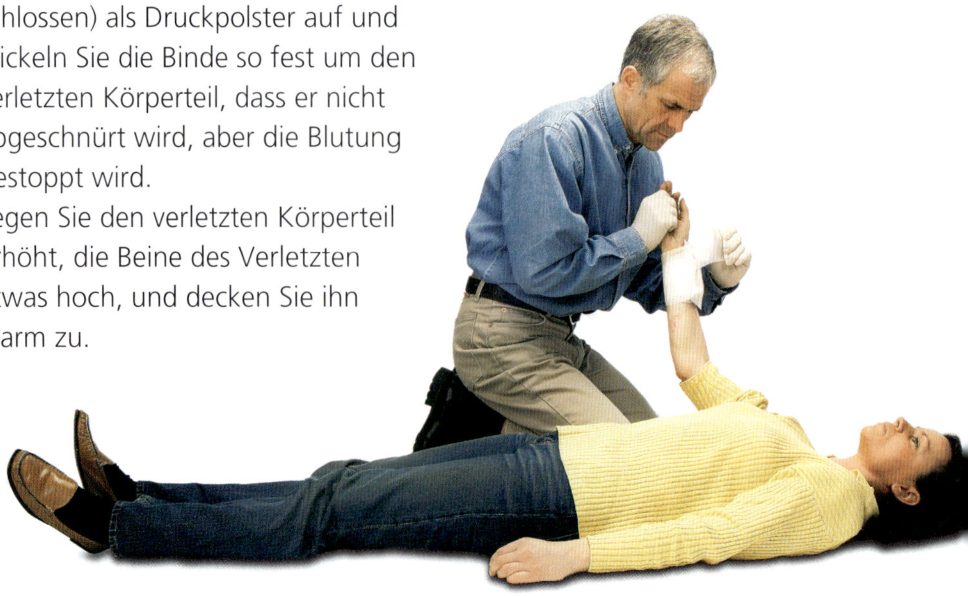

# SCHOCK

Ein Schock kann bei extremer psychischer Belastung (z. B. Autounfall), bei starkem Blutverlust ebenso wie bei einer plötzlichen Erkrankung auftreten. Verursacht wird er durch eine natürliche Reaktion des Körpers auf einen Notfall: Dabei werden nur noch die lebenswichtigen Organe mit Sauerstoff versorgt. Die Haut wird dadurch nicht mehr normal durchblutet. Der Betroffene wird blass und bekommt eine kalte, feuchte Haut.

## ▶ BESCHWERDEN

- **Schwäche- und Schwindelgefühl**
- **Schwacher, schneller oder langsamer Puls**
- **Schmerzen (je nach Situation)**

## ▶ WORAUF SIE ACHTEN MÜSSEN

- **Blasse, kalte und feuchte Haut**
- **Schnelle, flache Atmung**
- **Schwacher, schneller Puls**

## ▶ WAS SIE TUN MÜSSEN

**1** Helfen Sie dem Betroffenen, sich hinzulegen. Lockern Sie beengende Kleidung an Hals und Taille.

*Alarmieren Sie schnellstmöglich den Rettungsdienst. Geben Sie nichts zu essen oder zu trinken.*

**2** Legen Sie die Beine des Betroffenen erhöht (ca. 30 cm).

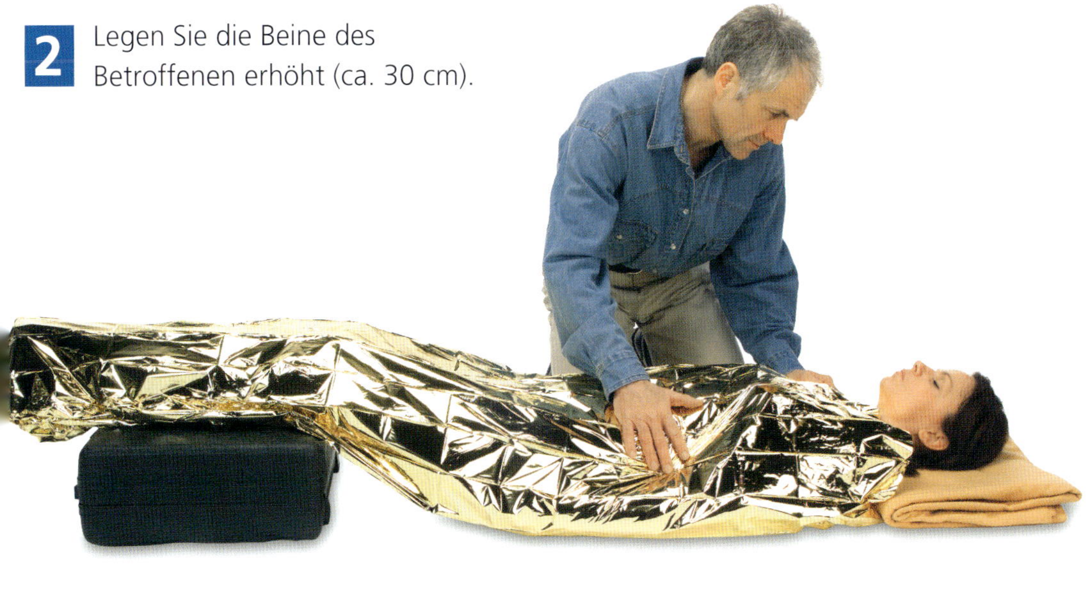

**3** Decken Sie den Betroffenen warm zu und betreuen Sie ihn bis zum Eintreffen des Rettungsdienstes.

# SCHÜRFWUNDEN

Bei Schürfwunden ist die äußere Schutzschicht der Haut beschädigt, wodurch Gewebe und Nervenenden der Luft ausgesetzt sind. Schürfwunden können sehr schmerzhaft sein. Je nach Art der Wunde kann Staub oder Sand in das Gewebe eingedrungen sein.

## ▶ BESCHWERDEN

- **Schmerzen**
- **Steifheit und eingeschränkte Funktion des verletzten Körperteils**

## ▶ WAS SIE TUN MÜSSEN

**1** Bedecken Sie die Wunde mit einer sterilen Wundauflage.

**2** Bedecken Sie die Wunde mit einem Wundpflaster, das die Schürfstelle vollständig abdeckt. Ist die Wunde dafür zu groß, nehmen Sie sterilen Verbandmull, der mit Pflasterstreifen befestigt wird.

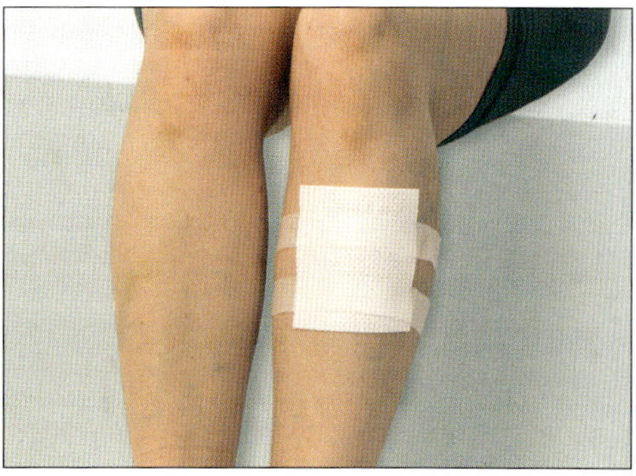

**3** Suchen Sie einen Arzt auf, um spätere Narbenbildung zu vermeiden. Überprüfen Sie Ihren Tetanus-Impfschutz.

Schusswaffen verursachen verschiedene Verletzungen. Ein Geschoss großen Kalibers kann an der Einschussstelle nur eine kleine Wunde hinterlassen, an der Austrittsstelle jedoch eine weitaus größere Wunde mit erheblichen Gewebeschäden hervorrufen. Bleibt die Kugel im Körper stecken, treten häufig schwerwiegende innere Verletzungen auf.

## ▶ BESCHWERDEN

- **Schmerzen**
- **Schwäche**
- **Durst**
- **Übelkeit**

## ▶ WORAUF SIE ACHTEN MÜSSEN

- **Blutungen**
- **Einschusswunde und Wunde an der Austrittsstelle**
- **Blasse, kalte und feuchte Haut**
- **Schnelle Atmung; schneller, schwacher Puls**

## ▶ WAS SIE TUN MÜSSEN

**1** Prüfen Sie Bewusstsein, Atmung und Puls des Verletzten. Reagiert er nicht auf lautes Ansprechen, bringen Sie ihn in die stabile Seitenlage, um die **Atemwege** freizuhalten **(siehe S. 13)**. Beginnen Sie ggf. mit der **Wiederbelebung (siehe S. 16–19)**.

*Alarmieren Sie schnellstmöglich den Rettungsdienst; benachrichtigen Sie auch die Polizei.*

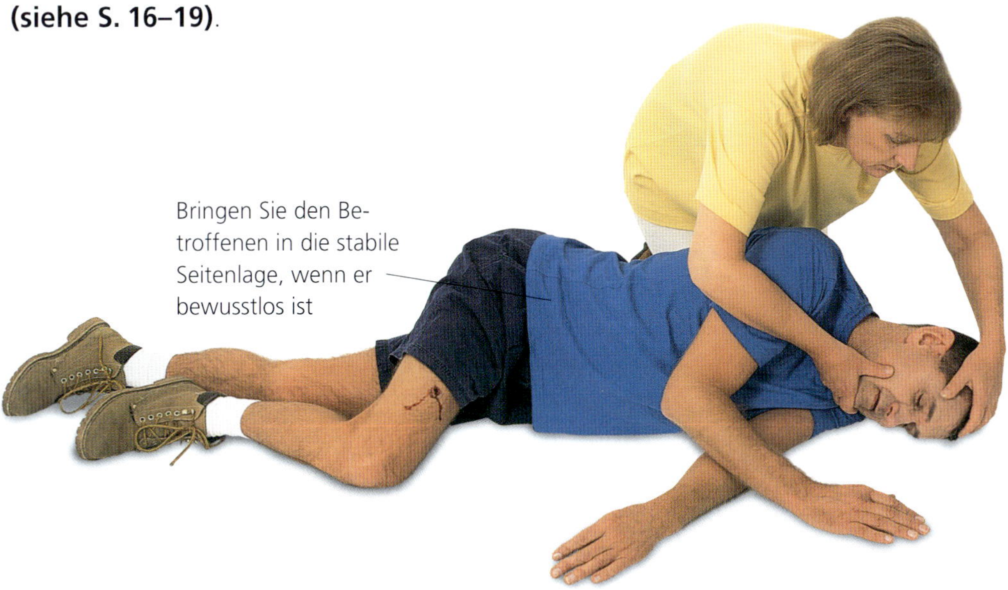

Bringen Sie den Betroffenen in die stabile Seitenlage, wenn er bewusstlos ist


**BITTE WEITERLESEN ▶**

**2** Ist der Betroffene bei Bewusstsein, helfen Sie ihm in eine bequeme Lage; lagern Sie den betroffenen Körperteil etwas erhöht. Bei starker Blutung legen Sie einen Druckverband an **(siehe S. 20)**.

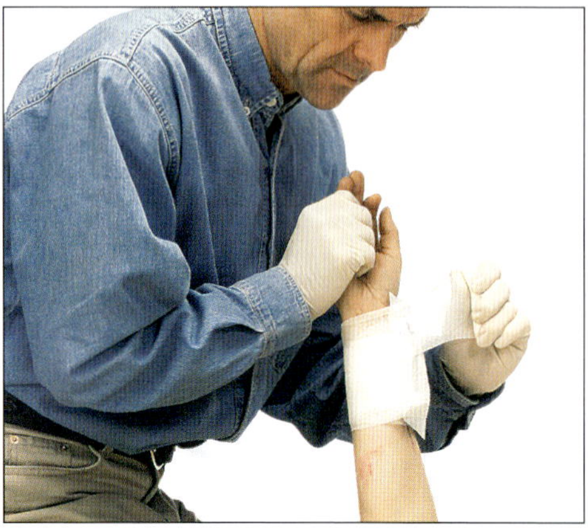

**3** **Bei einem Knochenschaden:** Bitten Sie den Verletzten, sich hinzulegen. Stützen Sie dabei vorsichtig die betroffenen Glieder ab. Offene Wunden müssen steril bedeckt werden, z. B. mit einem Verbandpäckchen. Rollen Sie ein Kleidungsstück oder eine Decke zusammen, und umpolstern Sie damit vorsichtig das verletzte Körperteil.
**VERSUCHEN SIE NICHT, das verletzte Glied zu bewegen; dies verursacht Schmerzen und kann zu Komplikationen führen.**

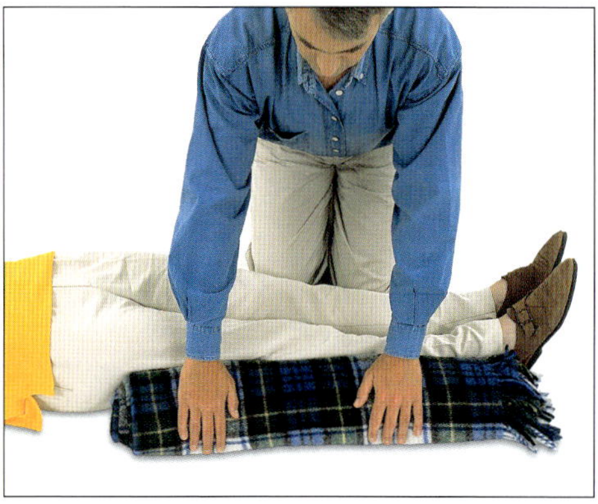

**4** Decken Sie den Verletzten mit einer Decke oder einem Kleidungsstück warm zu. Kontrollieren Sie regelmäßig Bewusstsein sowie Puls und Atmung. Achten Sie darauf, dass die Verbände nicht durchbluten. Geben Sie dem Betroffenen nichts zu essen oder zu trinken, da bei der Behandlung der Verletzung möglicherweise eine Narkose erforderlich ist.

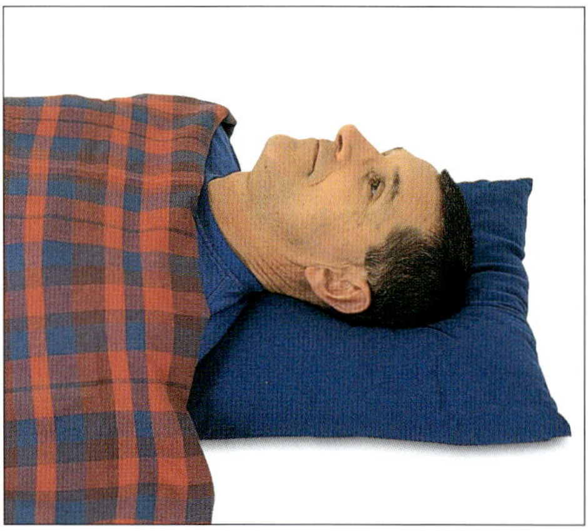

# SONNENBRAND 

Direkte Einwirkung von starkem Sonnenlicht kann schon nach 20 Minuten zu einem Sonnenbrand führen. Sonnenschutzcremes und -lotionen schützen die Haut nur für kurze Zeit. Vor allem Kinder können durch Sonnenbrand schmerzhafte und unschöne Brandwunden erleiden. Durch häufige Sonnenbrände erhöht sich die Gefahr, später an Hautkrebs zu erkranken.

## ▶ BESCHWERDEN

- **Schmerzen**
- **Hitze im Bereich der Verbrennung**
- **Haut des Betroffenen spannt**

## ▶ WORAUF SIE ACHTEN MÜSSEN

- **Rote Haut, Blasen**
- **Haut empfindlich gegen Berührung**

## ▶ WAS SIE TUN MÜSSEN

**1** Bringen Sie den Betroffenen an einen kühlen, schattigen Ort, wo er ruhen kann, ohne sich auf die verbrannten Körperpartien stützen zu müssen. Bitten Sie ihn, leichte Kleidung anzuziehen. Diese sollte weit sein, damit sie die empfindliche Haut schont. Der Betroffene sollte viel Flüssigkeit zu sich nehmen.

*Bei einem ausgedehnten Sonnenbrand mit Schüttelfrost und Brandblasen ist Arztbehandlung notwendig.*

**2** Kühlen Sie die Haut vorsichtig mit feuchten Tüchern, und versorgen Sie die betroffene Hautpartie mit einer schmerzlindernden Creme oder Lotion. Eine Lotion lässt sich schonender auftragen. Diese ist auch in Sprayform erhältlich, sodass ein Berühren der verbrannten Haut mit der Hand vermieden werden kann.

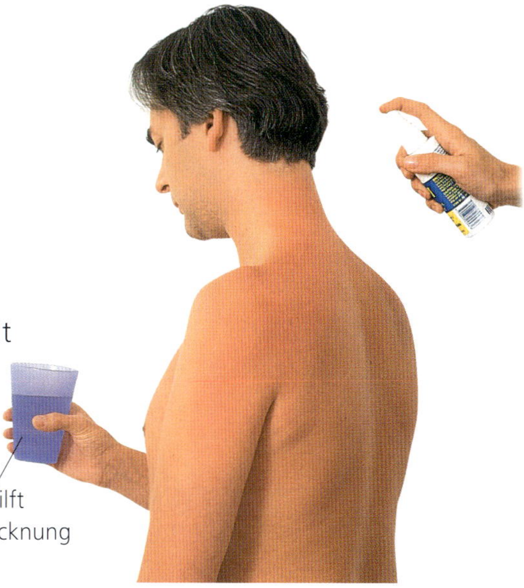

Ein Getränk hilft gegen Austrocknung

# STICHWUNDEN

Stichwunden sind in der Regel ernste Verletzungen und erfordern eine sofortige Behandlung, um die Blutung zu stillen. Ist ein Messer oder eine andere Stichwaffe in der Wunde stecken geblieben, darf diese bei den Erste-Hilfe-Maßnahmen nicht entfernt werden, da sie beim Stoppen der Blutung helfen kann.

## ▶ WAS SIE TUN MÜSSEN

### Das Messer steckt nicht mehr in der Wunde

**1** Zum sofortigen Stillen der Blutung ein Tuch oder eine sterile Wundauflage fest auf die Wunde drücken. Je nachdem, wo sich diese befindet, kann das durch den Betroffenen selbst oder einen Helfer geschehen. Am Arm die Arterie abdrücken **(siehe S. 20)**.

*Alarmieren Sie schnellstmöglich den Rettungsdienst.*

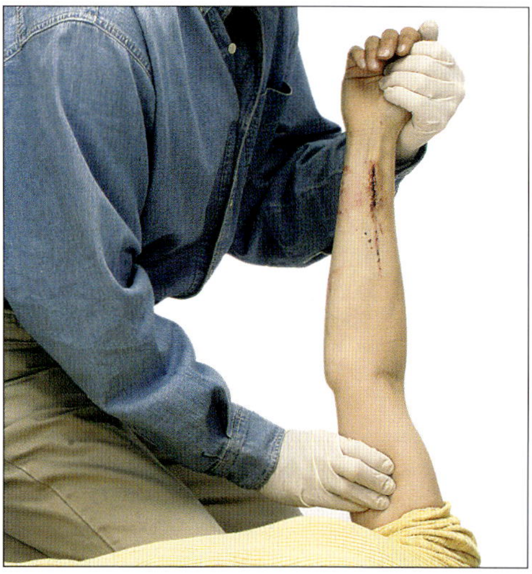

**2** Bei einer starken Blutung legen Sie mit zwei Verbandpäckchen einen Druckverband an: Öffnen Sie ein Verbandpäckchen, legen Sie die Wundauflage auf und wickeln Sie die Binde zweimal um; legen Sie dann das zweite Verbandpäckchen (geschlossen) als Druckpolster auf und wickeln Sie die Binde so fest um den verletzten Körperteil, dass er nicht abgeschnürt wird, aber die Blutung gestoppt wird. Legen Sie den verletzten Körperteil erhöht, die Beine des Verletzten etwas hoch, nd decken Sie ihn warm zu.

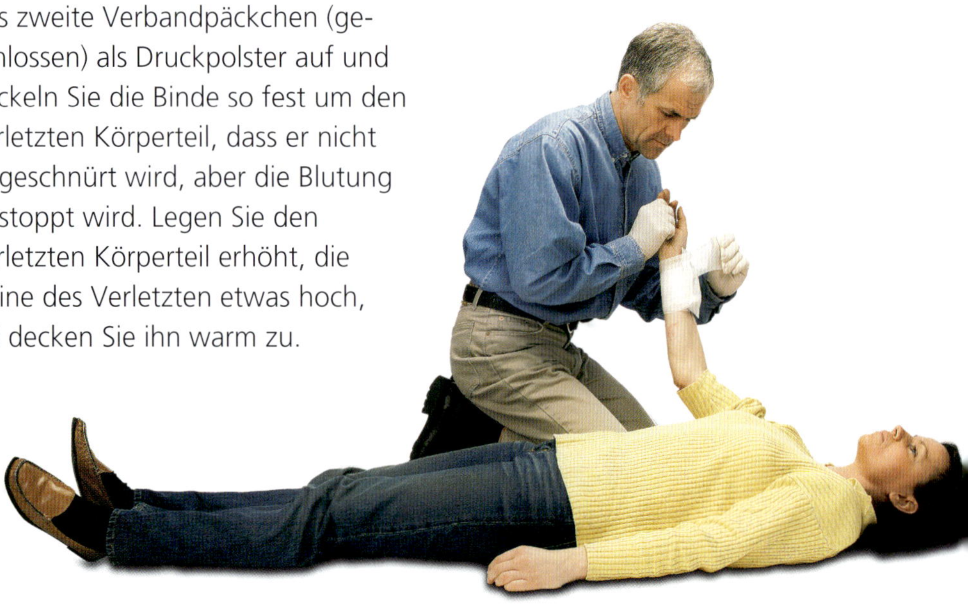

## Das Messer steckt noch in der Wunde

**1** Bewegen Sie den Fremdkörper (Messer) möglichst nicht. Legen Sie um den Fremdkörper einen Verband an. **Versuchen Sie NIE, die Waffe zu entfernen; sie kann beim Stoppen der Blutung hilfreich sein**, da sie das verletzte Blutgefäß häufig regelrecht verschließt und so hilft, die Blutung zu stoppen.

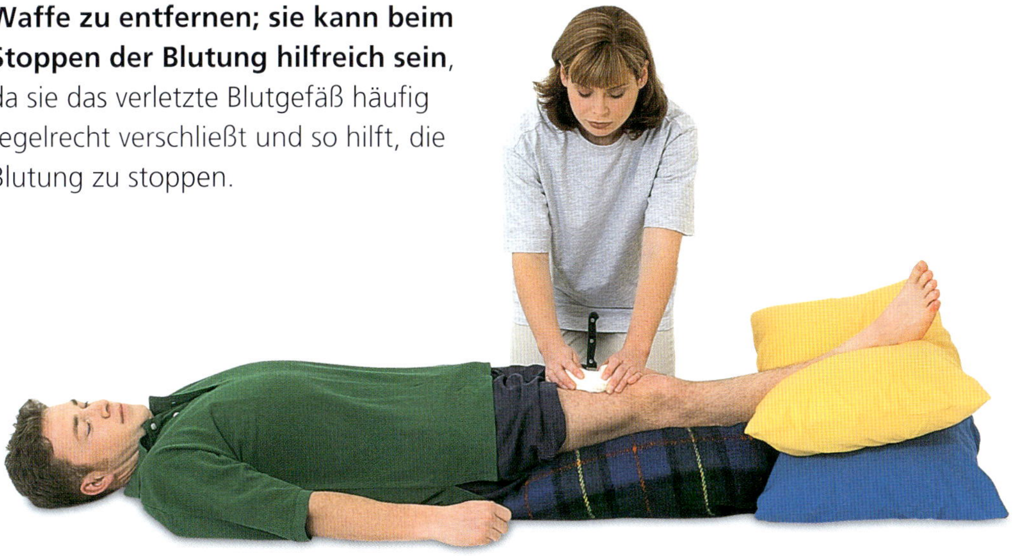

**2** Wickeln Sie über dem Verband und um die Waffe herum kreuzweise eine Binde. Lassen Sie den Betroffenen ruhen, und beruhigen Sie ihn.

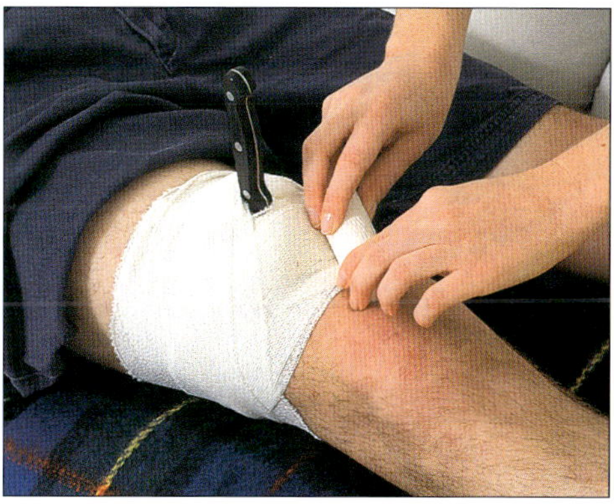

*Alarmieren Sie schnellstmöglich den Rettungsdienst. Die Waffe muss in der Klinik entfernt werden.*

**Leidet der Betroffene an:**

- Fieber?
- Bewegungsproblemen mit dem Ellbogengelenk?
- Schmerzen nach einer Ellbogenverletzung?

**JA** → **Vereinbaren Sie heute noch einen Termin mit dem Hausarzt**

**NEIN** ↓

**Leidet der Betroffene an:**

- Schwellung des Ellbogengelenks?
- Schmerzen beim Bewegen des Ellbogens?
- Rötung am bzw. Wärmegefühl im Ellbogengelenk?

**JA** → **Vereinbaren Sie heute noch einen Termin mit dem Hausarzt**

**NEIN** ↓

**Versorgung zu Hause**

**Tritt innerhalb von 24 Stunden keine Besserung ein, konsultieren Sie so schnell wie möglich den Hausarzt**

Kinder im Alter unter 12 Monaten können schnell an einer Unterkühlung leiden, weil das Wärmeregulationszentrum im Gehirn noch nicht vollständig entwickelt ist. Unterkühlte Kinder sehen mitunter ganz normal aus (rosige Wangen, frische Haut), obwohl sie in Wirklichkeit eine zu niedrige Körpertemperatur haben. In diesem Fall muss auf andere Symptome einer Unterkühlung geachtet werden. Bei älteren Kindern besteht Unterkühlungsgefahr, wenn sie sich bei kaltem und nassem Wetter zu lange im Freien aufhalten.

## ▶ WORAUF SIE ACHTEN MÜSSEN

- **Ungewöhnlich still, schläfrig (Bewusstseinstrübung) und matt**
- **Kein Interesse, zu essen oder zu trinken**
- **Niedrige Pulsfrequenz; langsame Atmung**
- **Unkontrollierbares Frösteln**
- **Blasse, trockene Haut**

## ▶ WAS SIE TUN MÜSSEN

**1** Bringen Sie das Kind an einen warmen Ort, jedoch nicht in die Nähe der Heizung. Wärmen Sie es mit Kleidungsstücken und Decken langsam auf. Setzen Sie das Kind nicht in ein warmes Bad. Zu schnelles Erwärmen hat zur Folge, dass die allgemeine Körpertemperatur zunächst noch weiter absinkt.

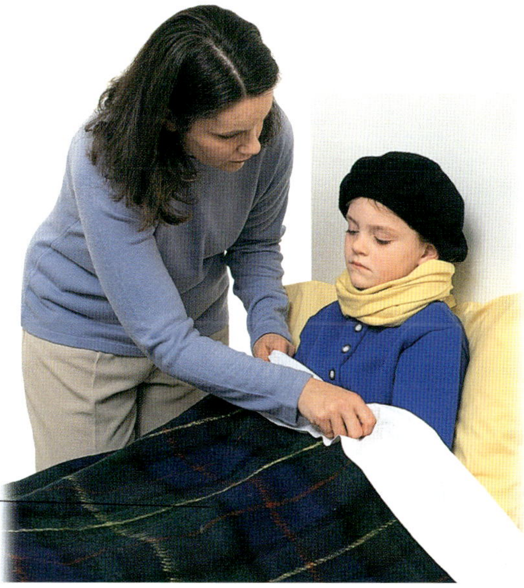

Wärmen Sie das Kind mit Decken oder Kleidungsstücken auf

**2** Geben Sie dem Kind ein warmes, süßes Getränk. Gehen Sie liebevoll und fürsorglich mit dem Kind um.

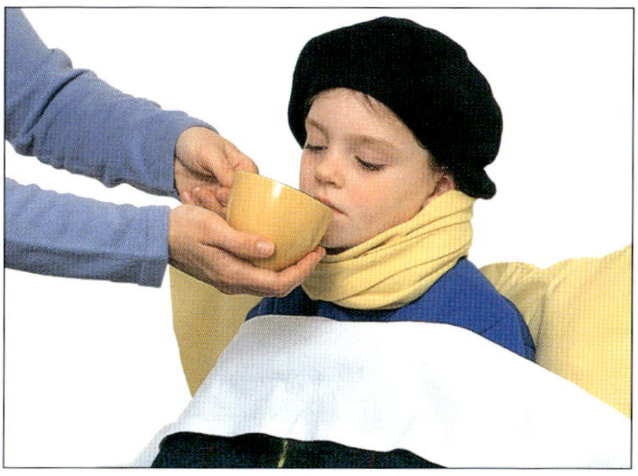

*Nehmen Sie Kontakt mit Ihrem Kinderarzt auf. Möglicherweise ist eine Behandlung in einem Krankenhaus nötig.*

# VERGIFTUNG, durch Einatmen

Im Haus und dessen Umgebung sowie am Arbeitsplatz gibt es zahlreiche Stoffe, deren giftige Gase und Dämpfe bei einem Unfall eingeatmet werden können. Einige bewirken eine Reizung der Schleimhäute von Atemwegen und Lunge; andere werden in den Blutkreislauf aufgenommen.

## ▶ BESCHWERDEN

- **Kopfschmerzen und Übelkeit**
- **Verwirrtheit, Ruhelosigkeit, Verhalten wie im trunkenen Zustand**
- **Atemprobleme oder Atemstillstand**
- **Anormale Hautfarbe, z. B. blass, bläulich oder rosig (Kohlenmonoxid)**

## ▶ WAS SIE TUN MÜSSEN

**1** Betätigen Sie keine Lichtschalter oder Elektrogeräte, es besteht evtl. Explosionsgefahr. Befindet sich der Betroffene in einem geschlossenen Raum, öffnen Sie unter Vermeidung persönlicher Risiken alle Fenster und Türen. Ist er bei Bewusstsein, helfen Sie ihm, aus dem vergifteten Raum an die frische Luft zu kommen.

*Alarmieren Sie sofort den Rettungsdienst.*

**2** Ist der Betroffene *bewusstlos*, ziehen Sie ihn mit dem Rettungsgriff an die frische Luft. Legen Sie ihn auf die Seite, und machen Sie die **Atemwege frei (siehe S. 13)**. Beginnen Sie, falls nötig, mit der **Wiederbelebung (siehe S. 17–18).**

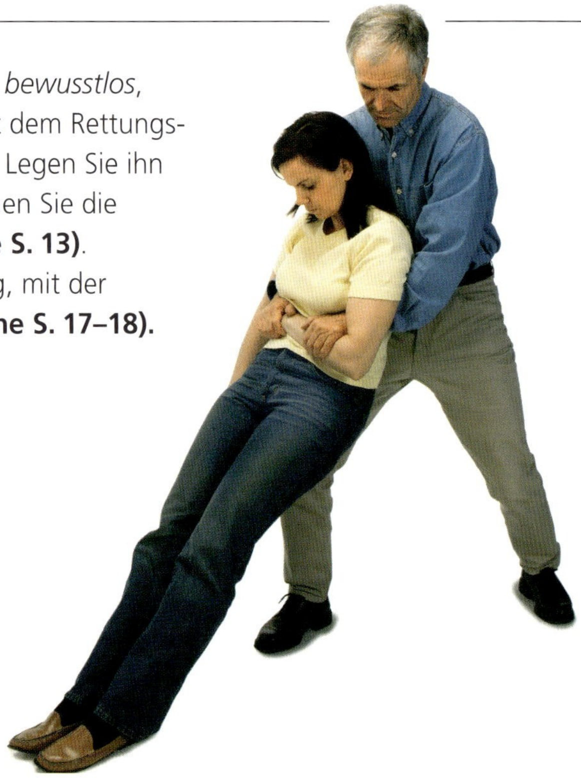

**3** Ist der Betroffene *bei Bewusstsein*, warten Sie, während er sich an der frischen Luft erholt. Bleiben Sie bis zum Eintreffen des Rettungsdienstes in der Nähe, und achten Sie auf Veränderungen des körperlichen Zustands.

Manche Stoffe in Haus und Umwelt können sehr giftig sein, sie können sogar über die Haut aufgenommen werden. Dazu gehören Insekten- und Unkrautbekämpfungsmittel; ebenso bestimmte Substanzen in Pilzen, aber auch in den Blättern und Beeren einiger Pflanzen.

## ▶ BESCHWERDEN

- **Hautausschlag mit Hautreizung an der Kontaktstelle**
- **Mäßiger bis starker Schmerz an der Kontaktstelle**
- **Übelkeit, Kopfschmerz, Schwindel**

## ▶ WORAUF SIE ACHTEN MÜSSEN

- **Rote Haut, Blasen oder Ausschlag**
- **Unruhe**

## ▶ WAS SIE TUN MÜSSEN

**1** **Weiß der Betroffene, dass er mit einem giftigen Stoff in Kontakt gekommen ist,** bitten Sie ihn, sofort alle damit verunreinigten Kleidungsstücke auszuziehen; stecken Sie diese in einen separaten Beutel. Spülen Sie die betroffene Hautpartie unter fließendem Wasser gründlich ab.

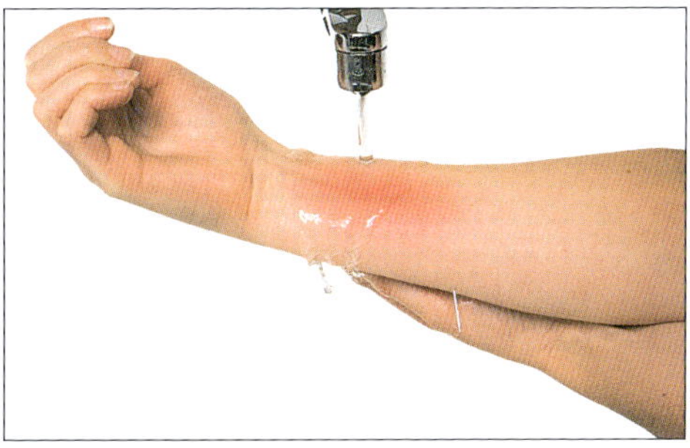

**2** **Hat der Betroffene nicht registriert, dass er mit einem giftigen Stoff in Berührung gekommen ist**, rekapitulieren Sie gemeinsam, was er in den vergangenen Stunden unternommen hat; ist dabei die Rede vom Umgang mit Chemikalien oder vom Kontakt mit bestimmten Bäumen oder Pflanzen?

*Alarmieren Sie schnellstmöglich den Rettungsdienst. Tragen Sie NIEMALS eine Creme, Salbe oder Lotion auf die Haut auf. Spülen Sie bis zum Eintreffen des Rettungsdienstes die betroffene Hautpartie weiter ab.*

**3** Verliert der Betroffene das Bewusstsein, bringen Sie ihn in die stabile Seitenlage: Sorgen Sie dafür, dass seine **Atemwege** frei sind **(siehe S. 13).** Ggf. müssen Sie mit einer **Wiederbelebung** beginnen **(siehe S. 17–18)**.

Weitere Informationen erhalten Sie bei einer der Informationszentralen für Giftunfälle. Geben Sie dem Rettungspersonal stets die Verpackung des Giftstoffs mit. Die Telefonnummern der Informationszentralen für Vergiftungsfälle finden Sie auf **S. 284.**

# VERGIFTUNG, durch Hinunterschlucken

Giftige Stoffe gelangen meist über den Mund in den Körper; vor allem bei Kleinkindern, die alles in den Mund nehmen. Zu den häufig verwendeten Giftstoffen im Haushalt, die so aufbewahrt werden müssen, dass sie für Kinder unzugänglich sind, gehören Insektizide, Unkrautvernichtungsmittel, Lampenöl, Medikamente und starke Reinigungsmittel.

## ▶ BESCHWERDEN

- **Übelkeit**
- **Magenkrämpfe**

## ▶ WORAUF SIE ACHTEN MÜSSEN

- **Erbrechen**
- **Anfälle und Zuckungen**
- **Verätzungen im Mund-Rachen-Raum**
- **Bauchschmerzen**
- **Mattigkeit oder Bewusstlosigkeit**
- **Verwirrtheit oder Halluzinationen**
- **Leere Verpackungen; Beeren oder Teile von Pflanzen und Pilzen**

## ▶ WAS SIE TUN MÜSSEN

**1** Ist die Art des Giftes unbekannt, passen Sie auf, dass Sie sich nicht selbst gefährden. Ist der Vergiftete *bei Bewusstsein*, fragen Sie ihn zuerst, welche Substanz oder Pflanze er geschluckt hat. Klären Sie auch die Menge sowie den Zeitpunkt, zu dem das Gift aufgenommen wurde.

Weitere Informationen erhalten Sie bei einer der Informationszentralen für Giftunfälle. Geben Sie dem Rettungspersonal stets die Verpackung des Giftstoffs mit. Die Telefonnummern der Informationszentralen für Vergiftungsfälle finden Sie auf **S. 284.**

**2** Bei einer Rötung und Schmerzen im Mund-Rachen-Raum geben Sie dem Betroffenen reichlich Wasser zu trinken. Bringen Sie den Betroffenen nicht zum Erbrechen.

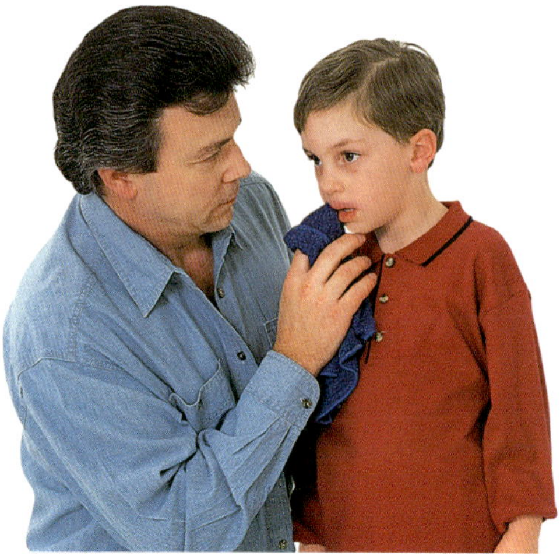

**3** Hat der Betroffene *das Bewusstsein* verloren, bringen Sie ihn in die stabile Seitenlage; kontrollieren Sie, ob seine **Atemwege** frei sind **(siehe S. 13)**; führen Sie eventuell **Wiederbelebungsmaßnahmen** durch **(siehe S. 16–19)**.

*Alarmieren Sie schnellstmöglich den Rettungsdienst. Geben Sie dem Rettungspersonal Proben des Giftes oder evtl. Erbrochenes von dem Betroffenen mit.*

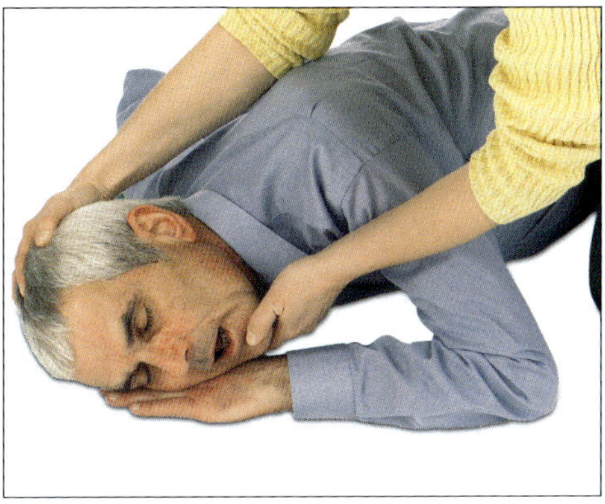

## VERGIFTUNGEN VERMEIDEN

- Kinder im Alter von einem Jahr bis vier Jahren sind am häufigsten Opfer einer Vergiftung. Bewahren Sie deshalb gefährliche Stoffe stets so auf, dass sie für Kinder unzugänglich sind.
- Gefährliche Stoffe gehören in kindersichere Verpackungen und in einen gut verschlossenen Schrank. Sorgen Sie dafür, dass alle Familienmitglieder auch ihre Medikamente in einem derartigen Schrank aufbewahren.
- Heben Sie Chemikalien in ihrer Originalverpackung und mit ihrem Originalaufkleber mit Warntext auf. Füllen Sie NIEMALS Chemikalien in Flaschen oder Behälter um, in denen vorher Getränke oder Essen aufbewahrt wurden. Die Verlockung ist für ein Kind zu groß.
- Mischen Sie niemals Reinigungsmittel miteinander. Bewahren Sie sie in einem verschlossenen Schrank oder auf einem für Kinder unzugänglichen Regalbrett auf.
- Nehmen Sie Medikamente zur vorgeschriebenen Zeit und nach den Anweisungen des Arztes oder Apothekers ein.
- Bewahren Sie alle Arzneimittel für Kinder unzugänglich auf.
- Bringen Sie Medikamente, die nicht mehr benötigt werden oder deren Haltbarkeitsdatum abgelaufen ist, zur Entsorgung zurück in die Apotheke.

# GIFTIGE PFLANZEN UND PILZE

Etliche Pflanzen und Pilze (oder Teile davon) stellen wegen den in ihnen enthaltenen giftigen Substanzen u. U. eine Gefahr für die Gesundheit dar. Diese Substanzen können die Haut angreifen oder zu Vergiftungen führen, wenn sie in den Körper gelangen. Gefährdet sind vor allem Kleinkinder, weil sie die Risiken nicht einschätzen können und wegen ihres geringen Körpergewichts weniger widerstandsfähig gegen Gift sind. Nur wenige einheimische oder im Pflanzenhandel erhältliche Arten sind jedoch wirklich lebensbedrohend. Nachstehend sind einige wichtige von ihnen beschrieben.

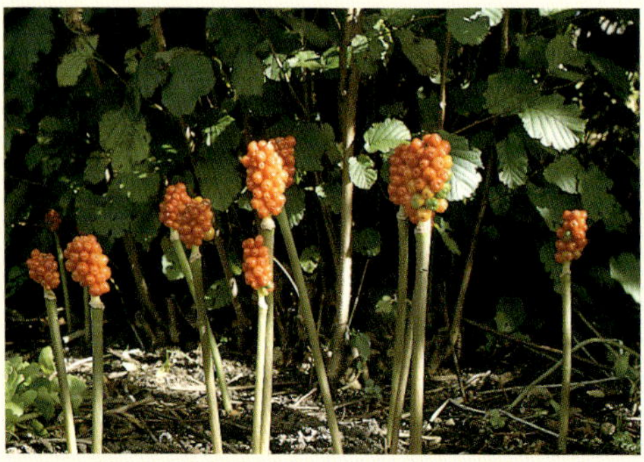

ARONSTAB *(Arum maculatum)*
Eine einheimische Knollenpflanze, die in Wäldern und unter Hecken vorkommt; mit pfeil- oder herzförmigen, häufig schwarz gefleckten Blättern und von Mai bis Juni weißen Blüten mit kolbenförmigem Blütenstand. Nach der Blüte entwickeln sich an diesem Kolben rote Beeren. Alle Pflanzenteile sind giftig. Vergiftungserscheinungen: Anschwellen der Lippen und der Schleimhäute von Mund, Hals und Kehlkopf; Heiserkeit, Verlust der Stimme, Speichelfluss, Erbrechen, erhöhter Puls, Krämpfe; im schlimmsten Fall tödliches Koma.

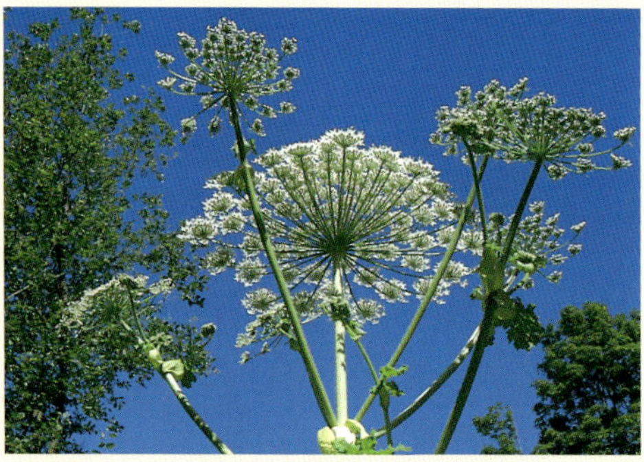

BÄRENKLAU *(Heracleum sphondylium)*
Der Name der Pflanzengattung *Heracleum* geht auf den griechischen Halbgott Herakles zurück, der die heilkräftige Wirkung des Bärenklaus entdeckt haben soll. Bei der einheimischen Art handelt es sich um eine große, hohe, borstig behaarte Pflanze mit kantig gefurchten Stängeln und weißen, grünlichen oder rosaroten Blütenschirmen. Einige Menschen, vor allem Kinder, reagieren empfindlich bei Kontakt mit der behaarten Pflanze, werden davon krank oder bekommen einen (mitunter schweren) Hautausschlag.

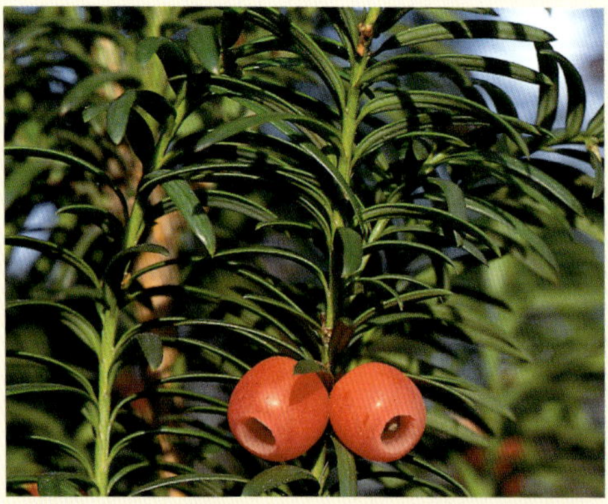

EIBE *(Taxus baccata)*
Die Eibe, ein immergrünes Nadelgehölz, wird im Volksmund „Giftbaum" genannt. Alle grünen Pflanzenteile und die harten grünen Samen (umgeben von einer roten Scheinbeere) sind nämlich sehr giftig und lebensgefährlich für Mensch und Tier. Nur Vögel können die Samen der Eibe ohne Folgen fressen. Kaninchen scheinen unempfindlich gegen das Gift in Nadeln und Rinde zu sein. Beim Menschen treten folgende Vergiftungserscheinungen auf: Übelkeit, Erbrechen, Bauchschmerzen, Durchfall, in schweren Fällen Bewusstlosigkeit und Herzrasen mit Todesfolge.

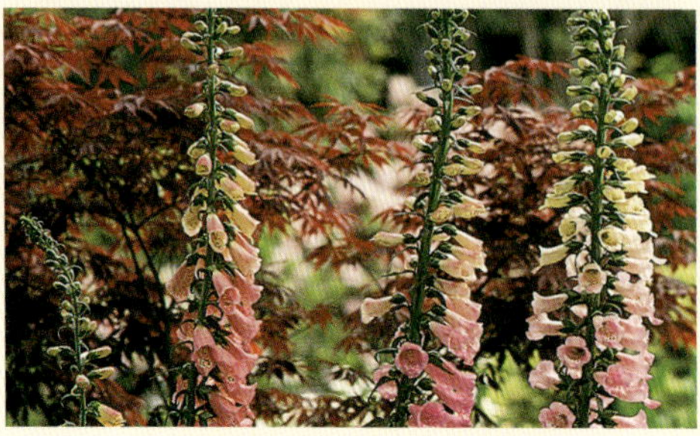

FINGERHUT *(Digitalis sp.)*
Der Fingerhut, von dem in unseren Breiten zwei Wildarten vorkommen – der Rote Fingerhut *(Digitalis purpurea)* und der Gelbe Fingerhut *(Digitalis lutea)* –, ist sehr giftig. Die Inhaltsstoffe, u. a. Digitoxin, können tödliche Folgen haben. Erste Vergiftungserscheinungen sind Übelkeit, Erbrechen und Leibschmerzen. Wird das Gift nicht erbrochen, kommt es zu Herzrhythmusstörungen, Sehstörungen und Halluzinationen.

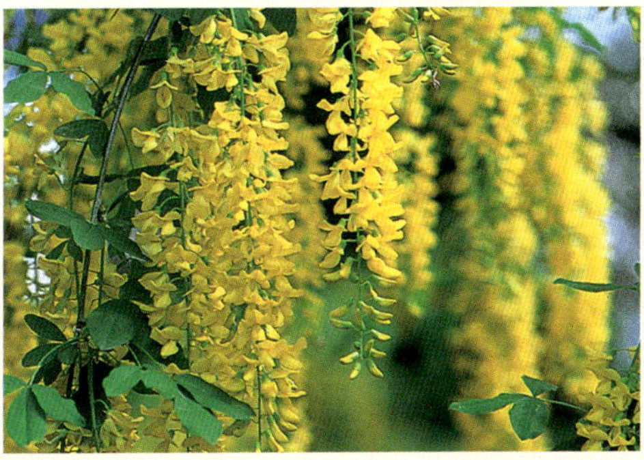

GOLDREGEN *(Laburnum anagyroides)*
Strauch- oder baumförmige Zierpflanze, am Ende des Frühjahrs mit hängenden, gelbblütigen Trauben. Alle Pflanzenteile sind giftig, vor allem die Rinde und die grünen Samen. Sie enthalten ein Alkaloid, das, wenn es verschluckt wird, zu folgenden Symptomen führt: Erbrechen, Übelkeit, Bauchschmerzen, Schwitzen, Blässe und Speichelfluss. In schweren Fällen kommt es zu Bewusstlosigkeit, Krampfanfällen und Kreislaufversagen. Das Zurückschneiden der Sträucher kann Schäden an der Haut zur Folge haben.

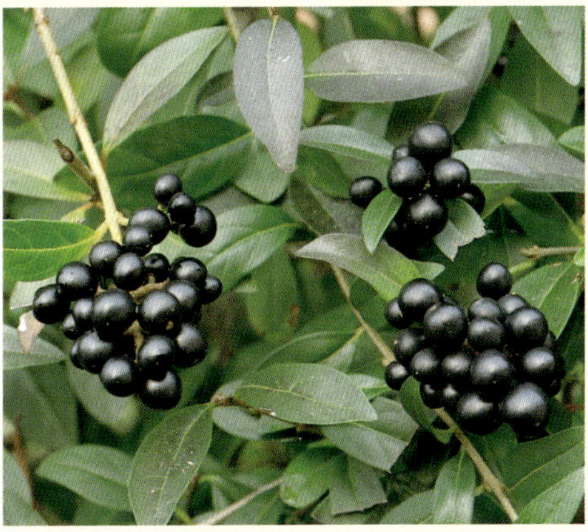

LIGUSTER *(Ligustrum vulgare)*
Der gemeine Liguster gehört zu den Ölbaumgewächsen. Es handelt sich dabei um Pflanzen, die während der Blütezeit weiße oder gelbliche Blüten tragen. Diese ähneln den Blüten des Flieders, verbreiten einen starken, ziemlich unangenehmen Geruch und entwickeln sich nach der Bestäubung zu schwarzen oder dunkelblauen Beeren. Diese Beeren dienen Vögeln im Winter zwar als Nahrung, enthalten aber – ebenso wie die Blüten und Blätter dieser Pflanze – Giftstoffe, die Bauchschmerzen und Erbrechen verursachen können.

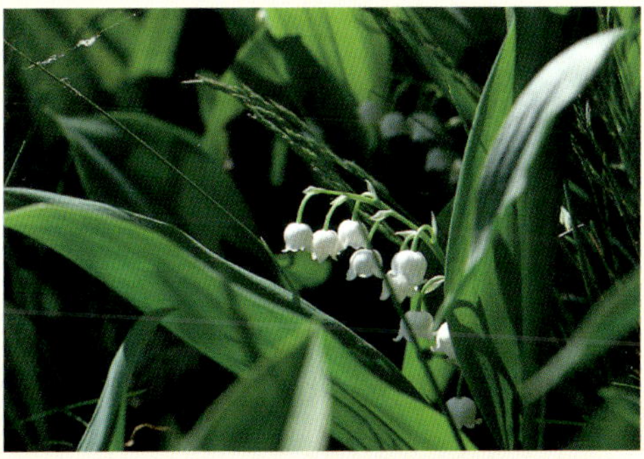

MAIGLÖCKCHEN *(Convallaria majalis)*
Krautiges, ausdauerndes Liliengewächs, das im Mai oder Juni stark duftende Blüten bildet. Die Pflanze enthält giftige Substanzen, die in der Medizin zwar zur Verbesserung der Herzfunktion angewandt werden, ansonsten aber bei Verzehr zu Vergiftungserscheinungen führen können. Das gilt vor allem für die Blütenstiele und die roten Beeren. Folgen (vor allem bei Kindern): Übelkeit, Erbrechen, Durchfall, Schwindel, Krämpfe und unregelmäßiger Puls, in seltenen Fällen kommt es zu Herzrhythmusstörungen.

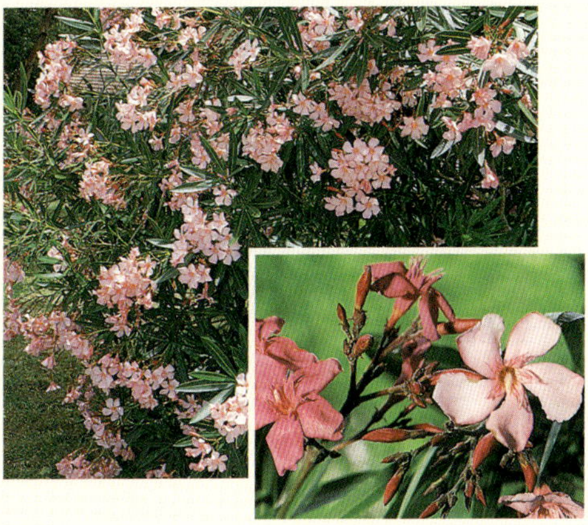

OLEANDER *(Nerium oleander)*
Der Oleander ist ein immergrüner Strauch mit kleinen, ledrigen Blättern. Diese Zierpflanze mit roten, rosa oder weißen Blüten ist zwar im Mittelmeerraum beheimatet, wird aber bei uns gezüchtet – sie kann sogar verwildern, wenn sie auch nicht ganz winterfest ist. Zweige und Blätter des Oleanders sind recht giftig, nicht nur, wenn sie gegessen werden, sondern auch durch die bei der Verbrennung entstehenden (giftigen) Dämpfe. Der Verzehr von Teilen der Pflanze führt zu Erbrechen, in schweren Fällen zu kolikartigen Bauchschmerzen und Herzrhythmusstörungen.

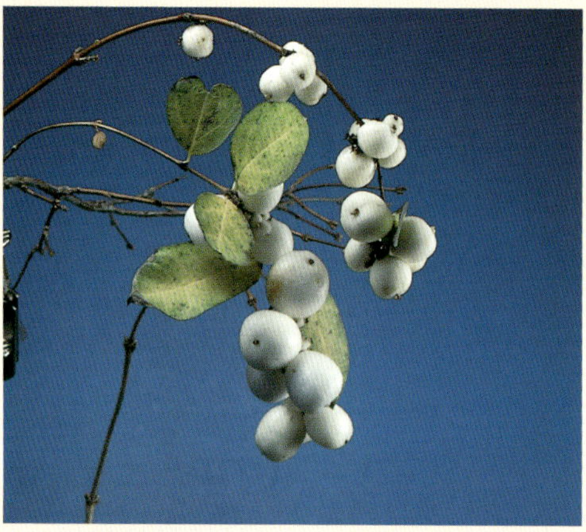

**SCHNEEBEERE** *(Symphoricarpus rivularis)*
Von den 15 Kultursorten der Schneebeere werden in unseren Breiten nur einige gezüchtet – auch wenn davon zahlreiche Varianten im Handel erhältlich sind. Die Blüten des Strauches sind unauffällig; umso schöner sind dagegen die weißen, meist kräftigen Beeren, die im Herbst noch sehr lange an der Pflanze hängen. Der Saft von diesen Beeren (und auch der Rest der Pflanze) kann bei Berührung Augen- und Hautreizungen hervorrufen. Nach Verzehr der Beeren kommt es zu Durchfall und Erbrechen.

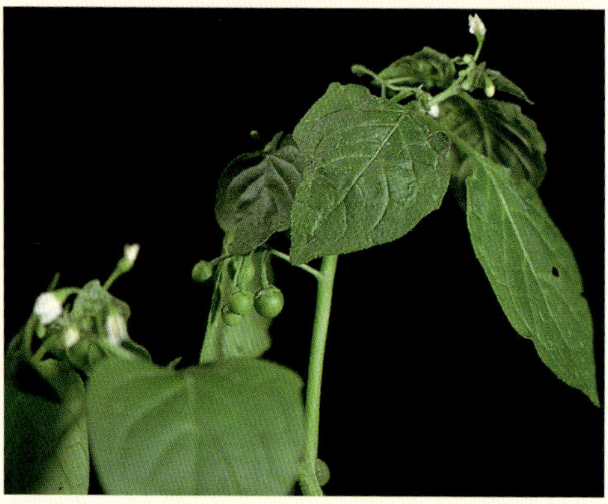

**SCHWARZER NACHTSCHATTEN** *(Solanum nigrum)*
Zwischen Juli und Oktober auf Äckern und in Gärten wachsendes Wildkraut mit sternförmigen weißen Blüten und etwa erbsengroßen schwarzen (manchmal grünlichen) Früchten. Alle Pflanzenteile sind giftig; sie enthalten u. a. Saponin und Solanin. Diese führen nach dem Verzehr zu Kratzen im Hals, Erbrechen und Bauchschmerzen, bei schweren Fällen auch zu Ruhelosigkeit, Sinnestäuschungen und Krampfanfällen.

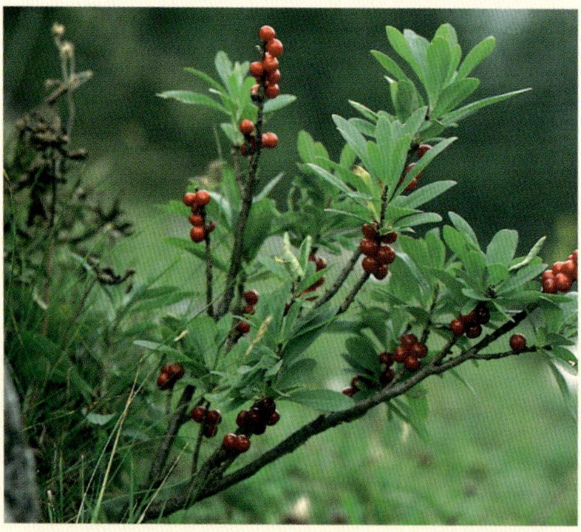

**SEIDELBAST** *(Daphne mezereum)*
Der Seidelbast, ein kleiner Strauch, dessen weiße oder rosafarbene Blüten zwischen Februar und April vor den Blättern erscheinen, kommt bevorzugt in Hügelland und Bergwald vor, im Flachland dagegen selten. Die Rinde sowie die roten oder gelblichen Beeren sind giftig. Der Verzehr ruft Schluckbeschwerden, starke Kopf- und Bauchschmerzen, Übelkeit und blutigen Durchfall hervor.

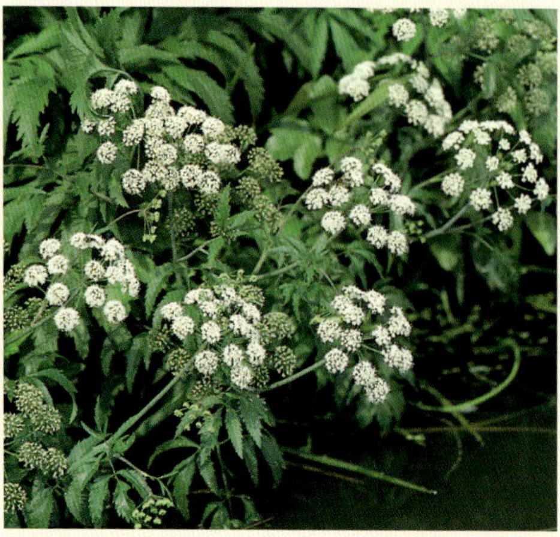

**WASSERSCHIERLING** *(Cicuta virosa)*
Diese 1,5 m hohe Uferpflanze mit weißen Blüten (Blütezeit: zwischen Juni und August) und nahezu kugelrunden, gerippten Samen kommt recht häufig in Sümpfen und Mooren vor. Sie ist sehr giftig, weshalb sie auch Gift-Wasserschierling oder Wüterich genannt wird. Der weiße, süß duftende Wurzelstock unterscheidet sich von essbaren Arten dadurch, dass er innen gekammert ist. Die giftige Wirkung der Pflanze rührt von dem Krampfgift Cicutoxin her, das zu Brennen im Mund, Übelkeit, Erbrechen und Krampfanfällen führt. Die Vergiftung kann tödlich verlaufen.

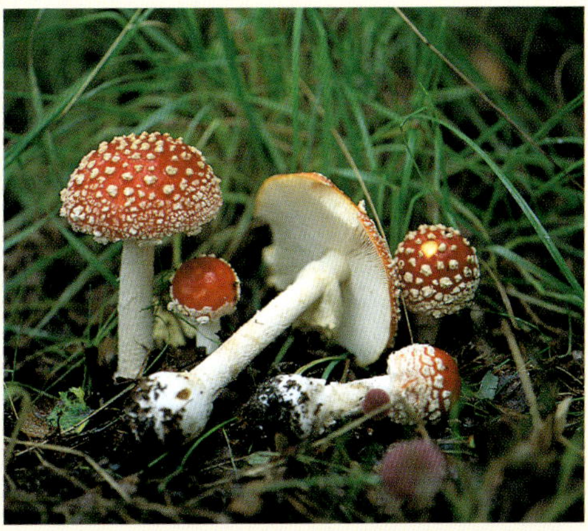

FLIEGENPILZ *(Amanita muscaria)*
Der bekannte Fliegenpilz (roter Hut mit weißen Flocken) ist bei uns weit verbreitet. Er wächst vom Spätsommer bis weit in den Herbst hinein. Der Pilz verdankt seinen Namen dem Umstand, dass er schon seit Jahrhunderten dazu benutzt wird, Fliegen zu vernichten. Diese Pilzart enthält Giftstoffe, die sich vor allem im Hut befinden. Auf diese Substanzen ist auch die halluzinierende Wirkung des Fliegenpilzes zurückzuführen. Der Fliegenpilz kann gefährlich sein, weil die Folgen beim Verzehr nicht vorhersagbar sind. Einige merken kaum etwas, andere haben Halluzinationen oder werden euphorisch; es sind aber auch Fälle mit tödlichem Ausgang bekannt.

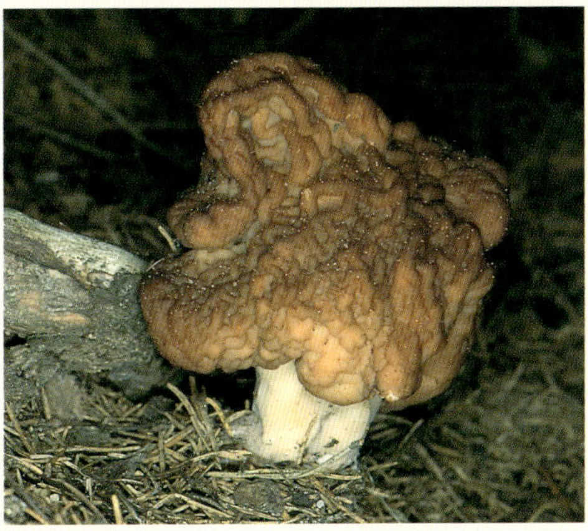

FRÜHJAHRSLORCHEL *(Gyromitra esculenta)*
Rotbrauner, hirnartig gefalteter Pilz mit weißgrauem, längsfaltigem und später hohlem Stiel. Er wächst im Frühjahr auf Sandboden, vor allem unter Kiefern und auf Brandflächen, kommt aber nicht sehr häufig vor. Der Pilz enthält Stoffe, von denen nicht sonderlich viel bekannt ist, die aber schon zu vielen tödlichen Vergiftungen geführt haben.

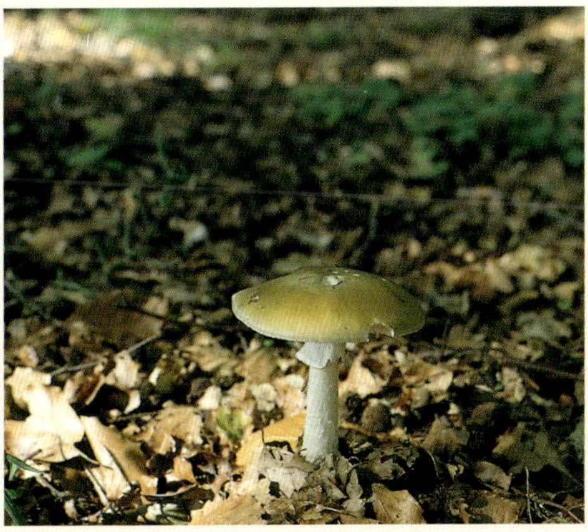

GRÜNER KNOLLENBLÄTTERPILZ
*(Amanita phalloides)*
Der Grüne Knollenblätterpilz ist der giftigste Pilz, den wir kennen. Von den zahlreichen Giftstoffen in diesem Lamellenpilz sind vor allem die Amatoxine für den tödlichen Ausgang vieler Vergiftungen verantwortlich. Sie führen in den meisten Fällen zu einer tödlichen Schädigung von Leber und Nieren. Der Pilz mit grünlichem, gelblichem oder auch weißem Hut verströmt vor allem nach dem Pflücken einen widerlich süßen Geruch und ist im Sommer und Herbst in Laubwäldern zu finden. Er kommt recht häufig vor. Verwechslungen mit den essbaren Champignons, Ritterlingen und Täublingen sind möglich.

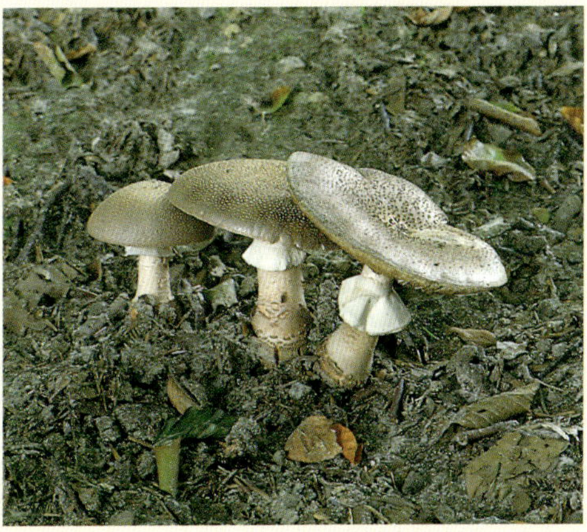

PANTHERPILZ *(Amanita pantherina)*
Nicht überall bei uns verbreiteter, tödlich giftiger Lamellenpilz mit gelbbraunem Hut, der – ebenso wie der rote Hut des bekannten Fliegenpilzes – weiße, warzenförmige Hüllreste trägt. Der Pantherpilz hat einen schwachen, angenehmen Geruch und wächst im Laub- und Nadelwald. Die Vergiftungserscheinungen sind die gleichen wie beim verwandten Grünen Knollenblätterpilz.

# VERRENKUNG

Eine Verrenkung ist eine sehr schmerzhafte Verletzung, die auftritt, wenn ein Knochen durch einen kräftigen Ruck oder eine Drehung im Gelenk verschoben wird und nicht mehr in seine ursprüngliche Stellung zurückkehrt. Mögliche Schäden an umliegenden Nerven und Blutgefäßen können zu ernsten Komplikationen führen. Eine Verrenkung kann mit einem Knochenbruch einhergehen und ist daher bis zur ärztlichen Untersuchung wie ein Bruch zu behandeln.

## ▶ BESCHWERDEN

- **Betroffener Körperteil kann nicht bewegt werden**
- **Starke Schmerzen im Bereich des Gelenks**
- **Taubheitsgefühl**

## ▶ WORAUF SIE ACHTEN MÜSSEN

- **Sichtbare Verformungen und Schwellungen rund um das Gelenk**
- **Blutergüsse**
- **Kribbelnder Schmerz durch eingeklemmten Nerv**

## ▶ WAS SIE TUN MÜSSEN

**1** Der betroffene Körperteil sollte zur Schmerzlinderung abgestützt werden. Bei einer *ausgekugelten Schulter* oder einem *verrenkten Oberarm bzw. Ellbogen* sollte die vorgefundene Lage möglichst nicht verändert werden.

*Der Betroffene gehört schnellstmöglich in eine Klinik. Fordern Sie direkt den Rettungsdienst an.*

**2** Bei einer Verrenkung der Hand, des Handgelenks oder des Unterarms zum Abstützen ein Dreiecktuch **(siehe S. 211)** verwenden. Ein verrenktes Fußgelenk mit einer um das Bein angelegten Deckenrolle abstützen.

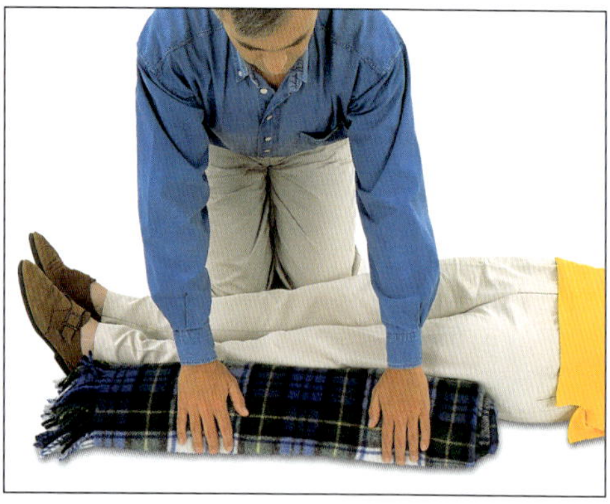

Eine Blockierung der Atemwege kann durch einen Fremdkörper in der Luftröhre, ebenso wie in der Speiseröhre, verursacht werden. Aus der Luftröhre wird er möglicherweise durch einen Hustenstoß entfernt, aus der Speiseröhre durch Würgen oder Erbrechen.
Gelingt dies nicht, droht Tod durch Ersticken. Deshalb ist es äußerst wichtig festzustellen, ob der Betroffene noch atmen kann. Bei einem *vollständigen* Verschluss der Atemwege wird er rasch bewusstlos und stirbt an Sauerstoffmangel. Zur Rettung müssen sofort Gegenmaßnahmen getroffen werden. Bei einem *teilweisen* Verschluss bleibt noch Zeit, den Rettungsdienst zu rufen.

## ▶ BESCHWERDEN

- **Atemprobleme (Luftmangel)**
- **Schwierigkeiten beim Sprechen und/oder Schlucken**
- **Starker Hustenreiz**
- **Brechreiz (bei Fremdkörper in der Speiseröhre)**

## ▶ WORAUF SIE ACHTEN MÜSSEN

- **Atembeklemmungen**
- **Atemgeräusch (pfeifend, schnarrend, röchelnd)**
- **Betroffener kann nicht sprechen**
- **Blasse Gesichtshaut mit bläulichen Lippen**
- **Betroffener greift oder zeigt zum Hals**
- **Bewusstlosigkeit**

## ▶ WAS SIE TUN MÜSSEN

### Der Betroffene kann noch atmen, sprechen oder husten (*teilweiser* Verschluss der Atemwege):

**1** Der Betroffene ist bei Bewusstsein, hat jedoch Angst. Beruhigen Sie ihn; geben Sie ihm den Rat, durch die Nase zu atmen. Lassen Sie ihn den Oberkörper vornüberbeugen; schlagen Sie mit der flachen Hand 3- bis 5-mal kräftig zwischen die Schulterblätter.

*Alarmieren Sie schnellstmöglich den Rettungsdienst.*

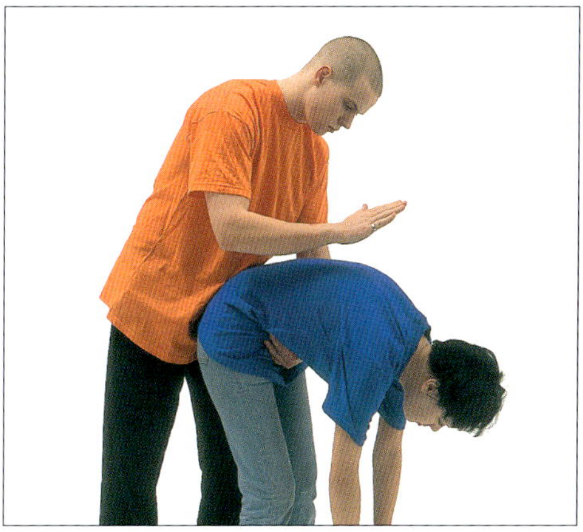

BITTE WEITERLESEN ▶

**2** Bleibt diese Maßnahme ohne Wirkung, müssen Sie ggf. bei einem Atemstillstand eine Beatmung **(siehe S. 15)** versuchen, bis der Rettungsdienst eintrifft.

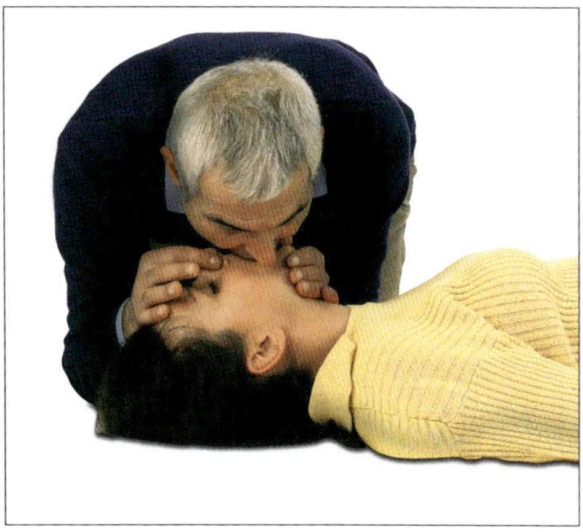

## ▶ WAS SIE TUN MÜSSEN

**Das Kind kann noch atmen, sprechen, weinen oder husten (*teilweiser* Verschluss der Atemwege):**

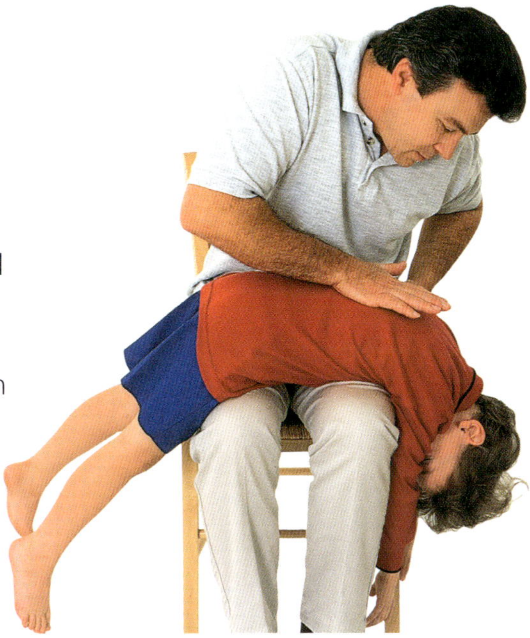

**1** Das Kind ist bei Bewusstsein, hat aber Angst wegen der Atemprobleme. Beruhigen Sie es, und sagen Sie ihm, dass es durch die Nase atmen soll. Legen Sie das Kind über Ihre Knie, schlagen Sie mit der flachen Hand 3- bis 5-mal kräftig zwischen die Schulterblätter.

*Alarmieren Sie schnellstmöglich den Rettungsdienst.*

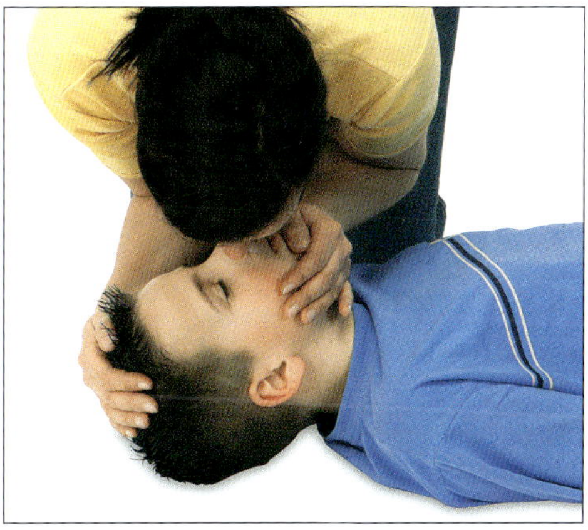

**2** Bleibt diese Maßnahme ohne Wirkung, öffnen Sie den Mund des Kindes und schauen, ob Sie den Fremdkörper evtl. mit den Fingern entfernen können. Ist keine Atmung feststellbar, beatmen Sie das Kind **(siehe S. 15)**.

# VERSTAUCHUNG/VERRENKUNG

## Verstauchung

Von einer Verstauchung ist die Rede, wenn Gelenkbänder und Gewebe rund um ein Gelenk gestaucht oder überdehnt sind. Fuß- und Handgelenke sind hierfür besonders anfällig. Da Verstauchungen auch in Verbindung mit anderen Verletzungen vorkommen, ist es oft schwierig, eine Verstauchung (oder Verrenkung) von einem Bruch zu unterscheiden. Behandeln Sie die Verletzung im Zweifelsfall immer wie einen Knochenbruch.

### ▶ BESCHWERDEN

- **Schmerzen im Bereich des Gelenks**
- **Kältegefühl, Frösteln**
- **Kraft- und Funktionsverlust des Gelenks**

### ▶ WORAUF SIE ACHTEN MÜSSEN

- **Schwellungen, später häufig mit Hautverfärbung**

### ▶ WAS SIE TUN MÜSSEN

**1** Helfen Sie dem Betroffenen in eine bequeme Position. Das Gelenk sollte wenig bewegt werden. Kühlen Sie das Gelenk mit einem Kältepack, einem Eisbeutel oder kalten Umschlägen. Dies wirkt Schwellung und Schmerzen entgegen. Immer ein Tuch unter das Kältepack legen.

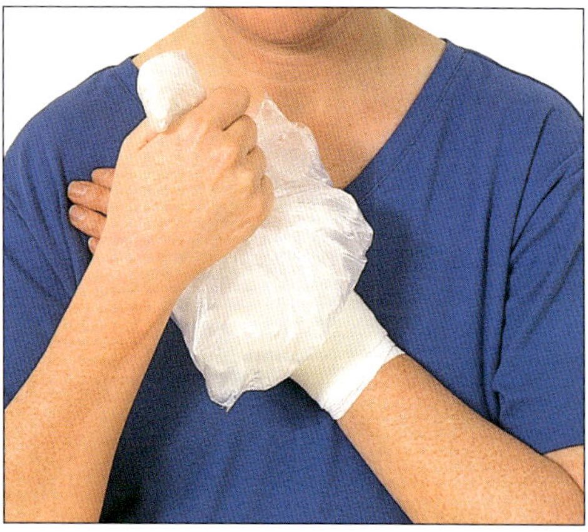

**2** Stellen Sie den Arm in einem Armtragetuch ruhig.

*Alarmieren Sie den Rettungsdienst.*

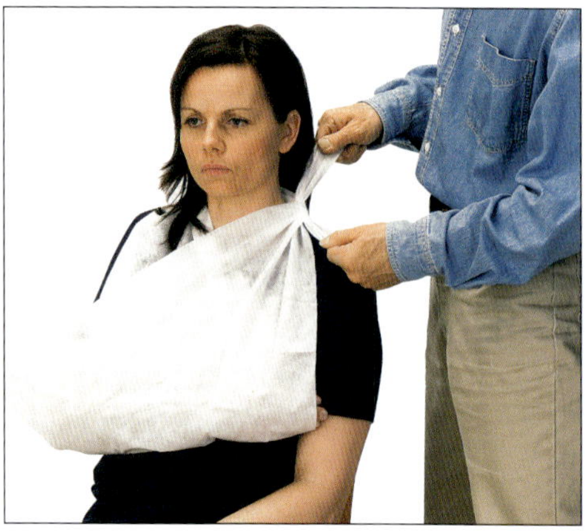

## Verrenkung

Eine Verrenkung ist eine sehr schmerzhafte Verletzung, die auftritt, wenn ein Knochen durch einen kräftigen Ruck oder eine Drehung im Gelenk verschoben wird und nicht mehr in seine ursprüngliche Stellung zurückkehrt. Mögliche Schäden an umliegenden Nerven und Blutgefäßen können zu ernsten Komplikationen führen. Eine Verrenkung kann mit einem Knochenbruch einhergehen und ist daher bis zur ärztlichen Untersuchung wie ein Bruch zu behandeln.

### ▶ BESCHWERDEN

- **Betroffener Körperteil kann nicht bewegt werden**
- **Starke Schmerzen im Bereich des Gelenks**
- **Taubheitsgefühl**

### ▶ WORAUF SIE ACHTEN MÜSSEN

- **Sichtbare Verformungen und Schwellungen rund um das Gelenk**
- **Blutergüsse**
- **Kribbelnder Schmerz durch eingeklemmten Nerv**

### ▶ WAS SIE TUN MÜSSEN

**1** Der betroffene Körperteil sollte zur Schmerzlinderung abgestützt werden. Bei einer *ausgekugelten Schulter* oder einem *verrenkten Oberarm bzw. Ellbogen* sollte die vorgefundene Lage möglichst nicht verändert werden.

*Der Betroffene gehört schnellstmöglich in eine Klinik. Fordern Sie direkt den Rettungsdienst an.*

**2** Bei einer Verrenkung der Hand, des Handgelenks oder des Unterarms zum Abstützen ein Dreiecktuch **(siehe S. 211)** verwenden. Eine verrenkte Hüfte oder ein verrenktes Knie mit einer außen am Bein angelegten Deckenrolle abstützen.

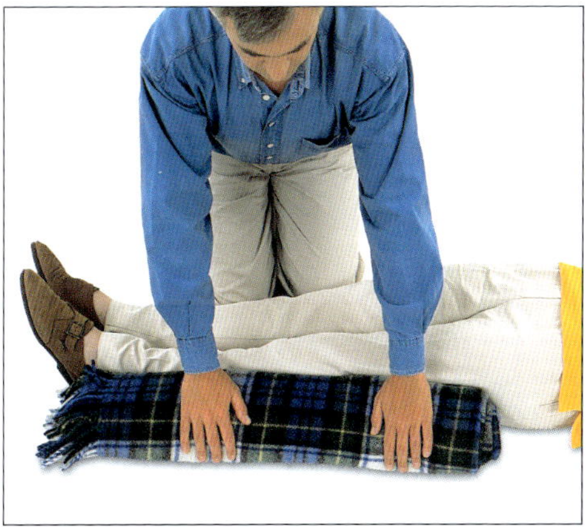

# W–Z

# WÄRMESTAU (HITZSCHLAG)

Wenn ein Mensch nicht mehr schwitzt, ist sein natürliches Kühlsystem ausgefallen; die Körpertemperatur kann dann auf mehr als 40 °C ansteigen. Kühlt der Körper in einem derartigen Fall nicht rasch ab, entsteht ein Wärmestau – ein Zustand, der „Hitzschlag“ genannt wird.

## ▶ BESCHWERDEN

- **Schwindelanfälle**
- **Heiße und sehr trockene Haut**

## ▶ WORAUF SIE ACHTEN MÜSSEN

- **Hohe Körpertemperatur sowie rote, heiße und trockene Haut**
- **Schnelle, flache Atmung**
- **Unregelmäßiger Puls**
- **Betroffener ist verwirrt**

## ▶ WAS SIE TUN MÜSSEN

**1** Sorgen Sie dafür, dass sich der Betroffene an einem schattigen, kühlen Platz hinlegt und entspannt. Entfernen Sie die Oberbekleidung. Legen Sie ein Kissen oder zusammengerolltes Kleidungsstück unter Kopf und Schultern.

*Ggf. muss der Rettungsdienst alarmiert werden.*

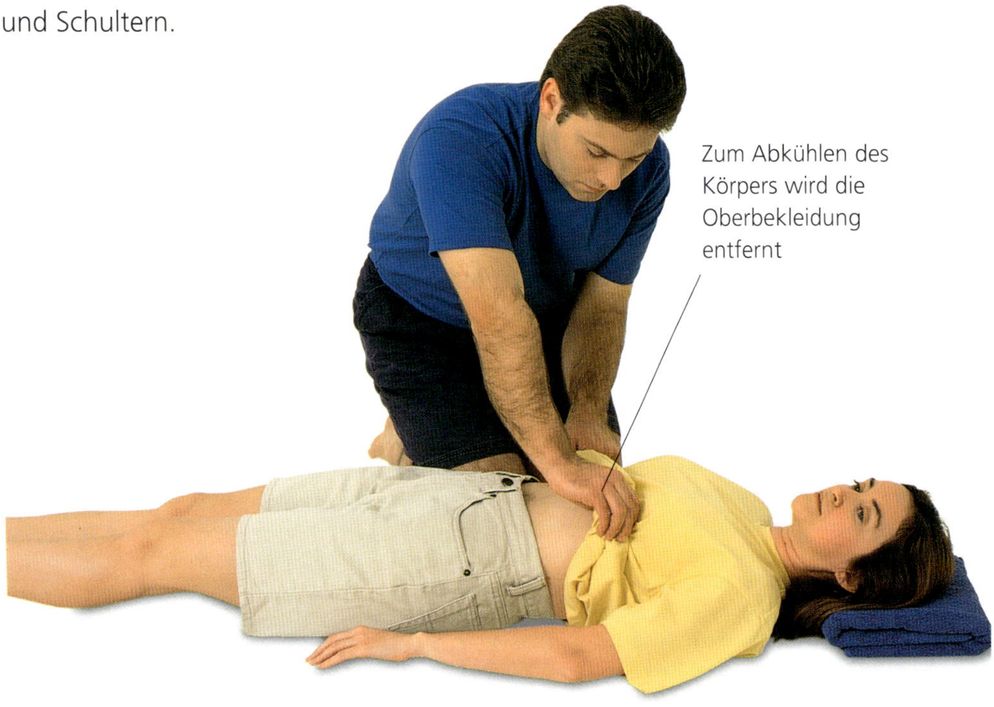

Zum Abkühlen des Körpers wird die Oberbekleidung entfernt

**2** Ist der Betroffene *bei vollem Bewusstsein*, geben Sie ihm regelmäßig schluckweise kaltes Wasser. Bringen Sie mit einem feuchten Tuch Feuchtigkeit auf seine Haut, sodass die Feuchtigkeit auf der Haut verdunstet. Dies kühlt den Körper langsam ab. Sorgen Sie für längere Körperruhe.

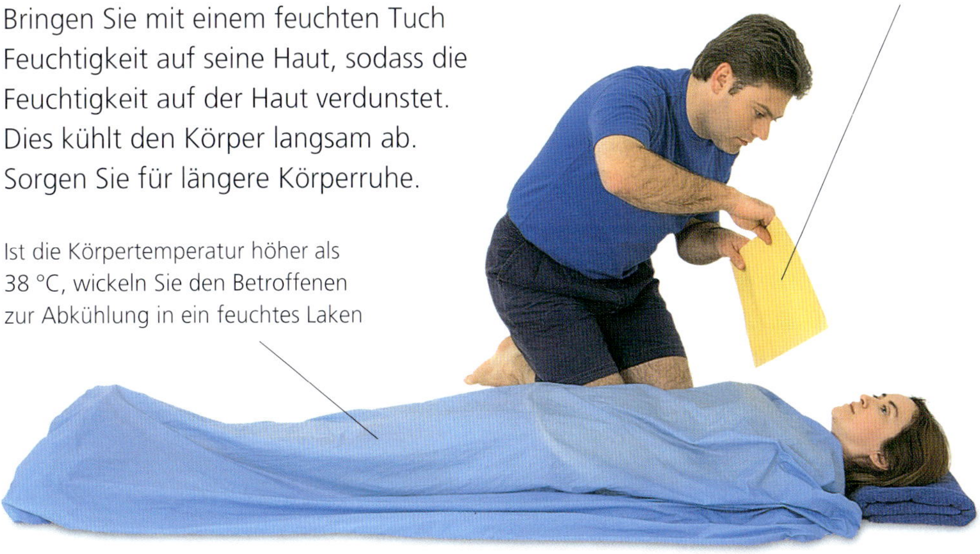

Fächeln Sie dem Betroffenen Luft zu

Ist die Körpertemperatur höher als 38 °C, wickeln Sie den Betroffenen zur Abkühlung in ein feuchtes Laken

**3** Verliert der Betroffene das *Bewusstsein*, bringen Sie ihn in die stabile Seitenlage, und kontrollieren Sie, ob seine **Atemwege** frei sind **(siehe S. 13)**. Stellen Sie sich darauf ein, unverzüglich mit **Wiederbelebungsmaßnahmen** zu beginnen **(siehe S. 17–18)**.

*Alarmieren Sie schnellstmöglich den Rettungsdienst.*

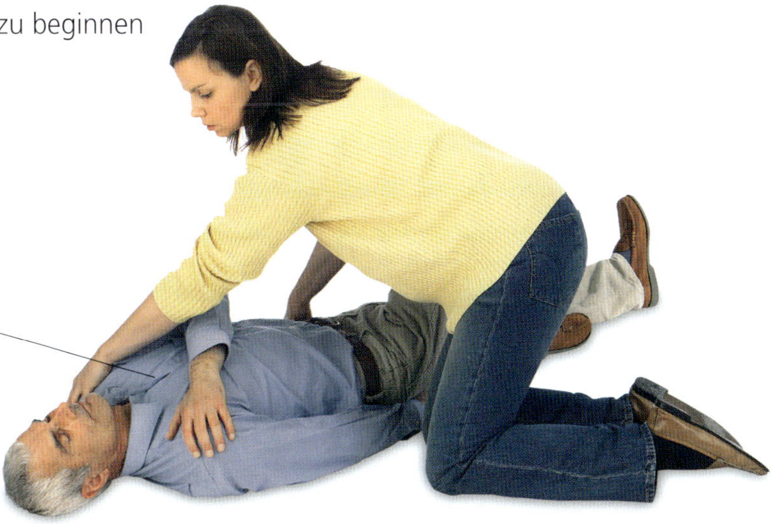

Bringen Sie den Bewusstlosen in die stabile Seitenlage. Kontrollieren Sie, ob seine **Atemwege** frei sind **(siehe S. 13)**

Wer sich schneidet, drückt instinktiv auf die Wunde, um den Schmerz zu lindern und die Blutung zu stoppen. Letzteres geht auch durch Hochhalten des verletzten Körperteils; der Druck in den beschädigten Blutgefäßen wird dadurch verringert. Erste Hilfe bei einer ernsten oder tiefen Wunde beruht auf dem gleichen Prinzip. Decken Sie, falls möglich, die Wunde mit einer Wundauflage aus Mull oder einem Verbandpäckchen ab. Bei starken Blutungen wird durch Auflegen eines Polsters (geschlossenes Verbandpäckchen o. Ä.) auf die Wunde ein Druckverband angelegt.

## ▶ WAS SIE TUN MÜSSEN

**1** Drücken Sie sofort eine sterile oder saubere Wundauflage aus Mull oder einem Verbandtuch auf die Wunde. Am besten ist es, wenn der Betroffene zunächst selbst für den nötigen Druck sorgt, weil er am ehesten einschätzen kann, wie stark dieser sein muss.

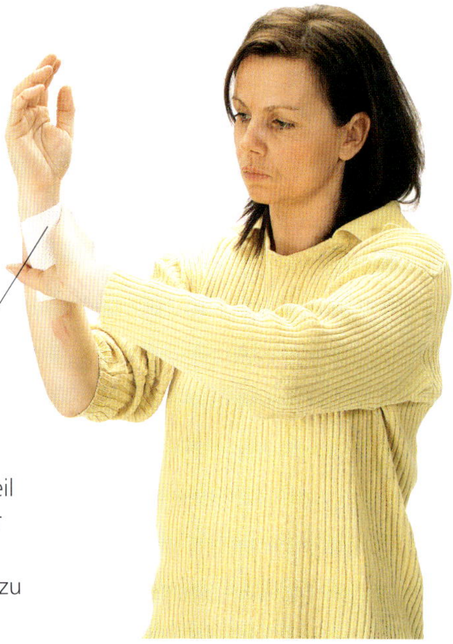

Halten Sie den betroffenen Körperteil möglichst hoch (über Herzhöhe), um den Blutfluss zur Wunde zu verringern

**2** Bringen Sie den Betroffenen in eine bequeme Position, am besten liegend. Bitten Sie den Betroffenen, den verletzten Körperteil nach Möglichkeit hochzuhalten.

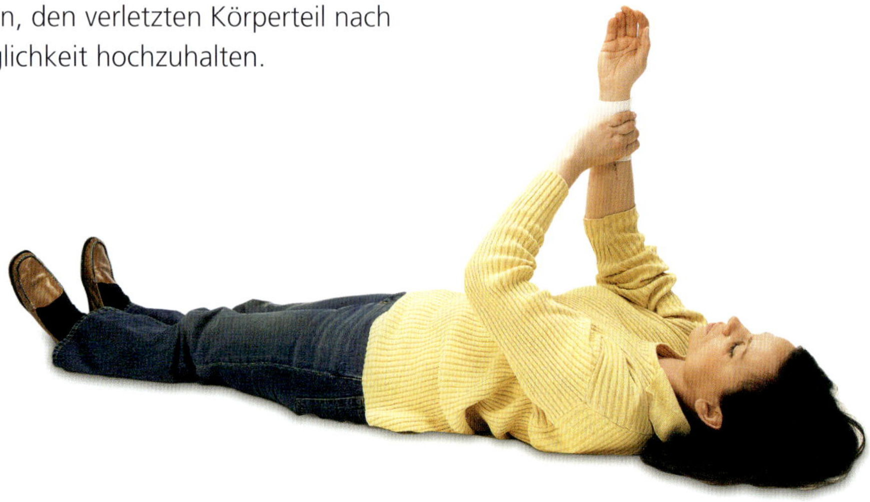

**3** Bei einer starken Blutung legen Sie mit zwei Verbandpäckchen einen Druckverband an: Öffnen Sie ein Verbandpäckchen, legen Sie die Wundauflage auf und wickeln Sie die Binde zweimal um; legen Sie dann das zweite Verbandpäckchen (geschlossen) als Druckpolster auf und wickeln Sie die Binde so fest um den verletzten Körperteil, dass er nicht abgeschnürt wird, aber die Blutung gestoppt wird.
Legen Sie den verletzten Körperteil erhöht, die Beine des Verletzten etwas hoch, und decken Sie ihn warm zu.

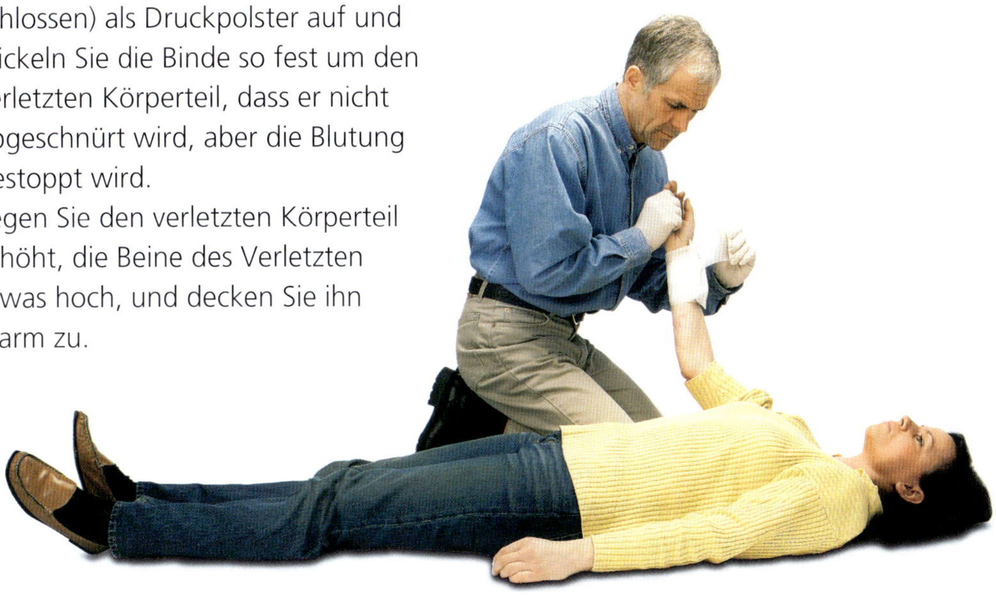

**4** Legen Sie bei einer Verletzung an Unterarm oder Hand ein **Dreiecktuch** an **(siehe S. 211)**.

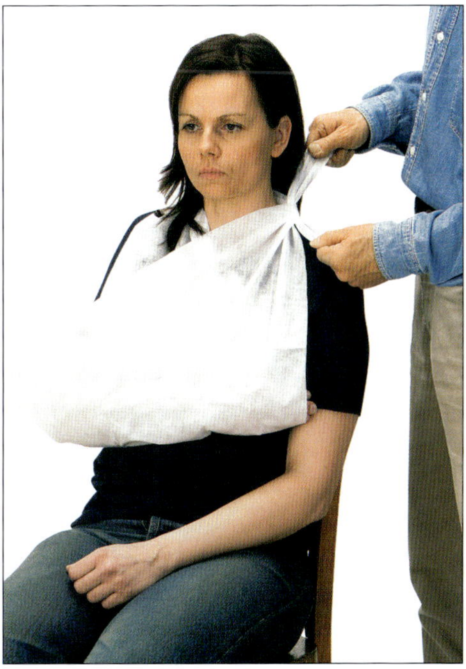

### ▶ WAS SIE TUN MÜSSEN

**1** Versuchen Sie nicht, einen in der Wunde befindlichen Fremdkörper zu entfernen; er trägt meist dazu bei, die Blutung zu stillen.

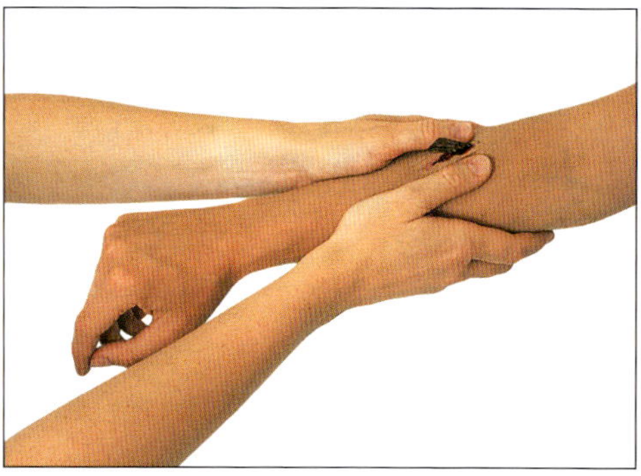

**2** Legen Sie zunächst sterile Wundauflagen um den Fremdkörper, danach formen Sie aus weichem Material ein Polster, das Sie um den Fremdkörper legen.

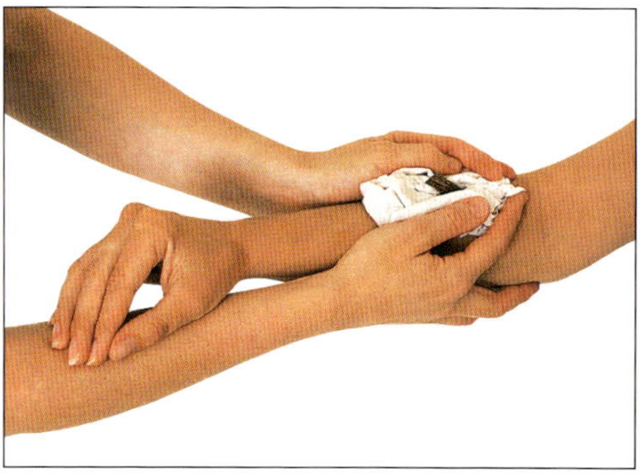

**3** Umwickeln Sie die Polsterung mit einer **Binde** oder einigen Pflasterstreifen. Achten Sie darauf, dass dabei kein Druck auf den Fremdkörper ausgeübt wird.

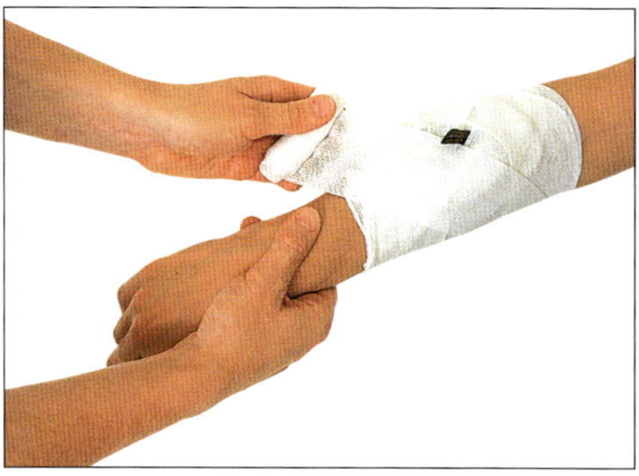

■ Liegt eine Beinverletzung vor, legen Sie das Bein vorsichtig hoch, und lassen Sie es auf einem Kissen oder einer zusammengerollten Decke ruhen. Handelt es sich um eine Wunde an Hand oder Unterarm, legen Sie ein **Dreiecktuch** an **(siehe Beschreibung auf S. 211)**.

*Alarmieren Sie schnellstmöglich den Rettungsdienst. Der Fremdkörper muss vorsichtig entfernt werden, um weitere Gewebeschäden zu vermeiden. Überdies muss einer möglichen Infektion vorgebeugt werden.*

# ZAHN, gebrochen oder ausgeschlagen

Ist bei einem Erwachsenen ein Zahn gebrochen oder ein Stück davon abgebrochen, wird rasche zahnärztliche Hilfe benötigt, um den Zahn zu reparieren oder zu retten. Wurde der Zahn aus dem Kiefer geschlagen, ist es mitunter möglich, ihn wieder einzusetzen. **Waschen Sie den ausgeschlagenen Zahn nicht, und versuchen Sie auch nicht ihn abzureiben.**

## ▶ BESCHWERDEN

- **Schmerzen**
- **Blutungen im Mund**

## ▶ WORAUF SIE ACHTEN MÜSSEN

- **Fehlender oder gebrochener Zahn**
- **Blutende Zahnhöhle**
- **Schief oder locker sitzende Zähne**

## ▶ WAS SIE TUN MÜSSEN

**1** Behalten Sie einen ausgeschlagenen Zahn im Mund, bis der Rettungsdienst eintrifft. Der Rettungsdienst verfügt über eine Zahnrettungsbox bzw. über eine physiologische Lösung, in welcher ein herausgebrochener Zahn notfalls mehrere Stunden lang aufbewahrt werden kann. Bei einer Blutung stellen Sie aus etwas Verbandmull eine kleine Wundauflage her. Bitten Sie den Betroffenen, diese auf die Wunde zu drücken, bis er in der Zahnklinik eintrifft, um das Blut gerinnen zu lassen.

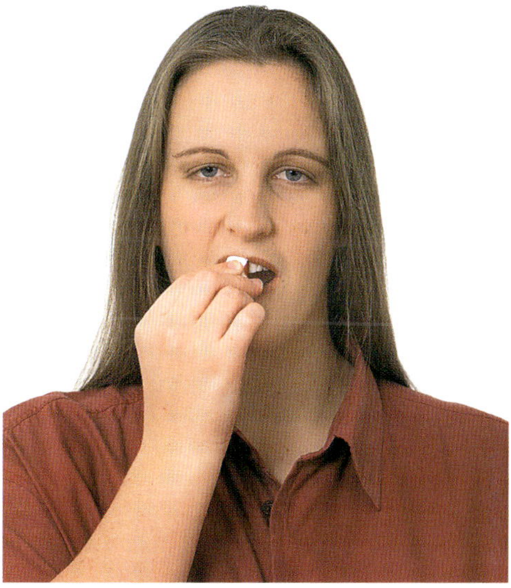

*Alarmieren Sie den Rettungsdienst, und sorgen Sie für eine Behandlung in einer Zahnklinik oder bei einem Facharzt für Kieferchirurgie.*

# PRAKTISCHE FERTIGKEITEN

Alles was Sie bei Ihrem Erste-Hilfe-Einsatz wissen müssen:

- Verbandmaterial
- Verbandlehre
- Wundversorgung
- Puls kontrollieren
- Temperatur messen
- Die beste Stellung für eine kranke oder verletzte Person
- Sofortmaßnahmen am Unfallort

In jedem Haushalt sollte Verbandmaterial vorhanden sein, und alle Familienmitglieder sollten wissen, wo sich dieses befindet. Am besten eignet sich dazu ein Verbandkasten; vorzugsweise nach DIN geprüft, damit Sie auch sicher sein können, dass das richtige Material enthalten ist. Es gibt Verbandkästen für den Haushalt und für die Freizeit. Für das Auto sind sie nach § 35h StVZO sogar vorgeschrieben. Die wichtigsten Bestandteile eines Verbandkastens sind sterile Mullkompressen sowie diverse Binden und Heftpflaster zum Fixieren eines Verbandes. Nach jeder Entnahme empfiehlt es sich, eine Liste über diejenigen Teile zu machen, die nachgekauft werden müssen. Auf diesen Seiten finden Sie eine detaillierte Beschreibung zum möglichen Inhalt des Verbandkastens für zu Hause.

## INHALT VERBANDKASTEN – GRUNDAUSSTATTUNG

Die Grundausstattung für den heimischen Verbandkasten könnte folgende Teile enthalten:

1 Heftpflaster starr, 2,5 cm × 5 m

8 Wundpflaster elastisch

2 Verbandpäckchen mittel (steril), 8 cm × 10 cm

1 Verbandpäckchen groß (steril), 10 cm × 12 cm

1 Verbandtuch (steril), 40 cm × 60 cm

1 Verbandtuch (steril), 60 cm × 80 cm

6 Wundkompressen (steril), 10 x 10 cm

2 Fixierbinden (Mullbinden), 6 cm x 4 m

2 Fixierbinden (Mullbinden), 8 cm x 4 m

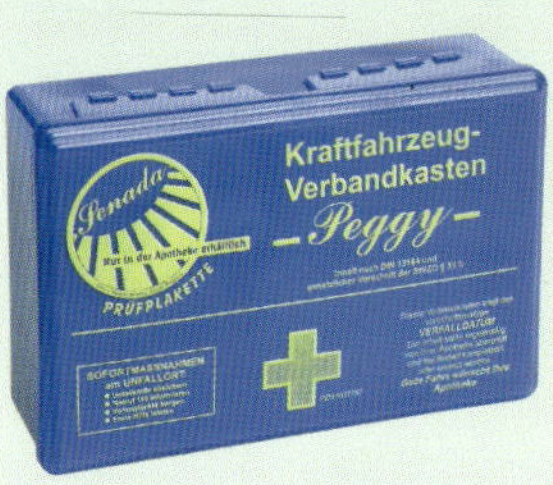


*Für Notfälle sollten Sie immer einen Verbandkasten in Reichweite haben*

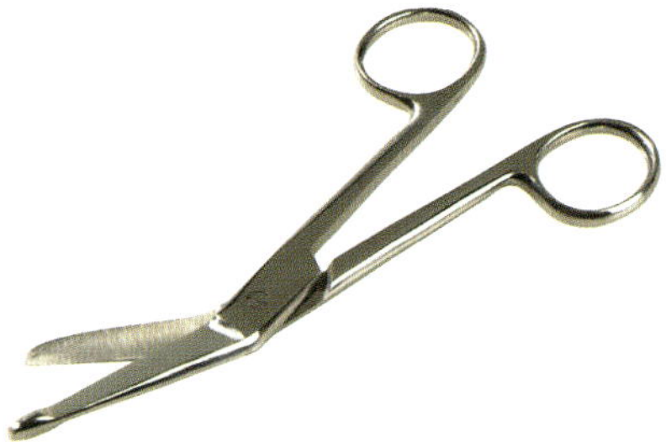

*Verbandschere*

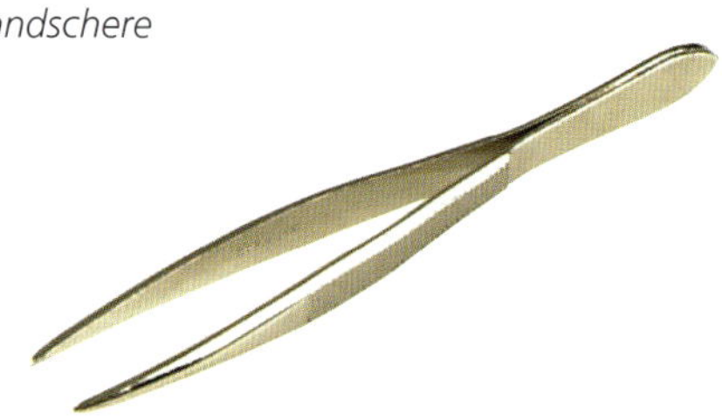

*Pinzette*

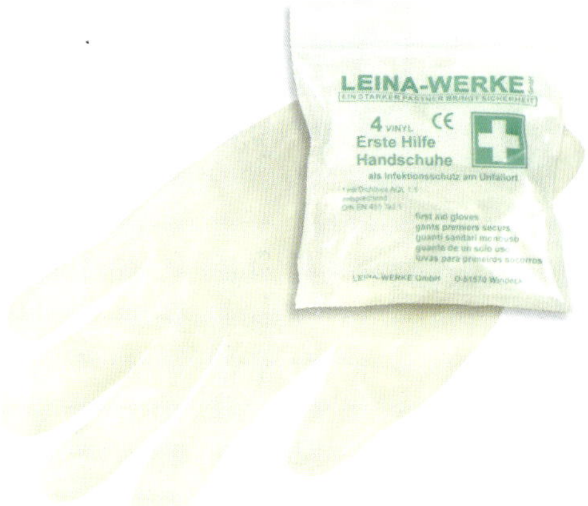


*Handschuhe*

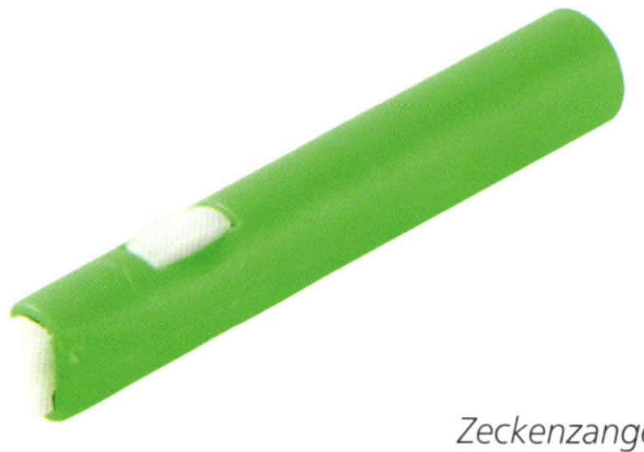

*Zeckenzange*

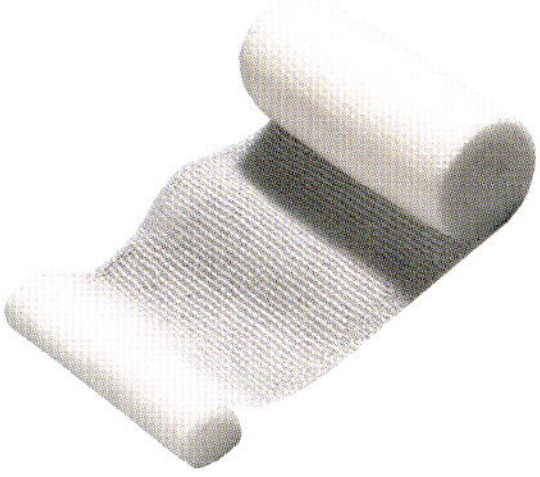

astische Binde

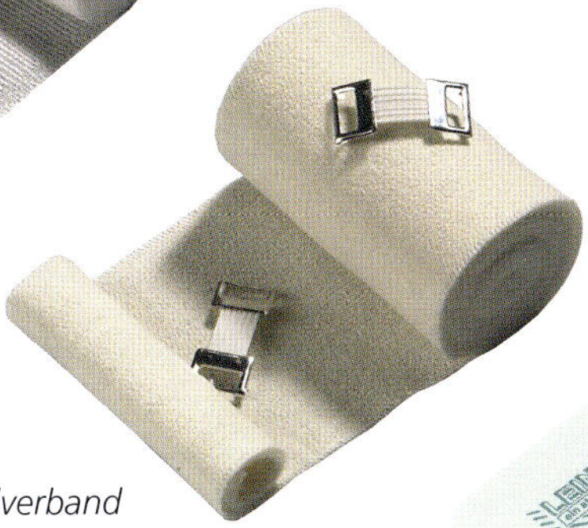

Idealverband

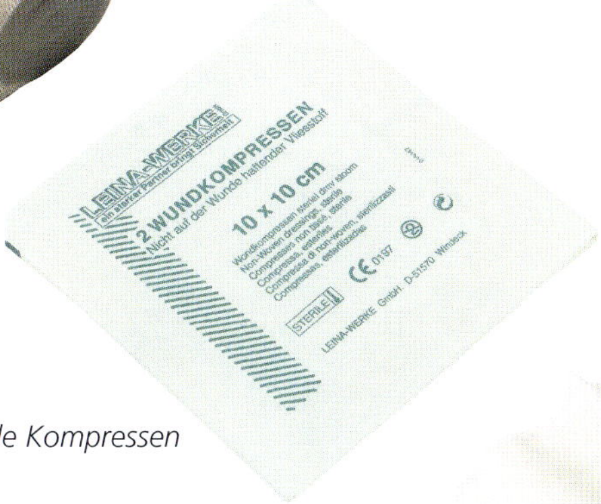


Sterile Kompressen

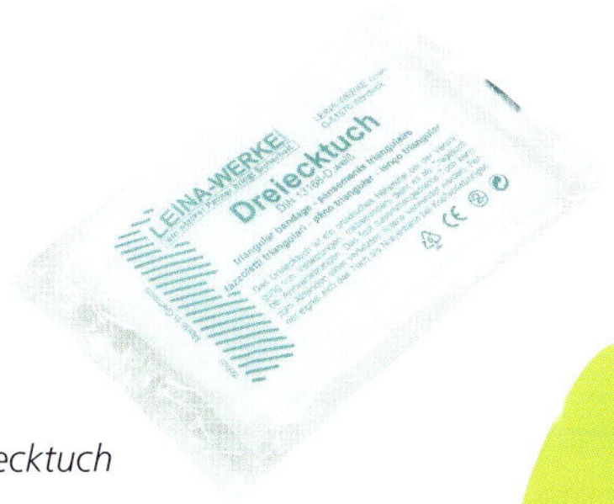


eiecktuch

Wundschnellverband

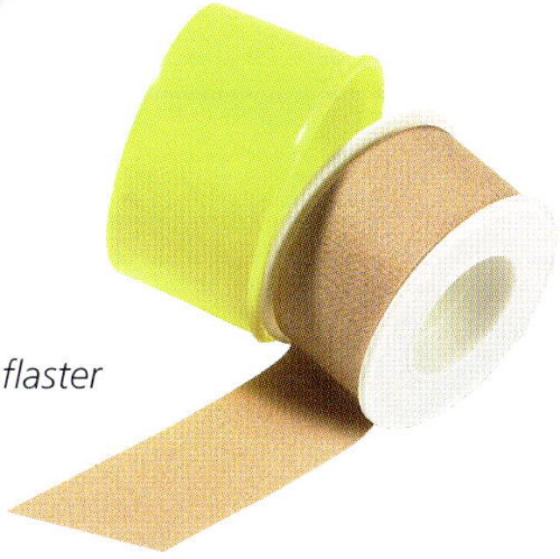

Heftpflaster

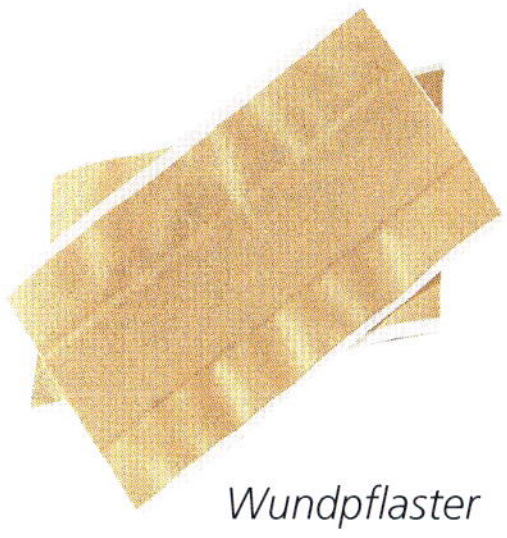

Wundpflaster

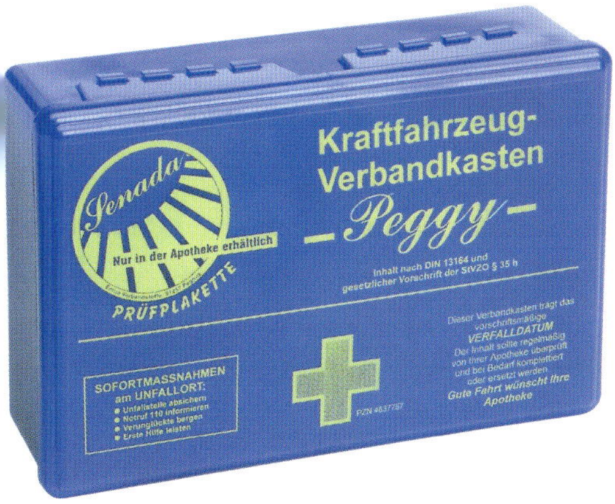


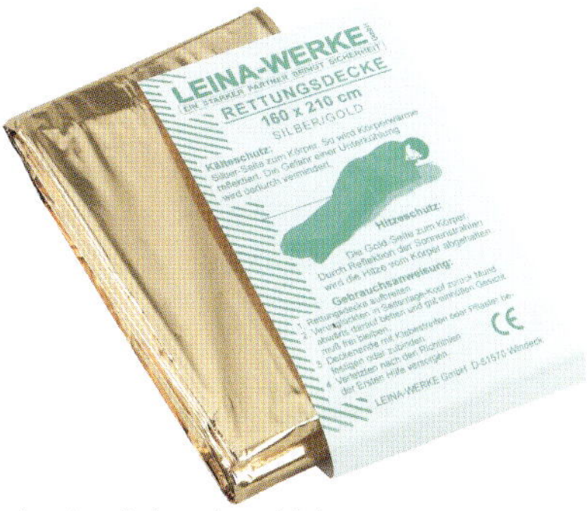


Mit Aluminium beschichtete Rettungsdecke

*Ein Verbandkasten für den allgemeinen Gebrauch, sowohl für zu Hause als auch für unterwegs und für die Freizeit, sollte immer eine Rettungsdecke enthalten.*

## Verband- und Hilfsmittel

Sterile Verbände sind in verschiedenen Abmessungen erhältlich. Sie bestehen aus Feuchtigkeit aufnehmendem oder nicht haftendem Material. Sie sind stets steril verpackt und dürfen erst dann aus der Hülle genommen werden, wenn Sie die Wunde zum Verbinden vorbereitet haben.

### Verbandpäckchen

Dieser Verband besteht aus einem sterilen, Feuchtigkeit aufnehmenden Wundkissen in der Größe 6 x 8 cm oder 8 x 10 cm sowie einer elastischen hydrophilen, an der einen Seite kurzen und an der anderen Seite langen Binde.

### Metalline-Verband

Ein starkes, Feuchtigkeit aufnehmendes Material, das mit einer dünnen Schicht perforiertem Aluminium versehen ist. Es handelt sich um einen keimfreien, glatten Verband, der mit der Aluminiumseite auf die Wunde gelegt wird, um ein Verkleben zu verhindern. Er ist hervorragend für Brand- und Schürfwunden geeignet und ist als Schnellverband sowie als Verband in unterschiedlichen Formaten erhältlich.

### Wundpflaster

Wundpflaster besteht aus einem Streifen steriler Kompresse, die auf einem Heftpflaster befestigt ist. Wundpflaster, die sich für kleine Wunden eignen, müssen jeden Tag erneuert werden, weil das Klebemittel die Haut aufweicht und dadurch die Wundheilung verzögert werden kann.
Am gebräuchlichsten sind lange Pflasterstreifen, von denen nach Bedarf ein Stück abgeschnitten wird. Es gibt aber auch runde, quadratische, längliche und selbst fingerförmige Wundpflaster.

### Heftpflaster

Heftpflaster sind in allen Sorten und Abmessungen erhältlich; die meisten sind antiallergisch, um Reaktionen der Haut zu verhindern. Sie werden beispielsweise verwendet, um eine Wundauflage auf der (trockenen) Haut zu fixieren. Die praktischste Breite beträgt 25 mm und ist für die Verwendung an Armen, Beinen, Fingern, Knien sowie am Rumpf bestimmt. Eventuell sollten zwei oder drei Stück Pflaster nebeneinander verwendet werden. Einige Sorten sind Papier ähnlich und lassen sich leicht abreißen.

### Binden

Eine Binde ist ein Gewebestreifen, meistens in einer Länge von 4 – 5 m. Bei der ersten Hilfe kommen stets drei Sorten zum Einsatz:

- Die *elastische Binde* aus locker gewobenem, elastischem Material, das sich dehnen lässt und in fünf verschiedenen Breiten erhältlich ist (4 cm, 6 cm, 8 cm, 10 cm, 12 cm). Sie liegt gut auf und wirft keine Falten. Es besteht nur ein geringes Risiko, dass sie verrutscht.
- Das *Verbandpäckchen*: eine feste Binde aus leicht elastischem Material, das sich in Längsrichtung dehnt. Sie enthält bereits eine Wundauflage und ist daher sehr gut für das Anlegen von (Wund-) Druckverbänden geeignet. Sie ist in drei Breiten erhältlich.
- Die *Mullbinde* besteht aus einem locker gewobenen Material und ist deshalb nicht stark. Sie eignet sich z. B. zum Befestigen von Wundauflagen.

### Dreiecktuch

Ein Dreiecktuch wird zur Herstellung einer Armschlinge verwendet, zum Fixieren einer Schiene oder zum Stillen einer Blutung. Das Tuch besitzt eine lange Seite mit 136 cm, zwei kurze Seiten mit je 96 cm sowie zwei Enden und eine Spitze. Es kann auf verschiedene Arten verwendet werden: vollständig auseinander gefaltet oder gefaltet als „breite Krawatte".

### Sterile Kompressen

Sterile Mullkompressen 10 cm × 10 cm sind keimfrei und behalten diese Keimfreiheit in einer trockenen und dunklen Umgebung ungefähr 4 – 5 Jahre lang.
Sie sind außerdem hydrophil (Feuchtigkeit aufnehmend). Um Infektionen zu verhindern, dürfen sterile Kompressen nur einmal verwendet werden.

## Instrumente

Verbandschere, Splitterpinzette und Zeckenzange sind die einzigen Instrumente, die in einen Haushaltsverbandkasten gehören.

### Verbandschere

Eine Verbandschere hat eine spitze und eine abgerundete Schneide sowie eine geknickte Form. Dadurch ist sie nicht nur zum Aufschneiden eines Verbands geeignet, sondern sie lässt sich auch zwischen Haut und Kleidung schieben, um Textilien wegzuschneiden.

### Splitterpinzette

Die Zangen einer Pinzette müssen genau aufeinander passen. Sie dürfen nicht zu spitz sein, weil dies das Festhalten eines Splitters erschwert.

### Zeckenzange

Mit einer Zeckenzange oder Zeckenpinzette können Sie Zecken aus der Haut entfernen. Nach Gebrauch muss die Zange gereinigt werden.

## Erste-Hilfe-Broschüre

Eine Erste-Hilfe-Ausrüstung sollte mit einer Anleitung zu den lebensrettenden Maßnahmen und einer Anleitung für die Verwendung der Materialien versehen sein.

## Sonstiger Inhalt

Ein geprüfter Erste-Hilfe-Kasten für zu Hause und unterwegs enthält außerdem auf jeden Fall Schutzhandschuhe, eine Rettungsdecke sowie kurze Erste-Hilfe-Anweisungen für den Notfall.

### Schutzhandschuhe

Wenn Sie erste Hilfe leisten, sollten Sie Einmalhandschuhe tragen, sofern Sie keine Latexallergie haben. Die Handschuhe nach Gebrauch am besten in eine verschlossene Tüte geben und dafür sorgen, dass diese sicher entsorgt wird, um mögliche Infektionen zu vermeiden. Auch wenn Sie Handschuhe getragen haben, waschen Sie sich sorgfältig die Hände, denn diese können mit Blut oder anderen Körperflüssigkeiten in Berührung gekommen sein.

### Rettungsdecke

Eine Rettungsdecke besteht aus einer Aluminiumfolie mit einer Gold- und Silberschicht. Sie wird verwendet, um die Auskühlung eines Verletzten zu verhindern. Dazu die Silberseite zum Verletzten und die Goldseite nach außen verwenden. Das Format beträgt stets 140 cm × 220 cm. Die Decke lässt sich sehr klein zusammenfalten. Achtung: Das Material ist entflammbar! Liegt die verletzte Person auf einem kalten Untergrund, die Decke vorsichtig unter den Körper schieben. Darauf achten, dass die Folie nicht einreißt, wenn sie um die verletzte Person gewickelt wird.

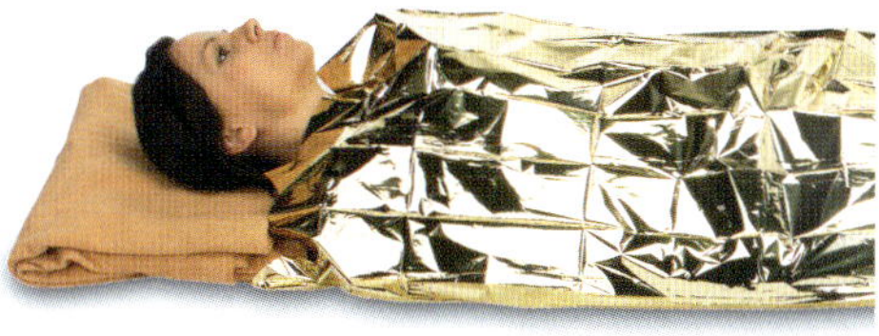

Wolldecken können verwendet werden, um Flammen zu ersticken, falls die Kleidung einer Person brennt, oder auch zum Zudecken von Verletzten.

### Sicherheitsnadeln

Sicherheitsnadeln in unterschiedlichen Größen eignen sich zum Fixieren von Verbänden und Kleidung. Auch *Verbandklammern* sind hier nützlich.

### Bleistift und Notizbuch

Dienen zum Notieren von Beobachtungen, wie z. B. Puls und Atemfrequenz des Verletzten.

Verbände können – abhängig von der Situation – aus verschiedenen Materialien sein. Dabei wird im Allgemeinen zwischen folgenden Funktionen unterschieden: Der Verband soll vor weiterer Verunreinigung schützen, eine Blutung stillen (Druckverband), einen verletzten Körperteil ruhig stellen. Die gewählte Breite hängt von dem zu verbindenden Körperteil und der Größe der Verletzungen ab: 4 cm für die Finger, 6–8 cm für Arme, Hände und Füße, 10 cm für die Beine und 10–12 cm für den Rumpf.

## DAS ANLEGEN VON VERBÄNDEN

**1**. Die verletzte Person in eine bequeme Position bringen und sich ihr gegenüber hinstellen oder -knien. (ACHTUNG: Der Verletzte kann ohnmächtig werden)

**2**. Den Bindenanfang eng an die Haut anlegen; der Bindenkopf liegt dabei auf der Binde. Dafür sorgen, dass Sie Sicht auf den Bindenkopf haben.

**3**. Gleichzeitig nur ein paar Zentimeter vom Bindenkopf abrollen, um das Bandagieren kontrollieren zu können.

**4**. Die Binde von der Innenseite des Körpers aus anlegen und von dort nach außen arbeiten.

**5**. Unter der Wunde mit dem Bandagieren anfangen; von dort aus nach oben arbeiten.

**6**. Beim Bandagieren stets zwei Drittel der vorigen Lage überlappen lassen, damit der Verband nicht verrutscht.

## Einfacher Spiralverband für Arme und Beine

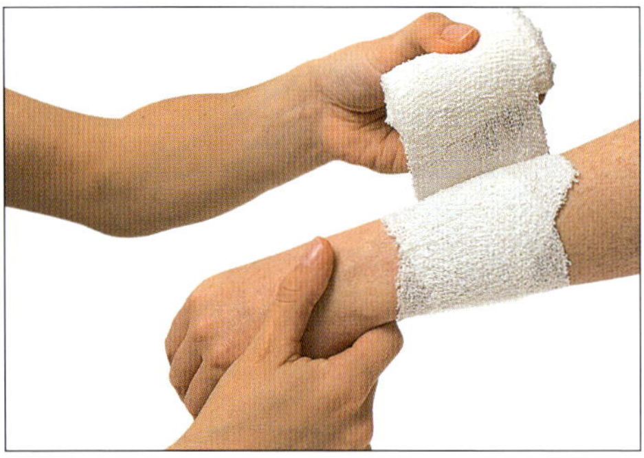

**1**. Den Befestigungsgang in einem schrägen Winkel unter den Bereich legen, der verbunden werden muss.

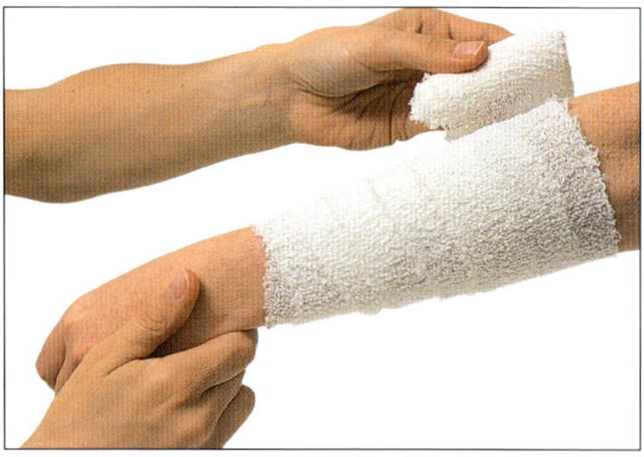

**2**. Dann im Spiralgang mit zu zwei Dritteln überlappenden Wickelgängen von unten nach oben weitermachen.

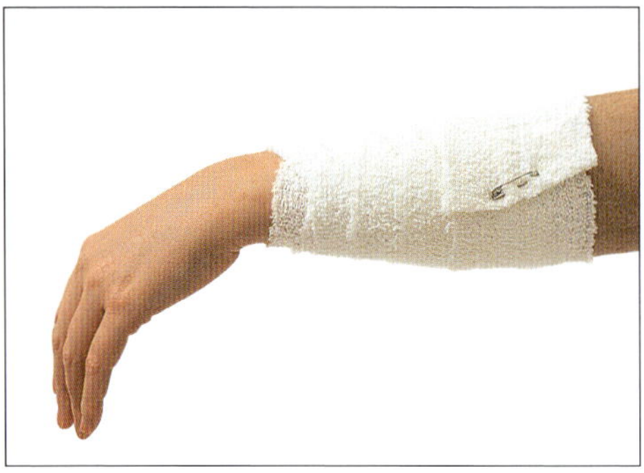

**3**. Sind Wunde bzw. Wundauflage vollständig bedeckt, wird am Ende ein Paar mal gerade gewickelt. Den Rest der Binde unterstecken oder das Ende mit einer Verbandklammer/einem Pflaster fixieren. Kontrollieren Sie, ob Finger oder Zehen unterhalb des Verbands ausreichend mit Blut versorgt sind. Falls nicht, den Verband etwas lockern.

## Kreuzförmiger Verband für Arme oder Beine

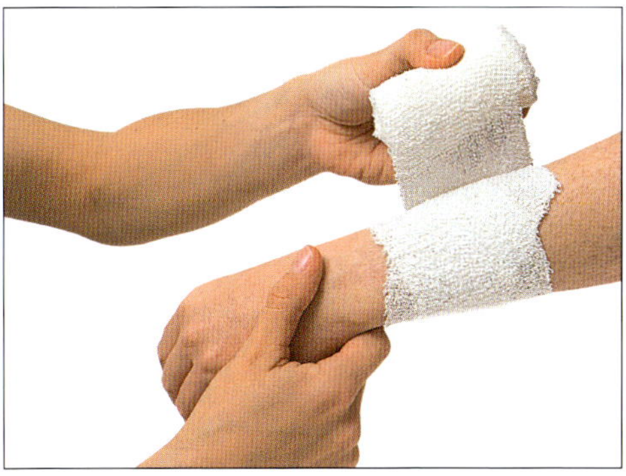

**1**. Den Befestigungsgang in einem schrägen Winkel unter dem Bereich anlegen, der verbunden werden muss.

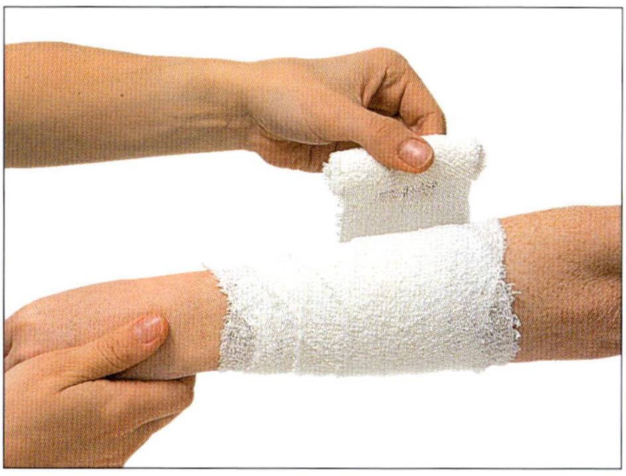

**2**. Den Befestigungsgang im Umschlaggang oder im Achterverband mit sich jeweils zu zwei Dritteln überlappenden Bindengängen überdecken.

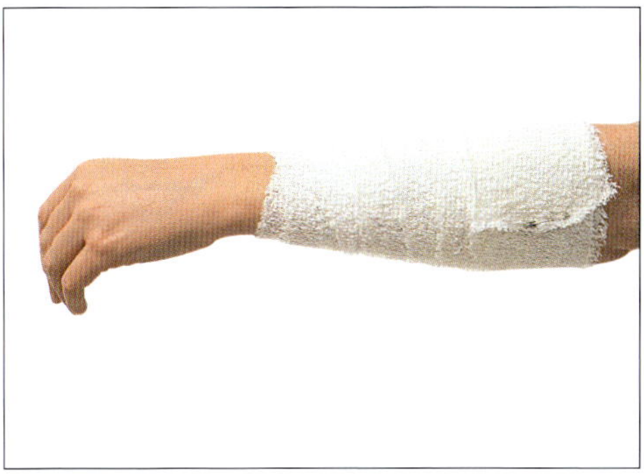

**3.** Sobald die Wunde bzw. die Wundauflage vollständig bedeckt ist, mit ein paar geraden Wickelungen abschließen. Die Binde unterstecken oder mit einer Verbandklammer oder einem Pflaster fixieren. Sind die Finger oder Zehen unterhalb des Verbands ausreichend mit Blut versorgt? Falls nicht, den Verband etwas lockern.

## Kreuzförmiger Verband um einen herausragenden Fremdkörper

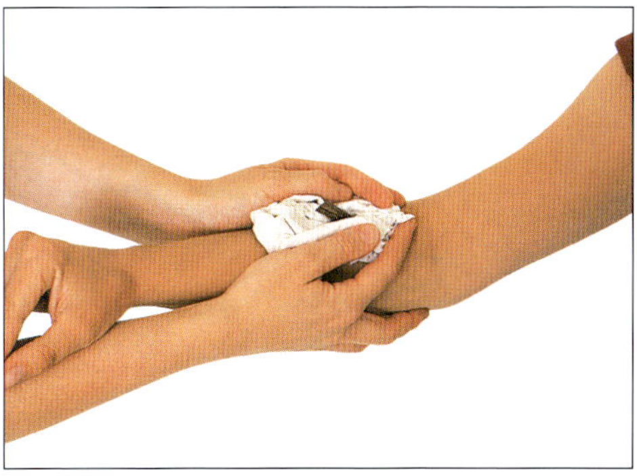

**1**. Sterile Wundauflagen um den Fremdkörper legen.

**2**. Ein Polster aus Verbandmaterial oder einem anderen Material um den Fremdkörper legen, sodass auf diesen kein Druck mehr ausgeübt werden kann.

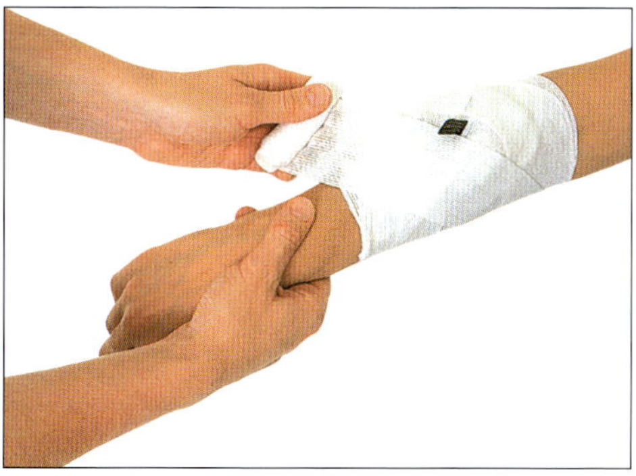

**3**. Das Polster mit einem Verband über und unter dem Fremdkörper befestigen. Dabei keinen Druck auf den Fremdkörper ausüben.

## Verband an Knie, Ferse und Ellbogen

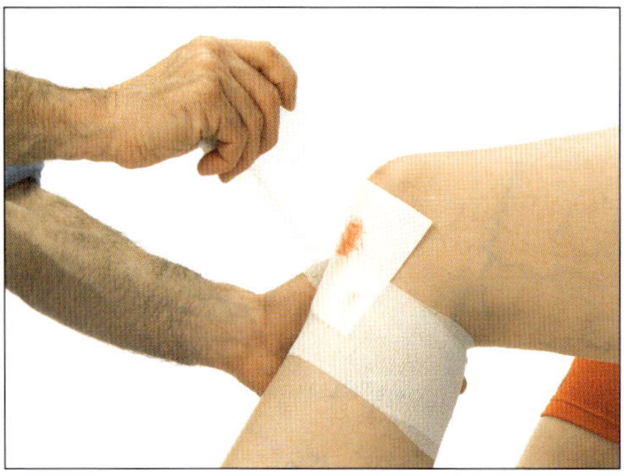

**1**. Den Befestigungsgang unterhalb des Knies, der Ferse oder des Ellbogens legen, um die Wundauflage zu fixieren.

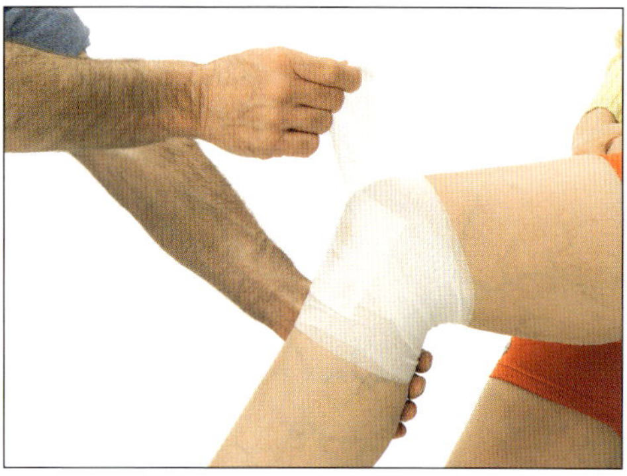

**2**. Den folgenden Gang oberhalb des Gelenks legen.

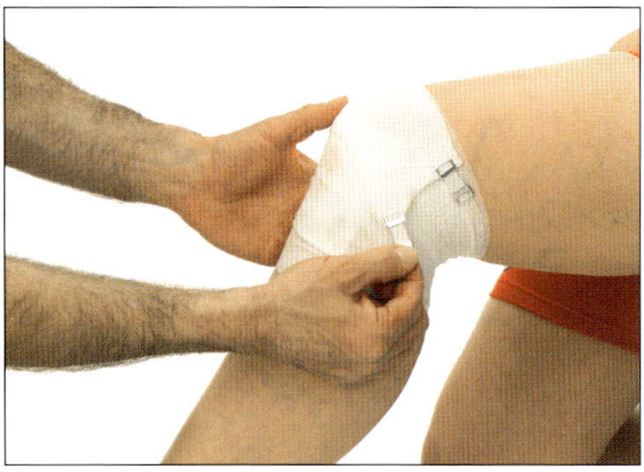

**3**. Mit den nächsten Gängen abwechselnd oberhalb und unterhalb des Gelenks die Wundauflage bedecken. Mit einem geraden Wickelgang über dem Gelenk abschließen. Den Verband mit Verbandklammern oder Pflaster fixieren.

## Verband an Hand und Fuß

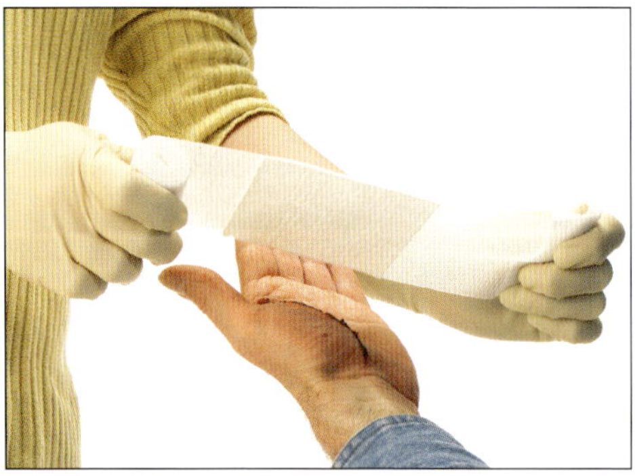

**1**. Den Befestigungsgang über die Wunde legen. Den folgenden Gang schräg über Hand oder Fuß in Richtung Handgelenk/Fußgelenk legen.

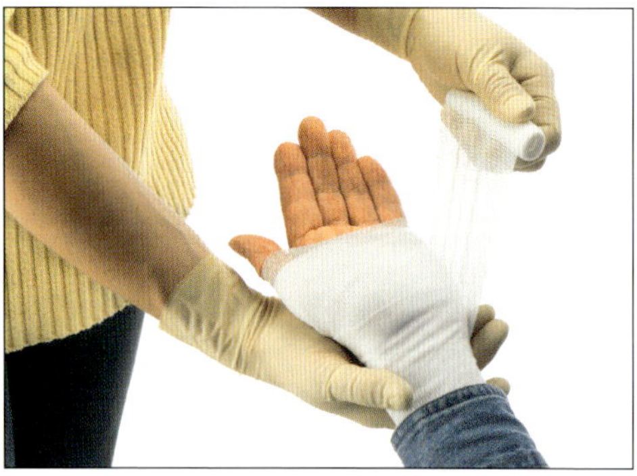

**2**. Die Binde dann mit mehreren Gängen im Achterverband fortsetzen, die einander zu zwei Dritteln überlappen. Mit einem geraden Gang abschließen und den Verband mit Verbandklammern oder Pflaster fixieren.

Ein Dreiecktuch ist sehr vielseitig und lässt sich auf unterschiedliche Weise einsetzen. Zum Stützen von Hand und Arm kann es zu einem Armtragetuch gefaltet werden (siehe S. 211). Die Enden des Dreieckverbands werden mit einem Doppelknoten befestigt (siehe S. 210). Die Abbildungen unten zeigen, wie ein Dreiecktuch zu einer breiten Krawatte oder zu einer schmalen Krawatte gefaltet wird.

**Offener Dreiecktuchverband**

- Stützt einen verletzten Arm (als Armtragetuch)
- Befestigt eine Wundauflage, falls keine Binde vorhanden ist

*Spitze*

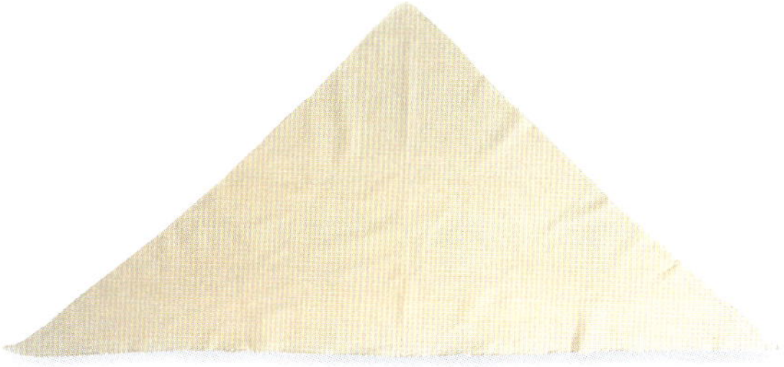

*Grundseite*

---

**Breite Krawatte**

- Befestigt sterile Wundauflagen
- Fixiert einen Wundverband, falls keine Binde vorhanden ist

*a*

*b*

*a) Spitze auf Grundseite legen*
*b) Noch zweimal falten*

---

**Schmale Krawatte**

- Fixiert einen Druckverband
- Stillt schwere Blutungen
- Fixiert eine Deckenrolle oder eine Binde

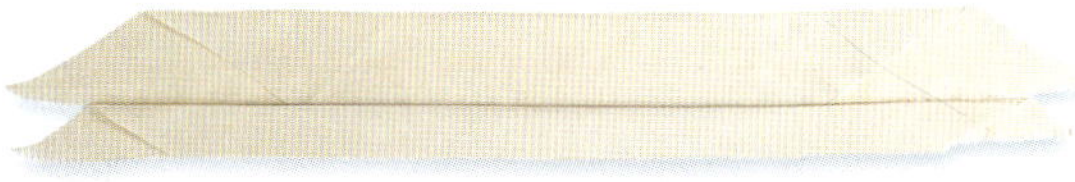

*b*

*c*

*c) Eine schmale Krawatte entsteht dadurch, dass die breite Krawatte nochmals doppelt gefaltet wird*

---

Häufig verwendete Verbände, wie z. B. Tuch- und Tragverbände für Arm- und Handverletzungen, werden mit einem Doppelknoten fixiert. Dieser Knoten löst sich nicht und ist für die verletzte Person am wenigsten lästig.

## Doppelknoten legen

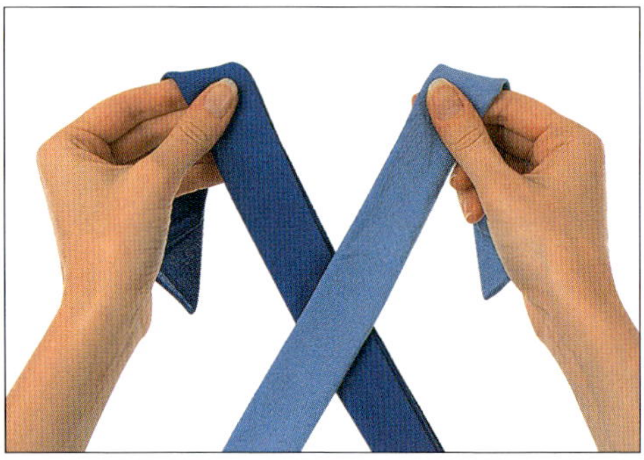

**1**. In jede Hand ein Ende des Bandes, der Krawatte oder das Ende eines Dreiecktuchs nehmen; die rechte Hand befindet sich dabei vor der linken.

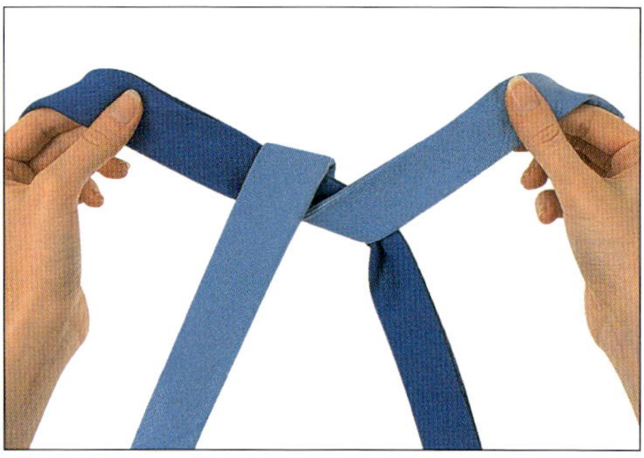

**2**. Das rechte Ende um das linke legen und den ersten Knoten legen.

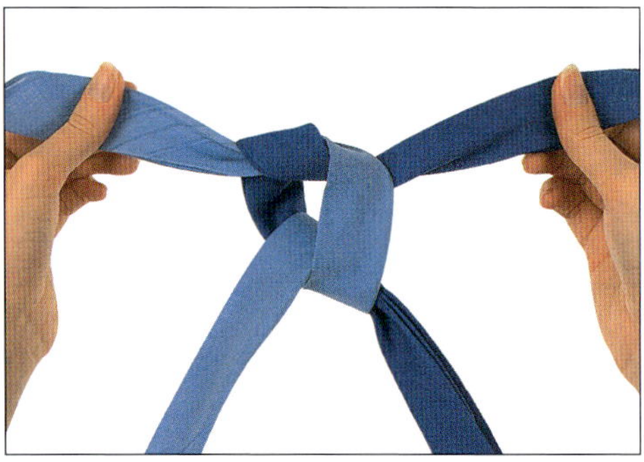

**3**. Das linke Ende dann über das rechte legen und einen zweiten Knoten binden.

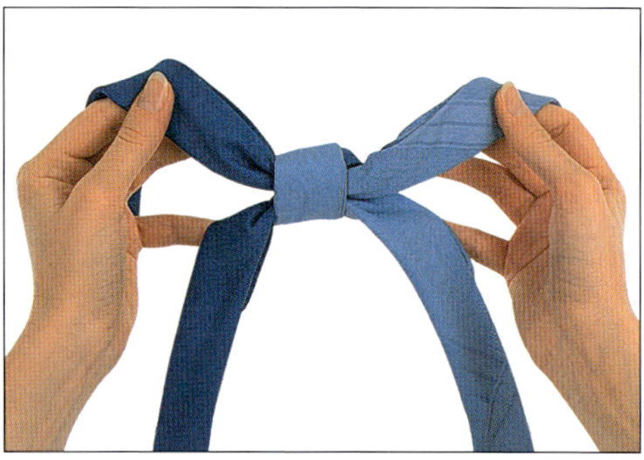

**4**. Das Ergebnis ist ein Doppelknoten, der sich nicht selbstständig öffnet.

Ein Armtragetuch dient dazu, Unterarm, Hand und Finger auf Brusthöhe zu stützen. Es kann beispielsweise bei einem Knochenbruch sowie bei Verletzungen von Oberarm und Schultergelenk verwendet werden.

## ▶ WAS IST ZU TUN

**1**. Zunächst den Betroffenen bitten, sich zu setzen und den verletzten Arm zu halten.

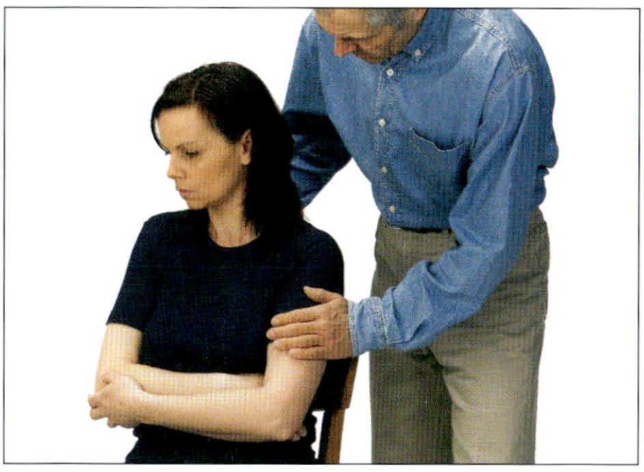

**2**. Das Dreiecktuch mit der breiten Seite (der Grundseite) unter dem Arm hindurch nach oben ziehen, mit der Spitze zum Ellbogen an der verletzten Seite.

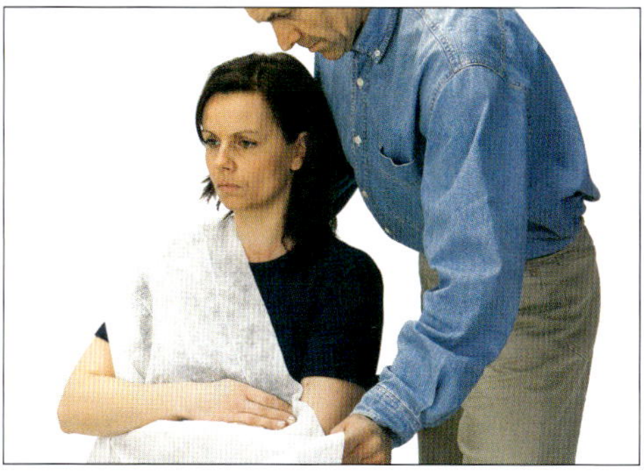

**3**. Das obere Ende auf die gesunde Schulter halten; das untere Ende über den Arm und vor dem Hals entlang nach oben ziehen. An der gesunden Seite mit dem anderen Ende zu einem Doppelknoten binden **(siehe S. 210)**. Darauf achten, dass der Knoten in der Höhle über dem Schlüsselbein sitzt.

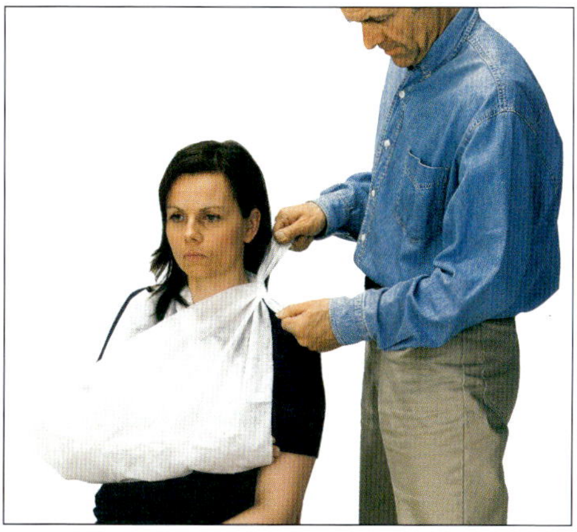

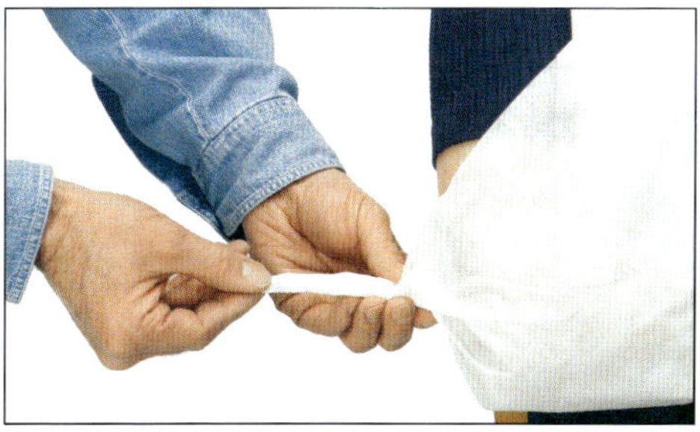

**4**. Die Spitze des Tuches am Ellbogen eindrehen.

## Hand

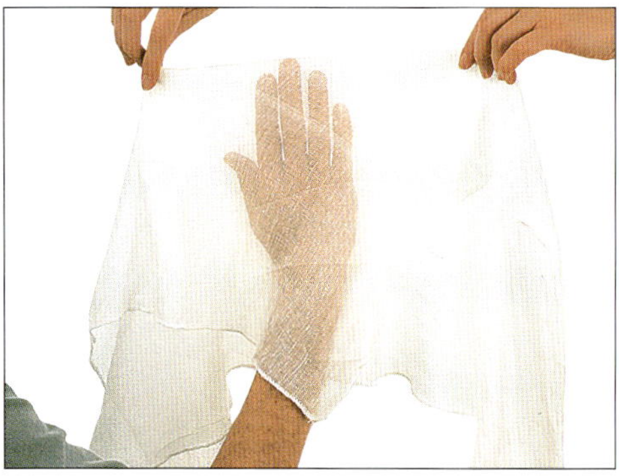

**1**. Wundauflage auflegen und die verletzte Hand auf ein Dreiecktuch legen. Die Spitze über den Handrücken falten.

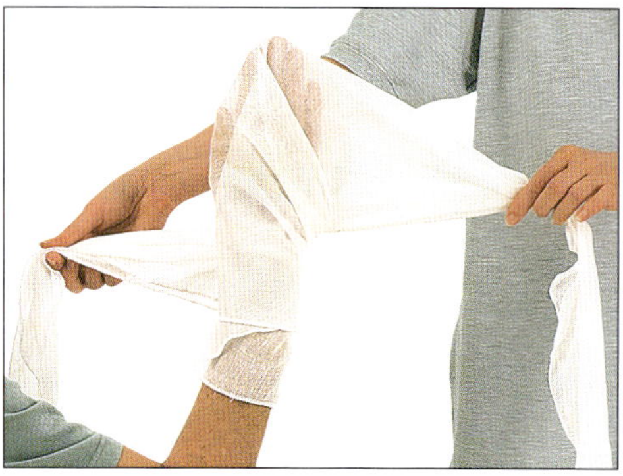

**2**. Die Enden über dem Handgelenk kreuzen, sodass die Hand vom Tuch bedeckt wird. Um das Handgelenk herum einen vollen Wickelgang legen.

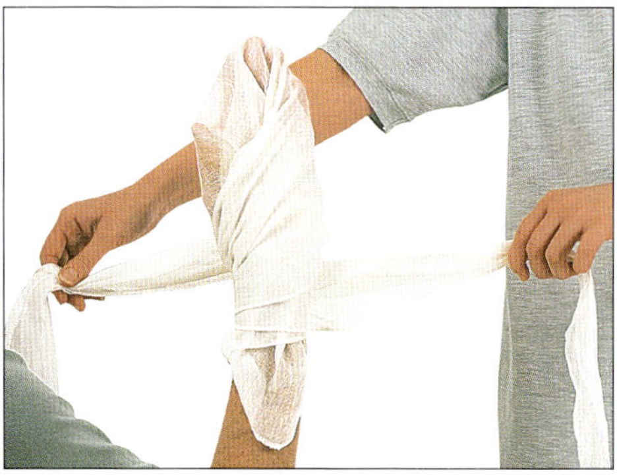

**3**. Die Enden über der Spitze des Tuches zu einem Doppelknoten am Handgelenk fixieren.

## Fuß

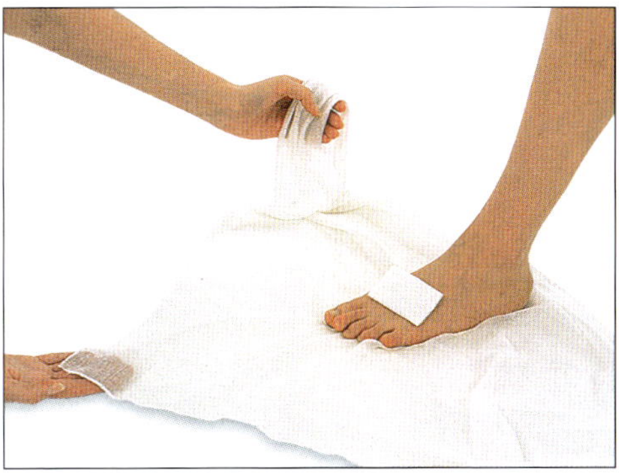

**1**. Den Fuß auf das auseinander gefaltete Dreiecktuch stellen; dabei zeigen die Zehen in Richtung Spitze.

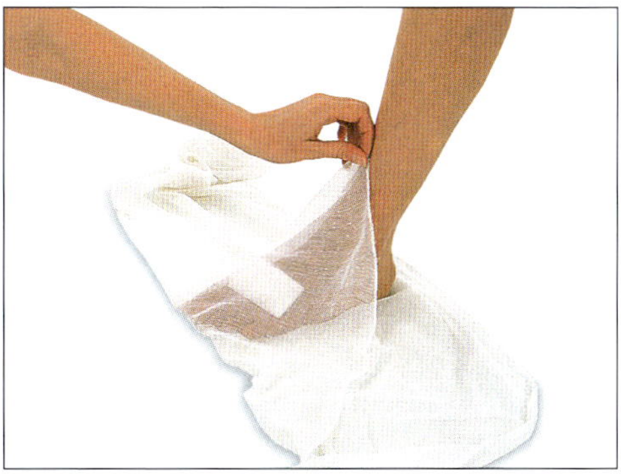

**2**. Wundauflage auflegen und die Spitze über den Fuß falten, sodass die Wundauflage bedeckt wird.

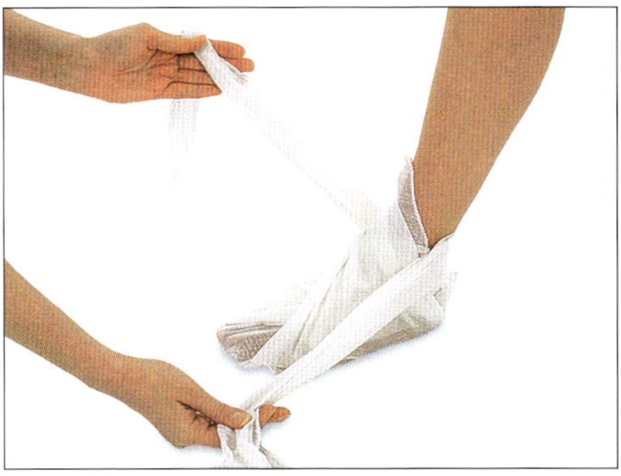

**3**. Die Enden um das Fußgelenk ziehen, um die Spitze des Dreieckverbands zu fixieren.

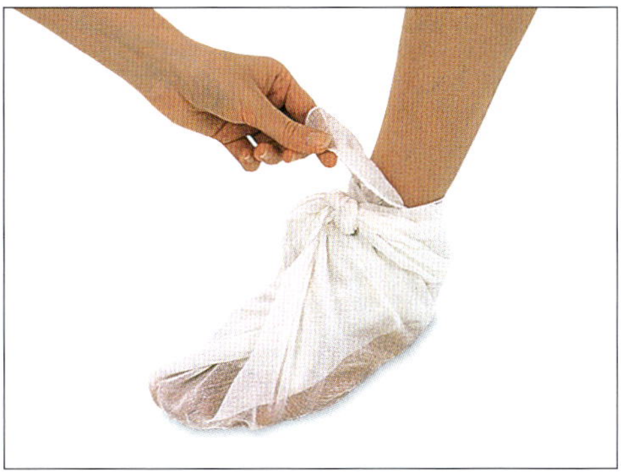

**4**. An der Vorderseite einen Doppelknoten anbringen **(siehe S. 210)**.

## Knie

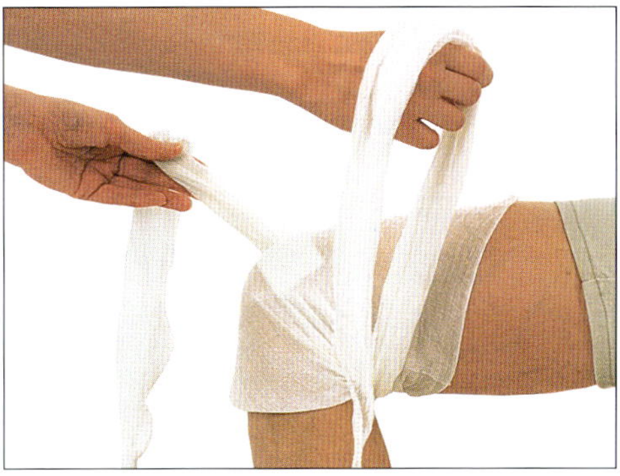

**1**. Wundauflage auflegen und das angewinkelte Knie mit einem Dreiecktuch bedecken, dabei zeigt die Spitze nach oben, die Grundseite liegt unter dem Knie. Die Enden in der Kniebeuge und an der Oberseite um den Oberschenkel herum überkreuzen.

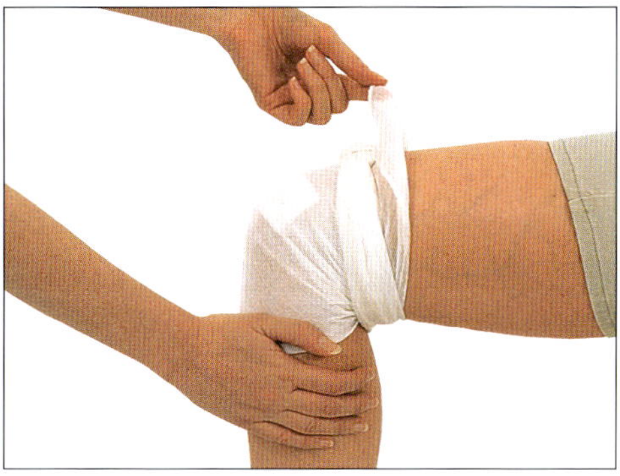

**2**. Über dem Knie einen Doppelknoten binden **(siehe S. 210)**.

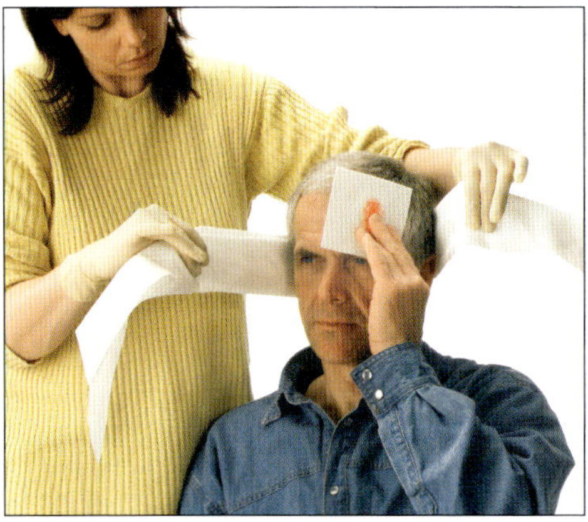

**1**. Wundauflage auf die Verletzung legen und vom Verletzten festhalten lassen.

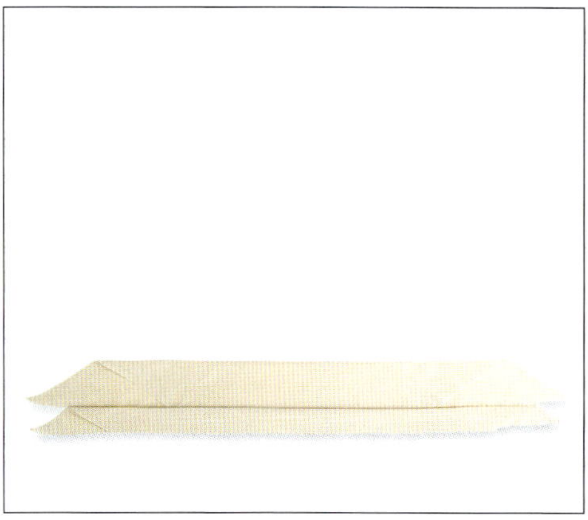

**2**. Aus dem Dreiecktuch eine „Krawatte" falten **(siehe S. 209)**.

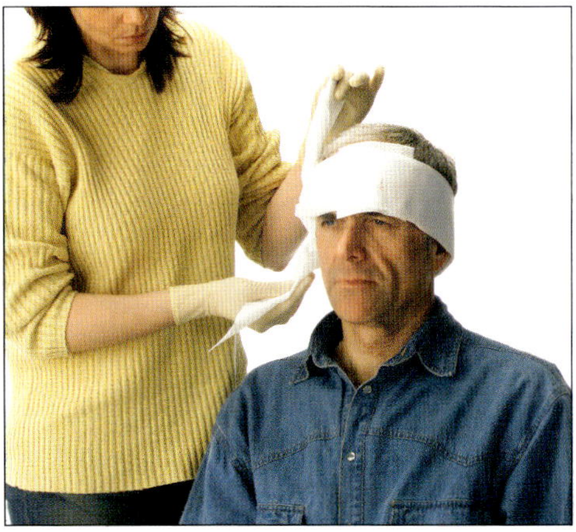

**3**. Die Dreiecktuchkrawatte über die Wundauflage legen und an der Seite mit einem Doppelknoten fixieren **(siehe S. 210)**.

Besondere Probleme bereitet immer wieder die Versorgung von Verletzungen an der Fingerkuppe.

## ▶ WAS IST ZU TUN

**1**. Schneiden Sie ein ausreichend großes Stück Heftpflaster ab, ca. 5 – 7 cm.

**2**. Schneiden Sie in der Mitte des Klebestreifens je einen Keil heraus (Pflaster knicken und die Ecken abschneiden).

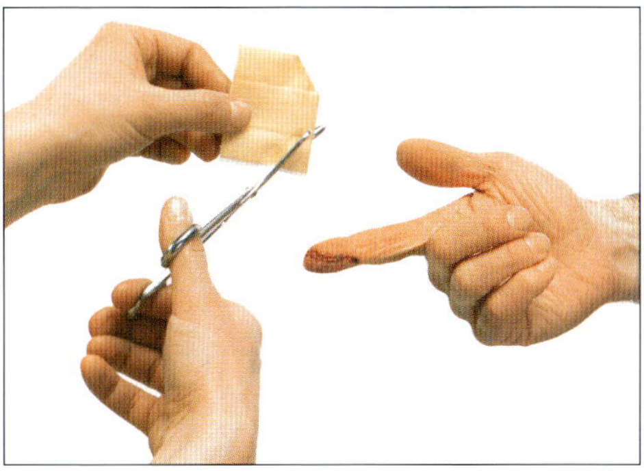

**3**. Ziehen Sie beide Schutzfolien von den Klebeseiten des Pflasters ab.

**4**. Kleben Sie die Hälfte des Pflasterverbands um die verletzte Fingerkuppe.

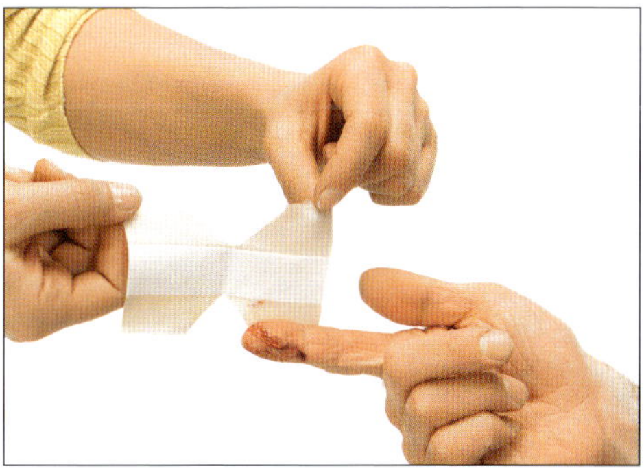

**5.** Klappen Sie die überstehende Hälfte des Verbands über die Fingerkuppe und verkleben Sie sie am Finger.

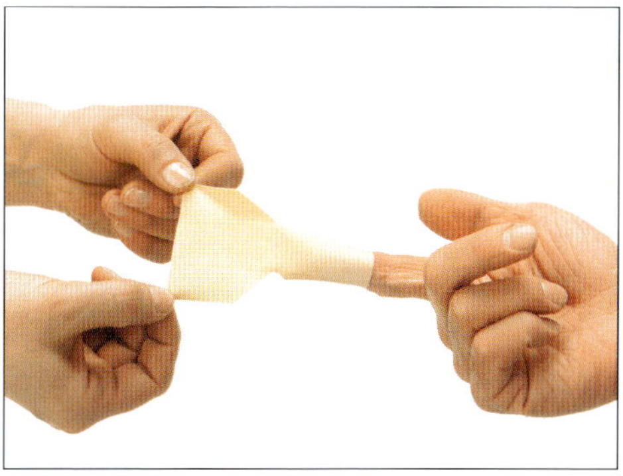

## Eiskompresse

Zur Linderung von Schmerzen oder Schwellungen wird eine Eiskompresse verwendet. Eiskompressen und Kältepacks dürfen nie direkt auf die Haut gelegt werden. Es muss immer ein Tuch untergelegt werden. Die Eiskompresse nie zu lange auf den verletzten Körperteil legen.

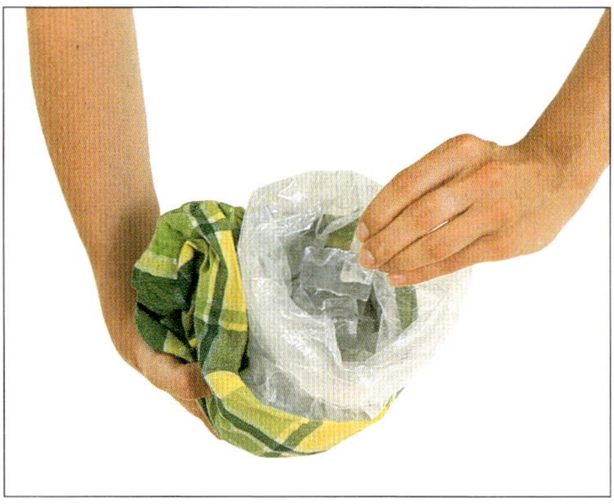

**1**. Eine dichte Plastiktüte zu zwei Dritteln mit zerstoßenem Eis füllen. Etwas Küchensalz zufügen; dann schmilzt das Eis, was die Kühlleistung erhöht. Die Luft aus der Tüte drücken und die Tüte verschließen.

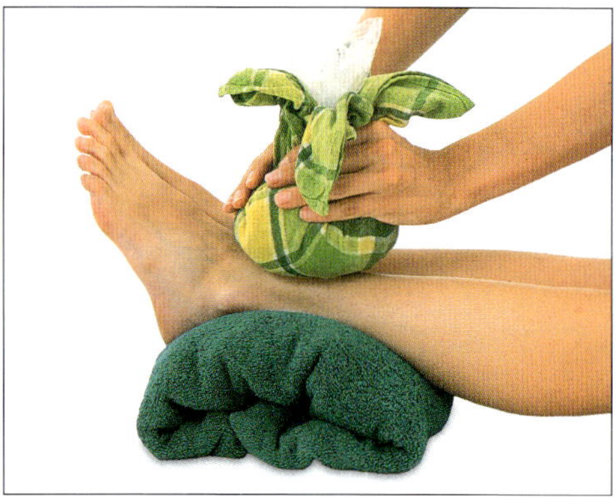

**2**. Die Plastiktüte in ein Tuch wickeln und höchstens 10 Minuten lang auf die verletzte Stelle legen. Ist diese bereits verbunden, kann die Eistüte auch direkt (ohne Tuch) auf den Verband gelegt werden.

## Kalte Kompresse

Ist eine Eiskompresse zu kalt – etwa auf einem blauen Auge –, kann eine kalte (oder nasse) Kompresse gegen Schmerzen und Schwellungen helfen. Während die eine Kompresse in Gebrauch ist, kann eine zweite bereits vorbereitet werden.

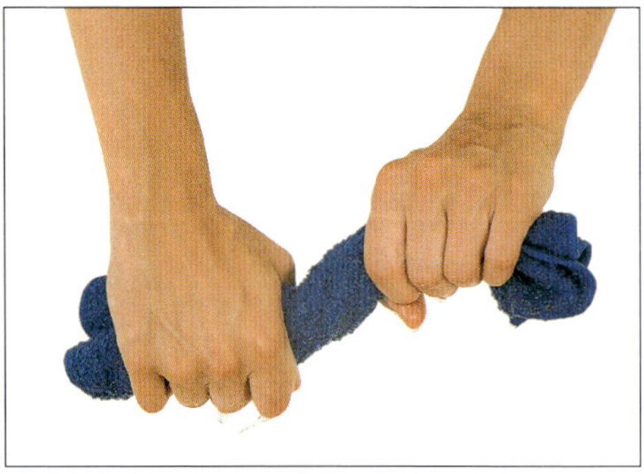

**1**. Einen Topf mit kaltem Wasser füllen und Eiswürfel hineingeben. Ein (Hand-)Tuch in das kalte Wasser legen und dann auswringen.

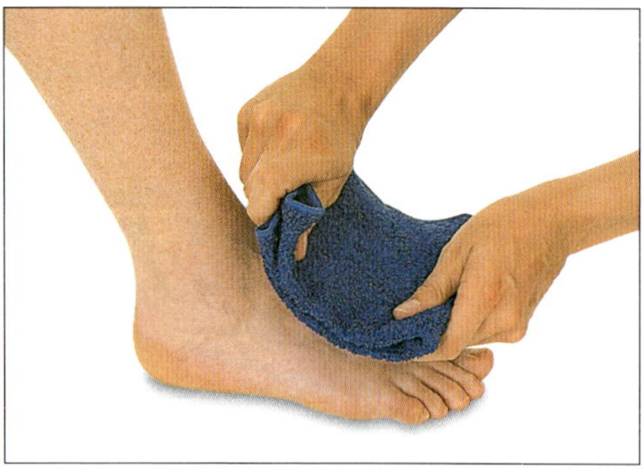

**2**. Das kalte Tuch auf den betreffenden Körperteil legen. Die Kompresse wechseln, sobald sie nicht mehr kalt genug ist.

Unfallgeschehen und akute Erkrankungen sind für die Betroffenen starke psychische Belastungen. Oft ist der Kreislauf betroffen, und es liegt ein Schock vor. Die Betroffenen müssen nicht selten im Freien auf dem Boden liegen und auf den Rettungsdienst warten. Körperwärme geht verloren, und die Patienten frieren. Warmes Zudecken, z. B. mit der Rettungsdecke aus dem Verbandkasten, ist dringend notwendig.

## ▶ WAS IST ZU TUN

**1**. Erklären Sie dem Patienten, was Sie machen werden, und bitten Sie ihn um Mithilfe.

**2**. Breiten Sie die Rettungsdecke aus, Silberseite zum Patienten, Goldseite außen. Drehen Sie den Patienten auf die Seite und raffen Sie zwei Drittel der Decke längs dicht an seinem Rücken.

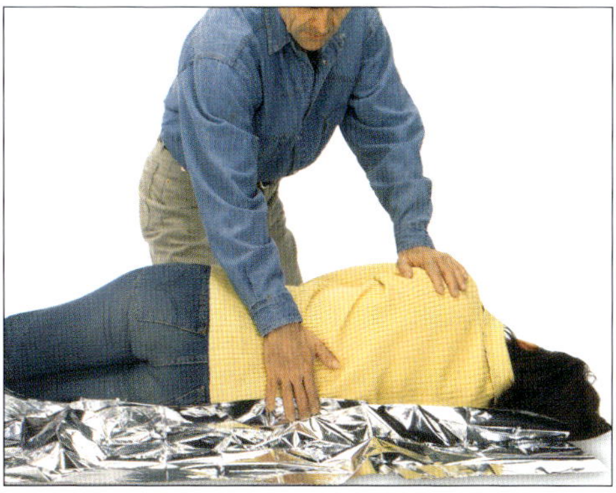

**3**. Drehen Sie den Patienten vorsichtig auf den Rücken, ziehen Sie den gerafften Teil der Decke unter ihm hervor und wickeln Sie ihn komplett darin ein.

Es ist wichtig, dass die Decke auch unter dem Patienten liegt und ihn vor dem kalten Boden schützt.

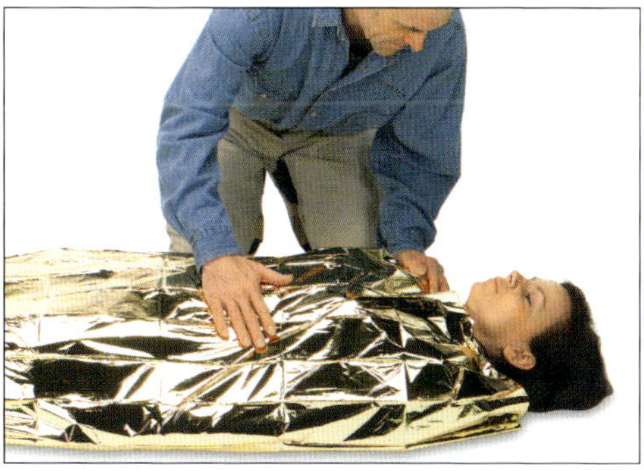

Der Puls – der Schlag des Herzmuskels bei jeder Kontraktion – kann sowohl bei Kindern als auch bei Erwachsenen am deutlichsten an den zwei Schlagadern gefühlt werden, die der Körperoberfläche am nächsten liegen: am Hals und am Handgelenk. Bei einem gesunden Erwachsenen schwankt der Puls in Ruhe zwischen 60 und 80 Schlägen pro Minute. Der Puls eines kleinen Kindes ist schneller, wird jedoch mit zunehmendem Alter langsamer. Der Herzschlag ist bei Erkrankungen und Verletzungen Schwankungen unterworfen.

## Puls an der Halsschlagader messen

Die Halsschlagader ist die Stelle, an welcher der Puls am einfachsten gefühlt werden kann. Ist die Person bei Bewusstsein, kann der Puls sowohl in sitzender als auch in stehender Position gemessen werden.

In einer lebensbedrohlichen Notfallsituation wird die Pulsmessung zur Kontrolle des Kreislaufes nur von professionellen Rettungskräften durchgeführt; der Laie als Ersthelfer kontrolliert nur, ob sich der Betroffene bewegt, ob er atmet oder hustet; sind diese Lebenszeichen nicht feststellbar, muss mit Maßnahmen zur Wiederbelebung begonnen werden **(siehe S. 16–19)**.

### ▶ WAS IST ZU TUN

**1**. Zuerst die Halsschlagader ertasten. 2–3 Finger über den Kehlkopf der verletzten Person legen (die knöchernen Höcker in der Mitte des Halses) und zu Ihnen hin zur Vertiefung an der Außenseite des Halses gleiten lassen. Die Halsschlagader ist zwischen dem großen Nackenmuskel und dem Kehlkopf zu spüren.

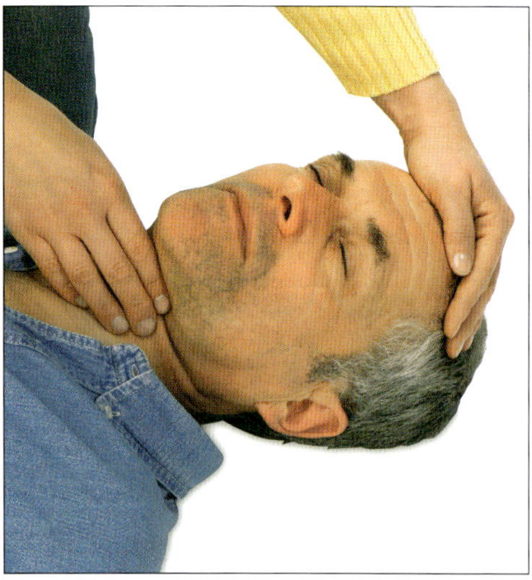

**2**. Zählen Sie 60 Sekunden lang die Schläge. Achten Sie dabei auf Rhythmus und Regelmäßigkeit. Ist der Puls gut zu fühlen, kann man auch nur 15 Sekunden zählen und dieses Ergebnis mit vier multiplizieren. Wenn der Patient verletzt ist oder wenn es sich um eine plötzlich aufgetretene Krankheit handelt, muss der Puls alle 10 Minuten kontrolliert werden, und man sollte auf Veränderungen bei Tempo und Regelmäßigkeit achten. Den Verlauf des Pulses ebenso wie Auffälligkeiten notieren.

## Puls am Handgelenk messen

Ist ein Patient bei Bewusstsein, wird der Herzschlag in den meisten Fällen an der Innenseite des Handgelenks gemessen. Die Schlagader ist einfacher zu finden, wenn der Patient in einer entspannten Haltung sitzt oder liegt.

### ▶ WAS IST ZU TUN

**1**. Sorgen Sie dafür, dass der Patient bequem und entspannt sitzt und der Arm vollständig aufliegt. Bei liegenden Patienten den Arm nicht anheben.

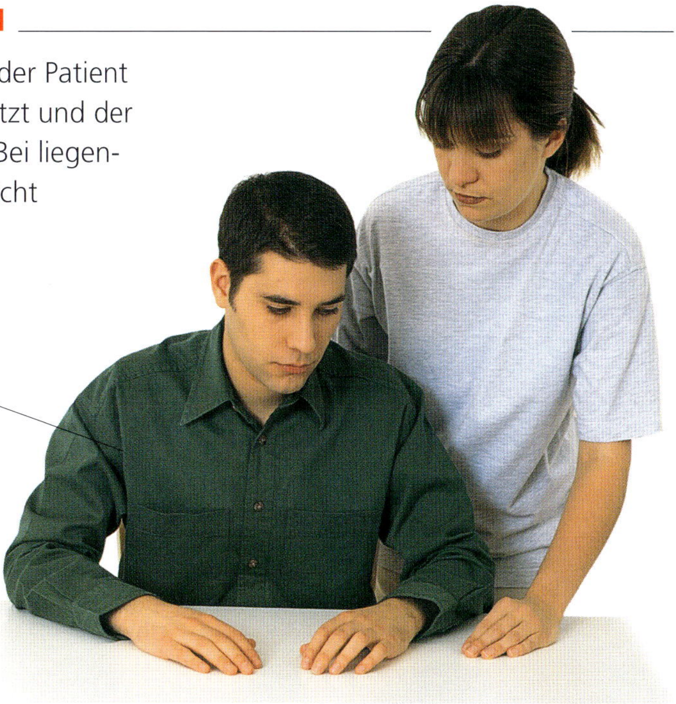

Lassen Sie den Patienten an einem Tisch Platz nehmen, sodass seine Arme gut aufliegen.

**2**. Tasten Sie den Puls mit drei Fingern am Handgelenk an der Daumenseite des Armes. Mit der Innenseite Ihrer Fingerspitzen ist der Puls jetzt gut zu fühlen. Tasten Sie den Puls nicht mit Ihrem Daumen. Mit dem Daumen tastet man oft versehentlich seinen eigenen Puls.

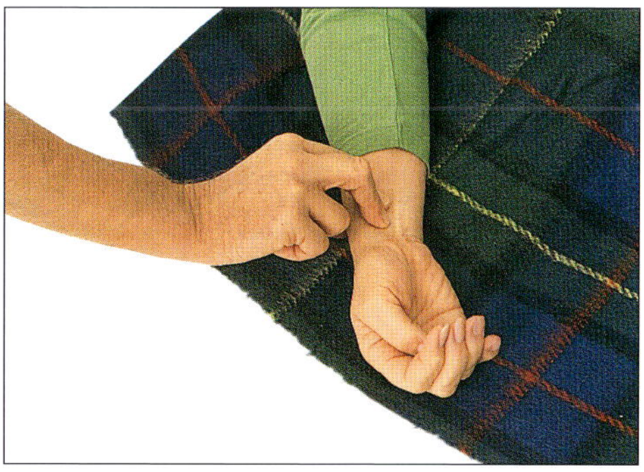

**3**. Zählen Sie 60 Sekunden lang die Schläge. Achten Sie dabei auf Rhythmus und Regelmäßigkeit. Ist der Puls gut zu fühlen, kann man auch nur 15 Sekunden zählen und dieses Ergebnis mit vier multiplizieren. Wenn der Patient verletzt ist oder wenn es sich um eine plötzlich aufgetretene Krankheit handelt, sollte der Puls alle 10 Minuten kontrolliert werden, und man sollte auf Veränderungen bei Tempo und Regelmäßigkeit achten. Den Verlauf des Pulses ebenso wie Auffälligkeiten notieren.

# KONTROLLE DES KREISLAUFS, Säugling

Obwohl die Messung des Herzschlags bei einem bewusstlosen Säugling auch an der Halsschlagader erfolgen kann, ist es bei einem Kind unter einem Jahr einfacher, den Puls an der Schlagader am Oberarm zu messen. Dazu ist es häufig erforderlich, einen Teil der Kleidung zu entfernen.

## ▶ WAS IST ZU TUN

**1**. Sorgen Sie dafür, dass das Kind außer Gefahr ist, nicht unterkühlen kann und gut festgehalten wird.

**2**. Legen Sie Ihre Hand über den Oberarm des Kindes, wobei zwei oder drei Ihrer Finger auf der Innenseite des Armes und der Daumen unter dem Arm liegen. Tasten Sie mit den Fingerspitzen den Spalt zwischen den Oberarmmuskeln. Der Puls muss dort an der Stelle, an der die Schlagader über den Knochen verläuft, leicht zu fühlen sein.

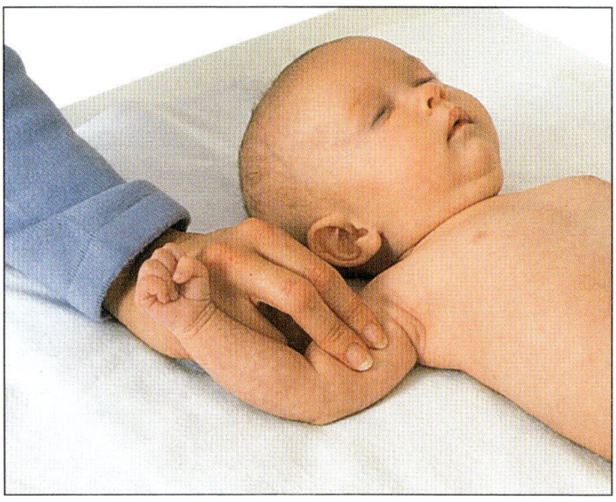

**3**. Zählen Sie 60 Sekunden lang die Schläge, und achten Sie auf Rhythmus und Regelmäßigkeit. Ist der Puls gut zu fühlen, kann man auch nur 15 Sekunden zählen und dieses Ergebnis mit vier multiplizieren.

**4**. Ist der kleine Patient verletzt, oder handelt es sich um eine plötzlich aufgetretene Krankheit, sollte der Puls alle 10 Minuten kontrolliert werden. Achten Sie dabei auf Veränderungen bei Frequenz und Regelmäßigkeit. Den Verlauf des Pulses ebenso wie Auffälligkeiten notieren. Die Pulsfrequenz ist bei Säuglingen etwa 120 pro Minute und bei Kleinkindern etwa 100 pro Minute.

Die normale Körpertemperatur von Kleinkindern, Kindern und Erwachsenen liegt bei 37 °C. Im Krankheitsfall kann sich die Temperatur auf 39 °C oder mehr erhöhen. Bei einer Unterkühlung sinkt die Temperatur bis auf unter 35 °C. Sowohl digitale Thermometer als auch Quecksilberthermometer können Gefahren bergen, wenn der Patient kräftig darauf beißt. Deshalb die Temperatur mit einem Quecksilberthermometer NIEMALS im Mund messen.

## Übliche Fieberthermometer

Die normalen Fieberthermometer für den Hausgebrauch waren jahrelang Quecksilberthermometer. Inzwischen werden diese jedoch immer mehr ersetzt durch elektronische digitale Fieberthermometer, die die Temperatur schneller messen.

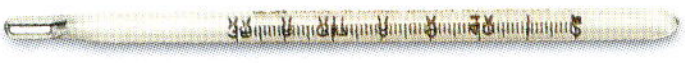

*Quecksilberthermometer*

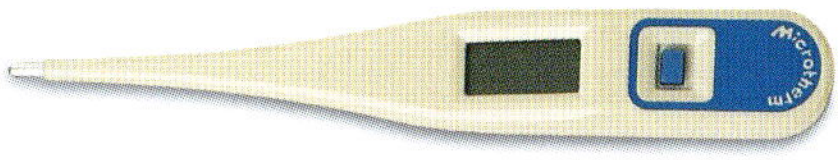

*Elektronisches digitales Fieberthermometer*

## ▶ WAS IST ZU TUN

**1**. Erklären Sie dem Patienten, was Sie machen werden, und sorgen Sie dafür, dass er bequem sitzt oder liegt.

**2**. Schlagen Sie bei einem *Quecksilberthermometer* die Quecksilbersäule zunächst auf unter 35 °C herunter. Wischen Sie die Achselhöhle trocken und legen Sie das Thermometer hinein. Drücken Sie bei einem *elektronischen digitalen Thermometer* die „Ein"-Taste. Legen Sie den Messsensor unter die Zunge des Patienten und bitten Sie ihn, den Mund nicht zu fest zu schließen.

**3**. Nehmen Sie ein *Quecksilberthermometer* nach vier Minuten heraus und lesen Sie die Temperatur auf Augenhöhe ab. Bei *elektronischen Thermometern* richten Sie sich nach der jeweiligen Gebrauchsanleitung.

BITTE WEITERLESEN ▶

## Streifenthermometer

Dieser Typ von Thermometer ist vor allem für die Anwendung bei Säuglingen und Kleinkindern praktisch. Einige Streifenthermometer geben die Temperatur in Farben an, andere in Ziffern. Ist das Kind unruhig und muss gehalten werden, kann man den Streifen auch im Spiegel ablesen. Allerdings ist dieses Thermometer nicht so genau wie ein übliches Fieberthermometer.

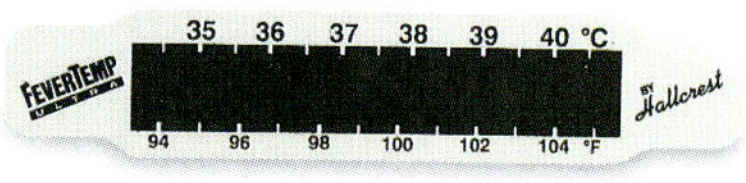


*Streifenthermometer für die Stirn*

## ▶ WAS IST ZU TUN

**1**. Erklären Sie dem Kind, was Sie machen werden und sorgen Sie dafür, dass es bequem liegt oder sitzt, am besten nehmen Sie es auf Ihren Schoß.

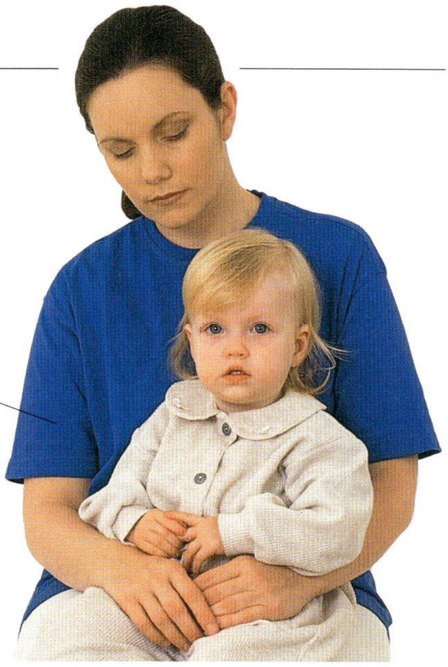

*Beruhigen Sie das Kind und erklären Sie ihm, was Sie machen werden*

**2**. Halten Sie das Thermometer an beiden Enden fest und legen Sie es dem Kind auf die Stirn. Drücken Sie den Streifen 15–30 Sekunden lang fest auf die Stirn.

**3**. Die sichtbar gewordenen Farben (oder Ziffern) geben die Temperatur an. Denken Sie daran, dass diese sich sofort wieder verändern, sobald der Streifen von der Haut genommen wird. Notieren Sie den gemessenen Wert, reinigen Sie das Thermometer mit einem Tuch und legen Sie es wieder in das Etui zurück.

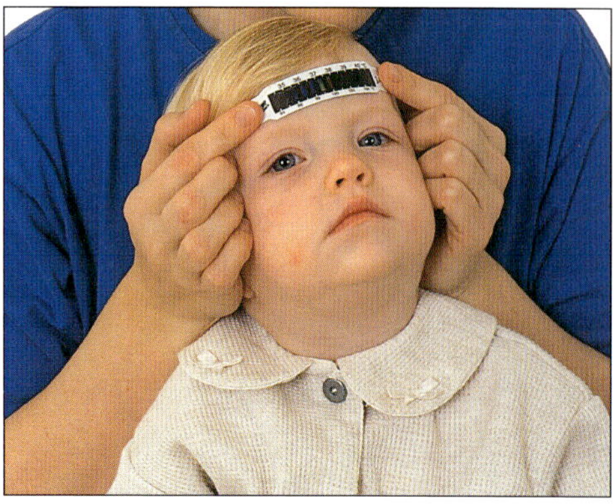

## Elektronisches (Ohr-)Thermometer

Diese Art Thermometer wird häufig in Krankenhäusern verwendet. Es misst die Körpertemperatur in Sekundenschnelle und mit hoher Genauigkeit im Ohr. Aufgrund der schnellen Messung ist es ideal für Säuglinge, bewegungsfreudige Kleinkinder und Schwerkranke.

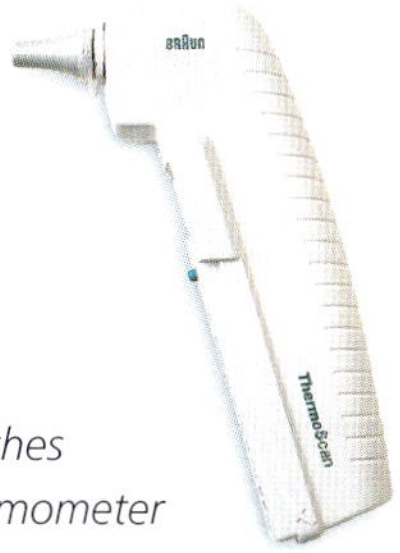

*Elektronisches (Ohr-)Thermometer*

### ▶ WAS IST ZU TUN

**1**. Erklären Sie dem Patienten, was Sie machen werden, und sorgen Sie dafür, dass er bequem sitzt oder liegt. Kinder nimmt man am besten auf den Schoß.

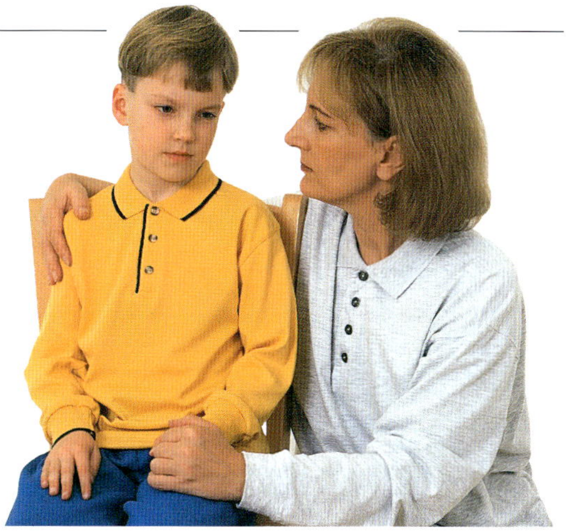

**2**. Schieben Sie eine (mitgelieferte) Einmalkappe über den Messsensor des Thermometers. Drücken Sie auf die „Ein"-Taste und folgen Sie der Gebrauchsanweisung. Ziehen Sie das Ohrläppchen des Patienten etwas nach hinten und oben. Stecken Sie dann den Sensor vorsichtig in das Ohr.

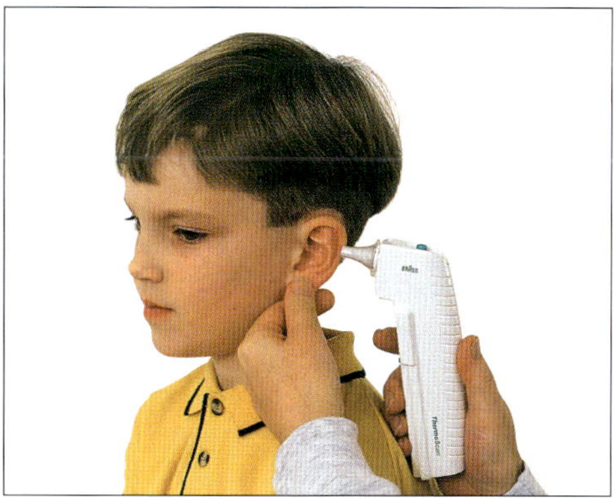

**3**. Warten Sie auf das Signal, welches anzeigt, dass die Messung erfolgt ist. Nehmen Sie das Thermometer heraus und lesen Sie die Temperatur ab. Da es sich um eine Einmalkappe handelt, die nach Gebrauch weggeworfen wird, muss das Thermometer nicht gereinigt werden. Ein paar Minuten nach Gebrauch schaltet es sich automatisch ab.

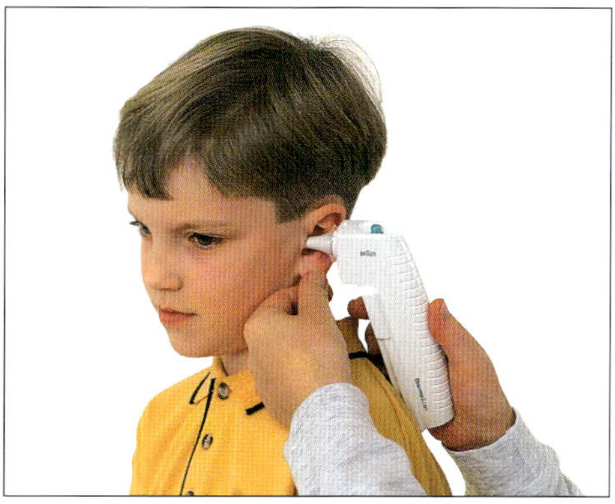

# HALTUNG UND POSITION

Das Wohlbefinden einer kranken oder verletzten Person kann auch durch die Haltung beeinflusst werden. Manchmal findet jemand instinktiv die richtige Lage; in anderen Fällen braucht der Patient Ihre Anweisungen und/oder Hilfsmittel in Form von Kissen bzw. Decken. Deshalb gilt die Faustregel: Fragen Sie einen Patienten immer, wie Sie ihm behilflich sein können, sich wohler zu fühlen. Versuchen Sie nicht, den Patienten zu bewegen, sofern dieser Sie nicht dazu auffordert. Denn jede Bewegung kann eine Verletzung oder Schmerzen verschlimmern.

## ▶ WAS IST ZU TUN

### Nicht bewusstloser Patient mit Atemproblemen

Eine sitzende Haltung, bei der die Arme aufgestützt werden können, wirkt bei Atemproblemen erleichternd, die infolge von Asthma, Bronchitis oder Krupphusten auftreten können.

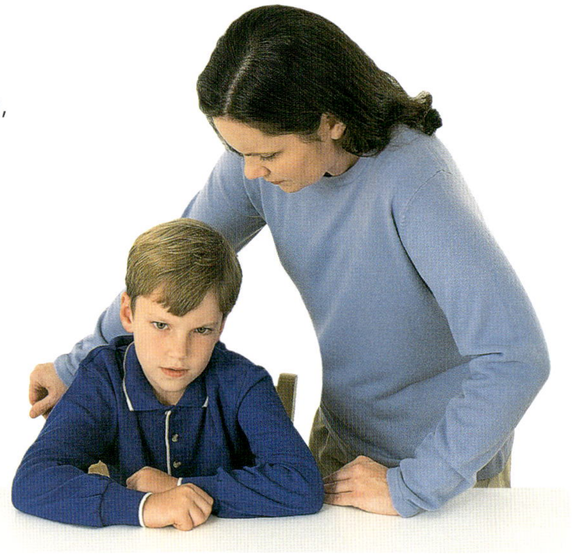

### Nicht bewusstloser Patient mit gebrochenen Rippen oder Herzproblemen

Der Patient braucht ein Hilfsmittel, um sich daran in halb sitzender Haltung anzulehnen, wobei er leicht zur betreffenden Körperseite hin überhängen sollte. Es ist auch möglich, dass eine andere Person den Patienten von hinten so lange stützt, bis Hilfe eintrifft.

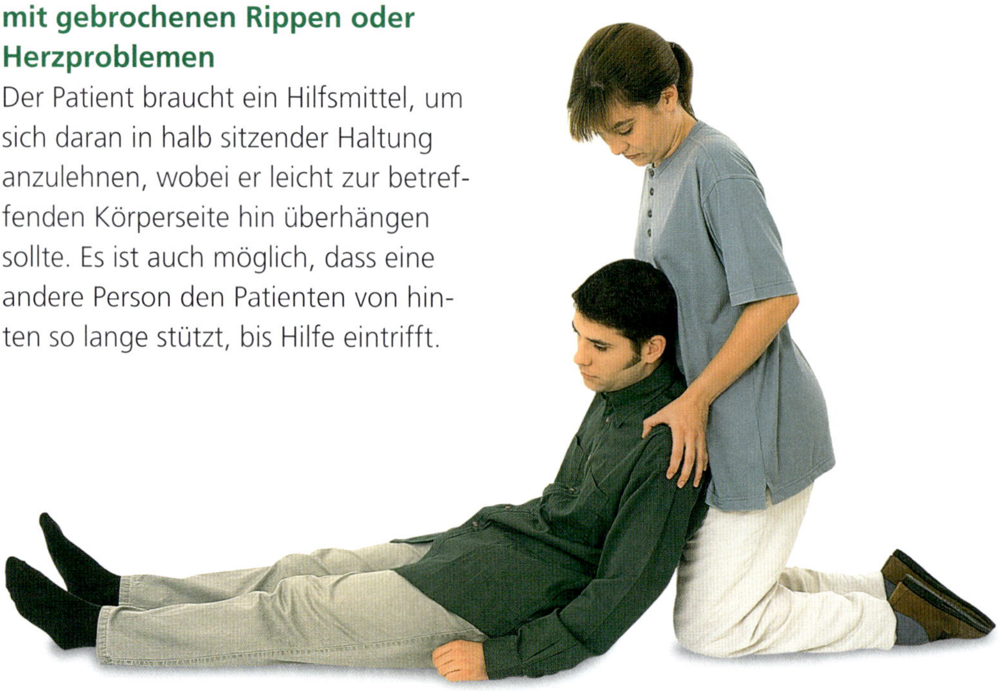

## Nicht bewusstloser Patient, der sich schwach fühlt oder sich in einem Schockzustand befindet

Eine Person, die auf Ansprache reagiert und bei Bewusstsein ist, kann in liegender Position bleiben. Wirken Sie beruhigend auf sie ein und bleiben Sie bei ihr. Schützen Sie sie vor Unterkühlung. Geben Sie ihr nichts zu trinken.

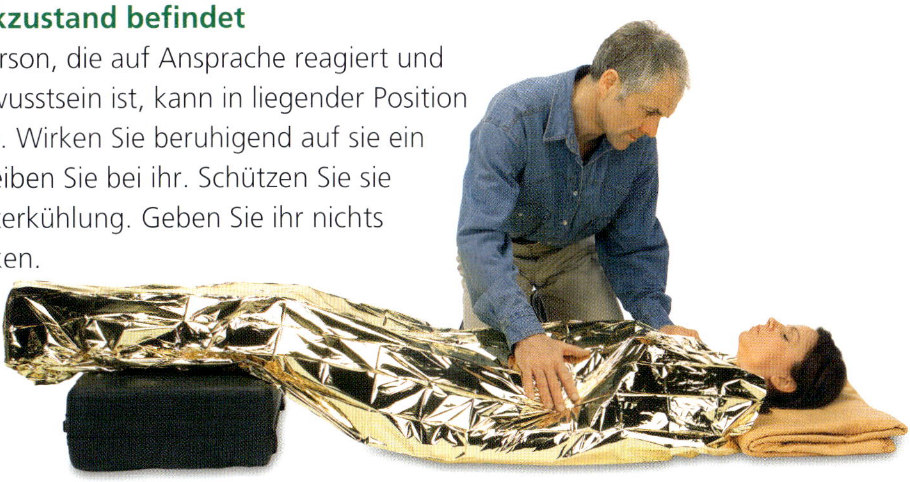

## Nicht bewusstloser Patient mit Schmerzen im Bauch oder Becken

Für den Patienten ist die Lage am besten, in der die Bauchmuskeln entspannt sind. Es kann bei der Linderung der Schmerzen hilfreich sein, wenn man eine Decke unter seine Knie legt.

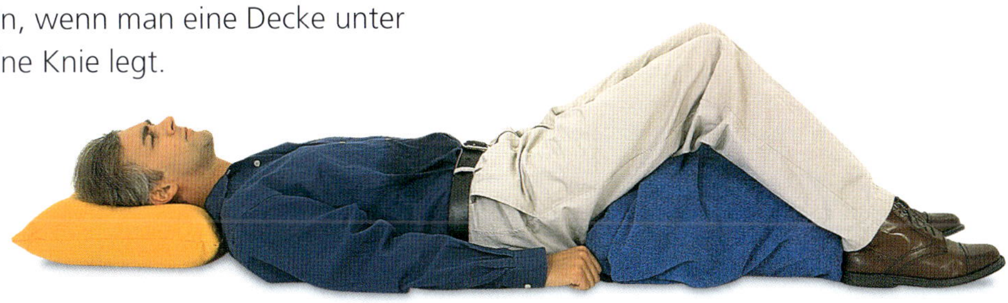

## Bewusstlose Person, die noch atmet

Sind die Luftwege frei und atmet die bewusstlose Person noch, bringen Sie sie in die stabile Seitenlage und warten Sie auf den Rettungsdienst. Der Kopf muss leicht nach unten geneigt sein, damit Flüssigkeiten ungehindert abfließen können **(siehe S. 50–51)**.

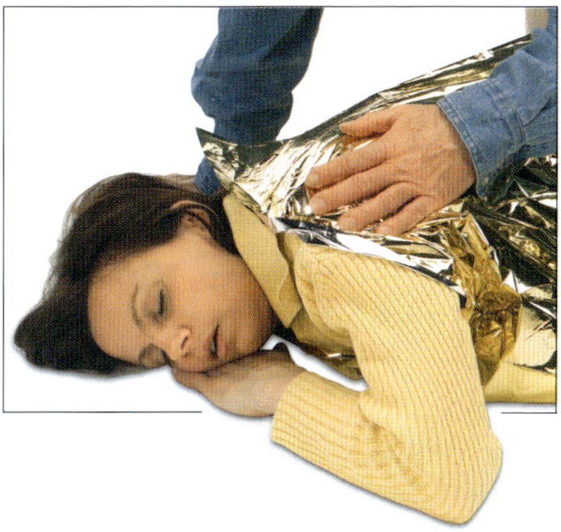

Bei jeder Art von Unfall gibt es eine Reihe von Dingen, die unmittelbar vor Ort beachtet werden müssen. Wichtig ist, dass Sie sich selbst nicht in Gefahr bringen, denn damit ist dem Opfer nicht gedient.
Die einzelnen Maßnahmen an einem Unglücksort sollten möglichst reibungslos ineinander greifen; das Ziel aller Maßnahmen ist es, das Leben und die Gesundheit des Verunglückten zu erhalten.

**ABSICHERN** Die Unfallstelle muss schnellstmöglich abgesichert werden, damit keine weiteren Unfälle geschehen, keine weiteren Personen zu Schaden kommen oder es zu zusätzlichen Notfällen kommt.

**LEBENSRETTENDE SOFORTMASSNAHMEN** Machen Sie sich ein schnelles Bild von den Verletzten: Sind unmittelbare Maßnahmen erforderlich, von denen das Leben abhängen kann? Hierzu zählen insbesondere die Rettung aus einer unmittelbaren Gefahrenzone, Wiederbelebung bei Atem- und Kreislaufstillstand, die Versorgung lebensbedrohlicher Blutungen und die Bekämpfung des Schocks.

**NOTRUF** Wenn mehr als ein Helfer zur Verfügung steht, ist es sinnvoll, dass ein Helfer den Notruf sofort nach der Absicherung des Unglücksortes absetzt, während weitere Helfer die lebensrettenden Maßnahmen durchführen.

**ERSTE HILFE** Wenn der Rettungsdienst verständigt ist, werden die weiteren Maßnahmen der Ersten Hilfe durchgeführt: Neben der Versorgung von Verletzungen, der Lagerung und der ständigen Überwachung der Verunglückten ist es besonders wichtig, sie ständig zu betreuen und nicht alleine zu lassen.

## ▶ WAS IST ZU TUN

### Absichern der Unfallstelle

Kommen Sie mit Ihrem Auto an eine Unfallstelle, schalten Sie den Warnblinker an und halten Sie am rechten Fahrbahnrand mit ausreichendem Sicherheitsabstand zur eigentlichen Unfallstelle an; stellen Sie das Warndreieck auf (Entfernung auf der Autobahn mindestens 100 m); sorgen Sie dafür, dass die Unfallstelle auf Landstraßen möglichst auch in der anderen Richtung entsprechend abgesichert wird.

*Warnblinker einschalten*

*Fahrzeug in sicherer Entfernung abstellen*

*Warndreiecke aufstellen*

## Einschätzung der Situation des Opfers

Stellen Sie fest, ob das Leben des Betroffenen unmittelbar gefährdet ist. Liegt ein lebensbedrohlicher Zustand vor (Bewusstlosigkeit, Atemstillstand, Kreislaufversagen), müssen Sie zuerst lebesrettende Maßnahmen, durchführen **(siehe S. 10 –20)**.

Bewegen Sie Betroffene nur, wenn sie bewusstlos sind oder dies unbedingt notwendig ist. Ziehen Sie einen Betroffenen mit dem abgebildeten Rettungsgriff aus der Gefahrenzone: Sitzt er im Auto, greifen Sie mit dem rechten Arm zwischen Gesäß und Lehne durch, greifen Sie ihn an der rechten Hüfte und drehen Sie seinen Rücken zu sich. Greifen Sie dann mit beiden Armen unter den Achseln des Verletzten hindurch, legen Sie einen seiner Arme vor seinen Oberkörper und greifen Sie diesen mit beiden Händen. Ziehen Sie den Verletzten auf Ihren Oberschenkel (achten Sie darauf, dass die Füße des Verletzten nicht eingeklemmt sind!). Ziehen Sie den Verletzten so rückwärts aus der Gefahrenzone.

*Bewusstsein kontrollieren* ***(siehe S. 12)***
*Atmung kontrollieren* ***(siehe S. 14)***
*Kreislauf kontrollieren* ***(siehe S. 15)*** *und entsprechende Maßnahmen ergreifen (Seitenlage, Atemspende, Wiederbelebung)*

*Schockbekämpfung* ***(siehe S. 161)***

*bedrohliche Blutungen versorgen* ***(siehe S. 20)***

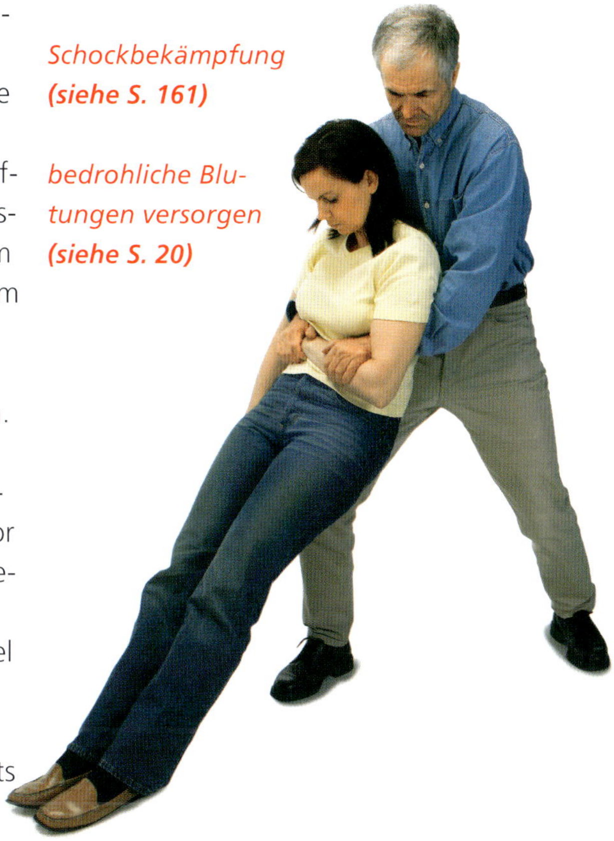

## Hilfe herbeirufen

Rufen Sie den Rettungsdienst. Berichten Sie, was vorgefallen ist, geben Sie möglichst genau den Unfallort an und melden Sie den Zustand des Betroffenen. Bleiben Sie so lange am Apparat, bis man Ihnen sagt, dass Sie auflegen dürfen. Kehren Sie sofort zum Patienten zurück.

Befinden Sie sich und der Betroffene außer Haus und haben Sie kein mobiles Telefon, beauftragen Sie eine dritte Person, den Rettungsdienst zu verständigen. Lassen Sie das Unfallopfer auf keinen Fall alleine.

**Deutschland:** 112 oder 110 *(in einigen Gegenden Süddeutschlands noch immer 19 22 2)*

**Österreich:** 144 oder 133

**Schweiz:** 144 oder 117

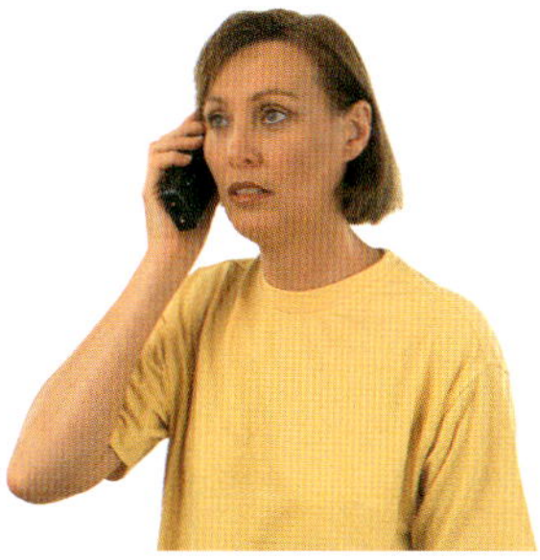

**BITTE WEITERLESEN ▸**

## Auf Verletzungen untersuchen

Überprüfen Sie bei einem Verunglückten immer wieder, ob er bei Bewusstsein ist **(siehe S. 12)** und ob lebensrettende Sofortmaßnahmen erforderlich sind **(siehe S. 10–19)**.
Sind Verletzungen vorhanden, die schnell behandelt werden müssen? Auf blutende Wunden mit einem sterilen Verband oder anderem Material Druck ausüben oder das Opfer bitten, dies selbst zu tun. Befindet sich die Wunde an einer der Gliedmaßen, helfen Sie dem Opfer, den betroffenen Arm oder das Bein möglichst hochzuhalten. Verbinden Sie die Wunde **(siehe S. 20)**.

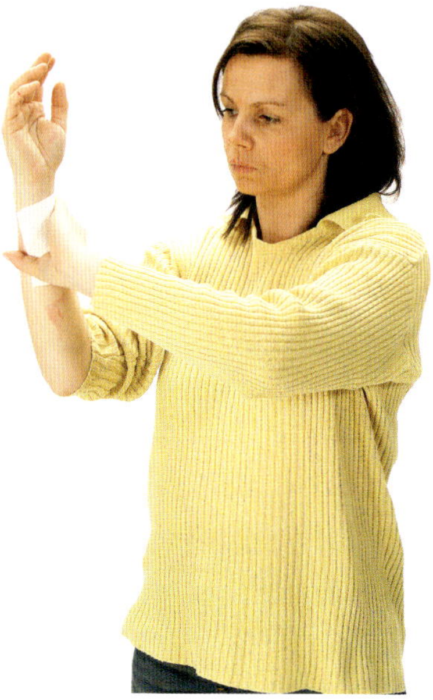

## Behandlung des Opfers gegen Schock

Einem nicht bewusstlosen Unfallopfer muss je nach Verletzung geholfen werden, eine möglichst bequeme Haltung einzunehmen. Helfen Sie ihm, wenn möglich, sich auf den Rücken zu legen und sorgen Sie gegebenenfalls für eine Unterlage unter den Beinen.
Weist der Betroffene Merkmale eines Schocks auf, müssen Sie die Beine leicht erhöht lagern **(siehe S. 161)**.

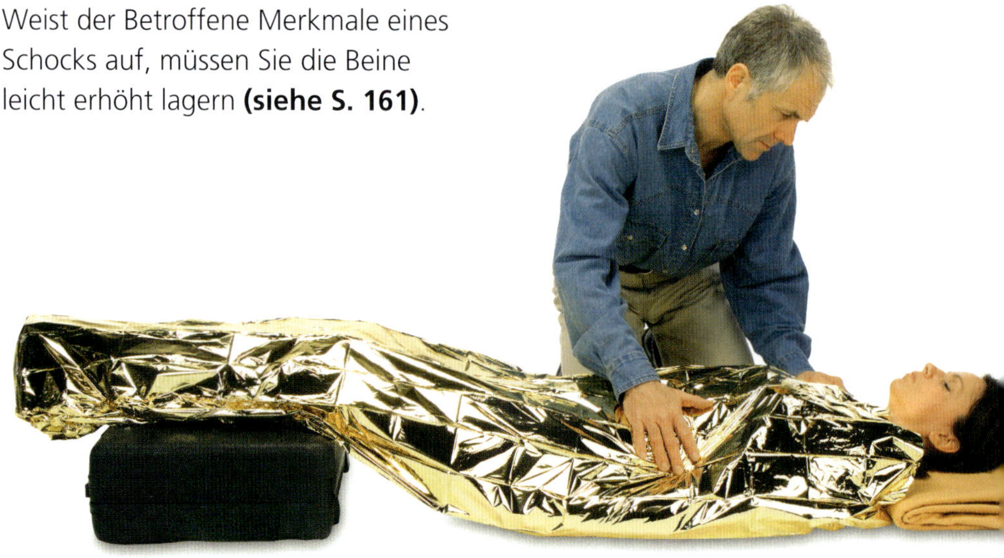

## Darauf achten, ob das Opfer bewusstlos wird

Ist ein Unfallopfer schwer verletzt (was nicht immer offensichtlich ist), kann es das Bewusstsein verlieren. Werden beim Warten auf den Rettungsdienst die Reaktionen des Verletzten träge oder reagiert er verwirrt, halten Sie seine Atemwege frei, indem Sie den Körper in die stabile Seitenlage bringen **(siehe S. 12)**.

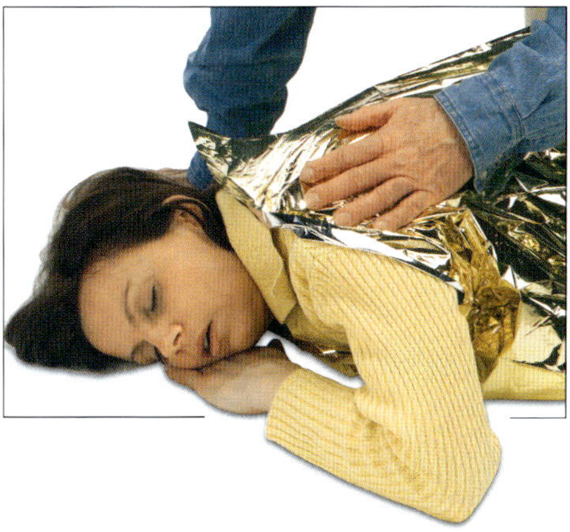

## Knochenbrüche ruhig stellen

Steht eine der Gliedmaßen (oder ein anderer Körperteil) schief, versuchen Sie auf keinen Fall, diese in die normale Position zurückzubringen. Sorgen Sie für eine Abstützung des betreffenden Körperteils, sofern dies für das Opfer angenehm ist. Helfen Sie dem Betroffenen in eine möglichst bequeme Haltung, und vermeiden Sie unnötige Bewegungen.

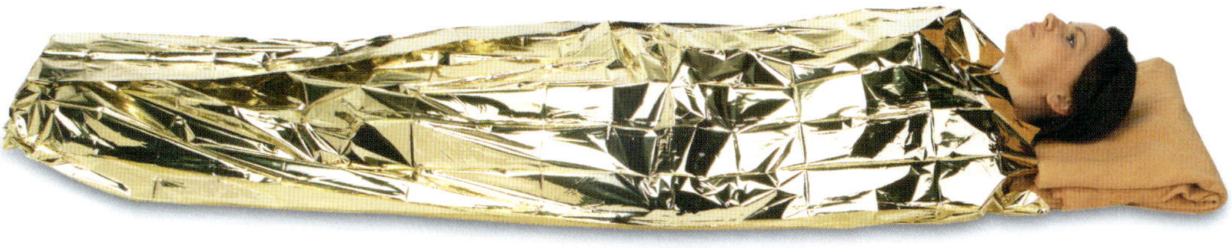

### Halten Sie die Körpertemperatur konstant, bis der Rettungsdienst eintrifft

Legen Sie sowohl im Haus als auch im Freien eine leichte Decke oder ein Kleidungsstück über das Unfallopfer, um seine Körpertemperatur konstant zu halten. Bei extremen Witterungsbedingungen sollten Sie in der Nähe stehende Personen bitten, das Opfer mit einem Regenschirm oder einer Rettungsdecke vor Sonne oder Niederschlägen zu schützen.

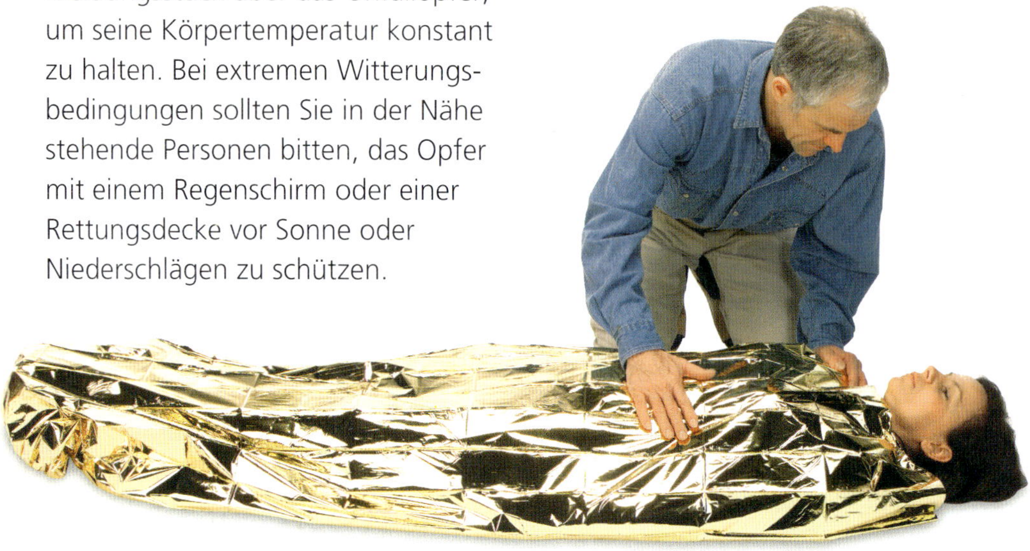

*Achten Sie darauf, ob sich der Zustand des Verunglückten verändert. Melden Sie dies dem Personal des Rettungsdienstes unverzüglich bei dessen Ankunft. Geben Sie dem Betroffenen nichts zu essen oder zu trinken, falls bei der späteren Behandlung eine Narkose notwendig wird.*

# DER MENSCHLICHE KÖRPER

Eine Übersicht über Bau und Funktion des menschlichen Körpers. Nach einem einleitenden Kapitel werden folgende Themen behandelt:

- Skelett
- Muskeln
- Nervensystem
- Haut
- Herz-Kreislauf-System
- Atmung
- Verdauung

Dieses Kapitel behandelt die Funktionen der wichtigsten Systeme des menschlichen Körpers. Das Wissen über diese Funktionen und ihre Wechselwirkungen macht es leichter verständlich, warum Verletzungen und Krankheiten bestimmte Folgen haben und warum in Notfällen der Einsatz spezieller Techniken erforderlich ist.

**Zellen, Gewebe, Systeme und Gebiete**

Der menschliche Körper besteht aus Milliarden einzelner Zellen. Wo diese zusammenwirken, bilden sie Gewebe. Der Körper lässt sich in verschiedene Gewebetypen einteilen:

- *Epithel- oder Deckgewebe* (die äußerste Hautschicht mit den Schleimhäuten, die oberste Schicht der meisten Organe sowie die Auskleidung verschiedener Strukturen, Organe und Körperhöhlen)
- *Bindegewebe* (verbindet andere Gewebe miteinander; gibt Halt und umhüllt bestimmte Körperhöhlen)
- *Knochengewebe* (hart und wenig elastisch, wichtigster Bestandteil des Skeletts)
- *Muskelgewebe* (kann sich zusammenziehen und wieder entspannen; willkürliche Muskeln, weiche Muskeln und Herzmuskel)
- *Nervengewebe* (übermittelt Signale von verschiedenen Körperteilen an das Gehirn und umgekehrt)

Alle Organe sind aus zwei oder mehr Gewebetypen aufgebaut. Jedes Organ hat eine spezielle Funktion und verfügt über eigene Nervenverbindungen sowie eine eigene Blutzufuhr. Das Herz besteht beispielsweise aus der Herzmuskulatur, die mit einem Epithelgewebe überzogen ist. Es verfügt über

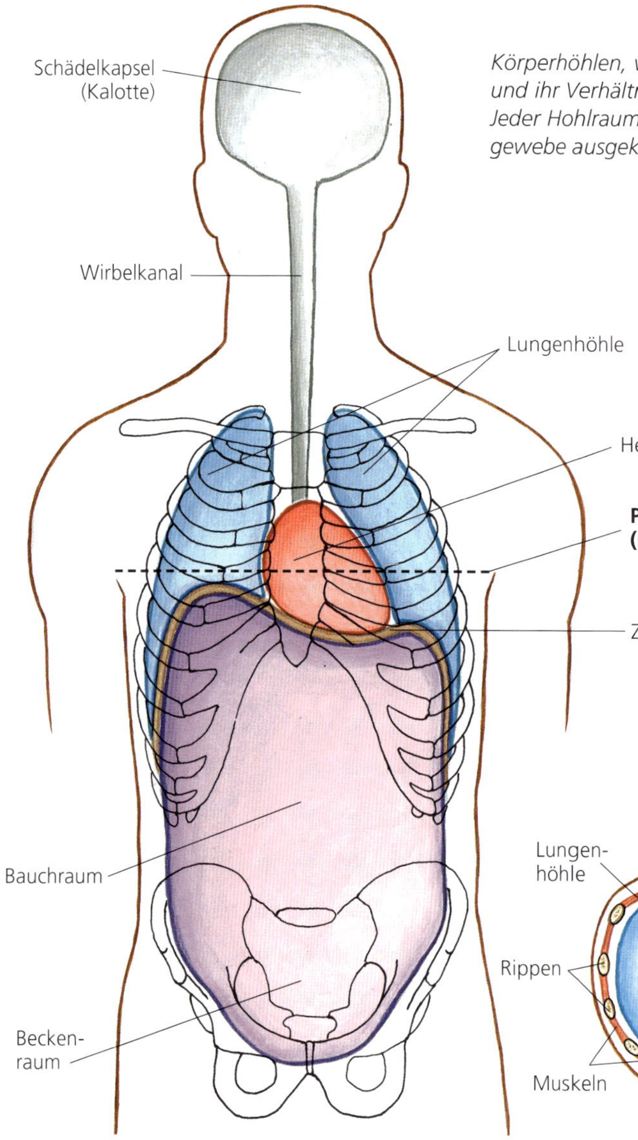


*Körperhöhlen, von vorn gesehen, und ihr Verhältnis zum Skelett. Jeder Hohlraum ist mit Epithelgewebe ausgekleidet.*

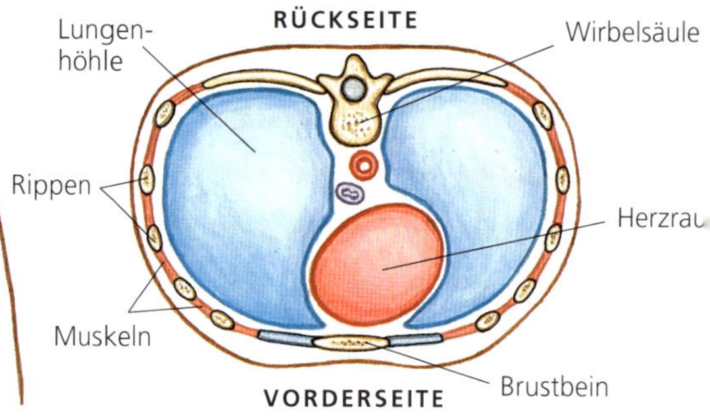


*Querschnitt durch die Mitte des Brustraums*

seine eigene Blutzufuhr sowie über Nervenverbindungen.

Arbeiten Organe zusammen, um eine bestimmte Aufgabe zu erfüllen, bilden sie ein Organsystem – etwa das Herz- und Gefäßsystem: Das Herz ist die Maschine, die das Blut über die Blutgefäße durch den Körper pumpt.

Der Körper hat folgende Organsysteme:

- *Knochenapparat (Knochen und Gelenke)*
- *Muskulatur*
- *Nervensystem*
- *Haut*
- *Herz- und Gefäßsystem*
- *Atmungssystem*
- *Verdauungssystem*
- *Ausscheidungssystem*
- *Lymphsystem*
- *Hormonsystem*
- *Fortpflanzungssystem*

Der Körper lässt sich in weitere Bereiche unterteilen: Kopf, Nacken und Rumpf (Brust, Bauch und Becken), obere Gliedmaßen (Schulter, Arm, Ellbogen, Unterarm, Handgelenk und Hand) und untere Gliedmaßen (Hüfte, Oberschenkel, Knie, Unterschenkel, Fußgelenk und Fuß). Jeder Bereich ist in seiner Funktion von anderen Bereichen abhängig; jedes System wirkt wechselseitig.

## Körperhöhlen

Viele Körperorgane sind mit Epithelgewebe ausgekleidet. Einige wichtige Organe liegen gut geschützt in Körperhöhlen, die auch mit Epithelgewebe ausgekleidet sind. Schädel, Wirbel und Bindegewebe schützen das Gehirn und das Rückenmark, die Rippen und Wirbel des Brustraums schützen Lunge, Herz und die großen Blutgefäße. Die Beckenknochen, die unteren Wirbel, die unteren Rippen und die Muskeln der Bauchwand umgeben die Organe im Bauch- und Beckenraum.

## Folgen von Krankheit oder Verletzung

Erst bei einer Krankheit oder Verletzung zeigt es sich, wie eng die verschiedenen Körperbereiche miteinander verbunden sind. Ein Bruch des Unterarms beispielsweise hat Folgen für die angrenzenden Gebiete Ellbogen, Handgelenk und Hand. Auch die Verbindungen zwischen den verschiedenen Körpersystemen, die bei einem gesunden Menschen

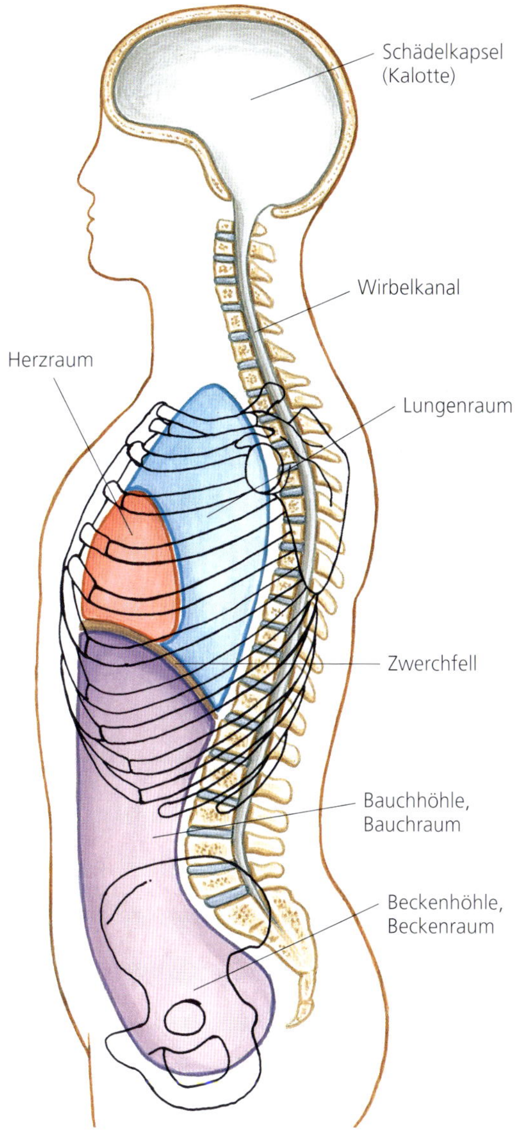


*Körperhöhlen, von der Seite aus gesehen, und ihr Verhältnis zum Skelett.*

kaum wahrnehmbar sind, können sich nach einer Verletzung oder Erkrankung zeigen. So hat der Biss einer Giftschlange häufig Auswirkungen auf solch weit verzweigte Systeme wie Nerven-, Herz- und Gefäß-, Muskel- und Lymphsystem.

Häufig befällt eine Krankheit zunächst nur ein bestimmtes Organ, ein System oder einen Bereich, und auch Verletzungen bleiben anfänglich meist begrenzt. In beiden Fällen können sich die Folgen jedoch im weiteren Verlauf an anderer Stelle manifestieren. Wer erste Hilfe leistet, muss deshalb auch die enge Verbindung zwischen den verschiedenen Systemen und Bereichen berücksichtigen.

# SKELETT

Das Skelett ist der tragende Teil des Körpers. Es besteht aus Schädel, Wirbelsäule, Rippen, Brustbein, Schulterblättern, Schlüsselbein, Becken sowie den Knochen der oberen und unteren Gliedmaßen. Die meisten Knochen des Skeletts sind durch Gelenke beweglich miteinander verbunden.

## Funktion des Skeletts

Das Knochengerüst gibt dem Körper Halt, schützt empfindliche Organe und wirkt mithilfe der Muskeln als Hebelsystem. Knochen sind das Basismaterial des Skeletts und darüber hinaus Produktionsstätte für neue Blutzellen. Außerdem speichern sie Kalzium. Knochen bestehen aus einem Netz lebender Zellen, die sich in einer Umhüllung aus hartem, verkalktem Material befinden.

Die äußere Schicht der Röhrenknochen besteht aus einer geschlossenen Knochenschicht, der *Kompakta*, die wie bei einer Röhre einen zentralen Hohlraum umschließt.

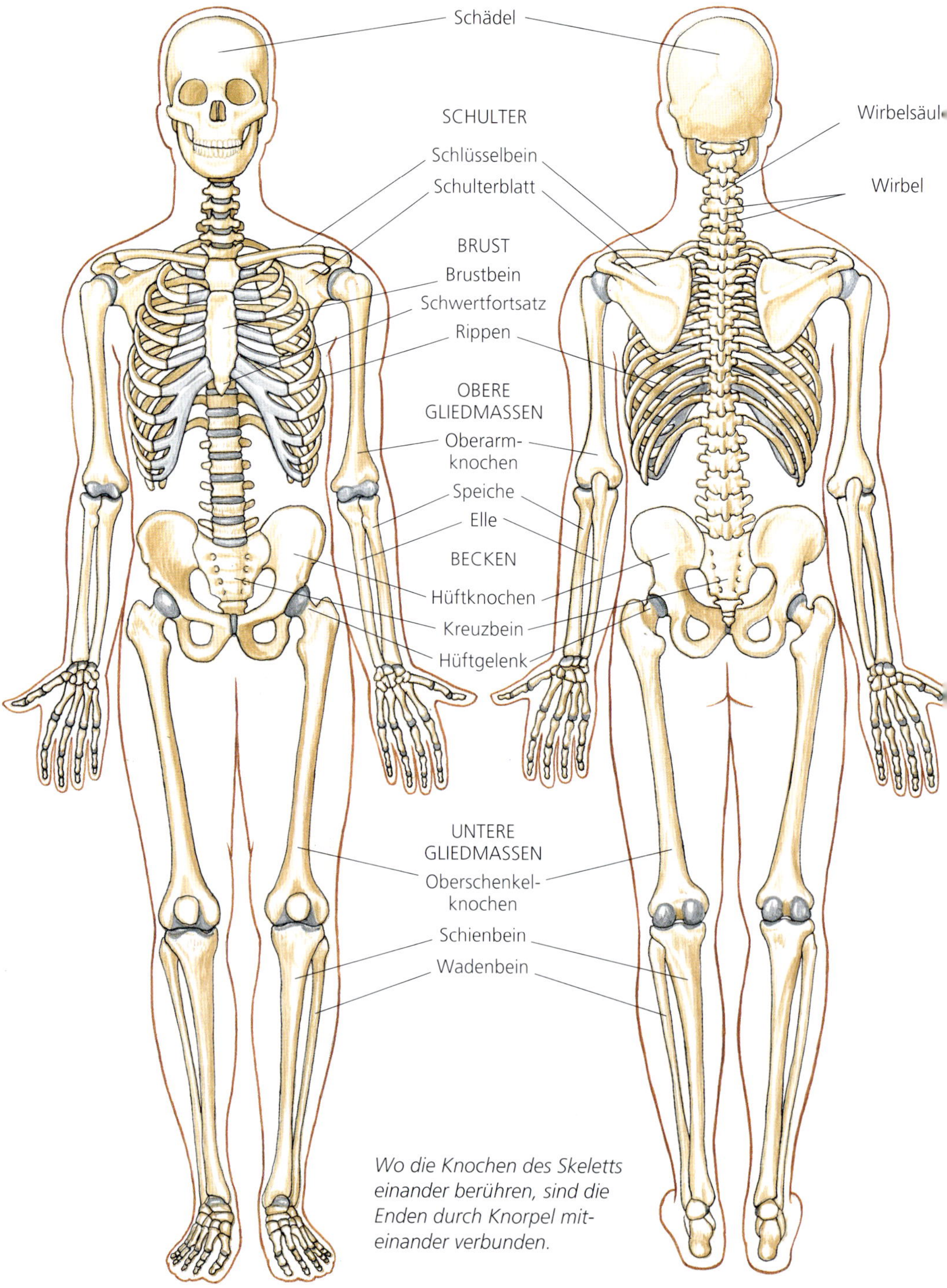


*Wo die Knochen des Skeletts einander berühren, sind die Enden durch Knorpel miteinander verbunden.*

# ALLES ÜBER ALKOHOL UND DROGEN

In diesem Kapitel werden die Gefahren von Alkohol und Drogen beschrieben, die auch bei der ersten Hilfe berücksichtigt werden müssen:

- Die Folgen von starkem Alkoholkonsum
- Toleranz und Abhängigkeit
- Wohin mit Ihren Problemen?
- Missbrauch von Drogen, u. a. von Amphetaminen, Cannabis und Heroin
- Jugend und Drogen

## Wenn Trinken zum Problem wird

Für die meisten Menschen ist der maßvolle Genuss von Alkohol nicht schädlich. Es muss jedoch klar sein, dass Alkohol ein Rauschmittel ist und dass der regelmäßige, übermäßige Konsum zu enormen psychischen und physischen Problemen führen kann.

Auch wenn für manche ein paar Gläser Alkohol eine genussvolle Art der Entspannung bedeuten, kann Alkoholkonsum problematisch werden, da er aggressives und ungehemmtes Verhalten fördert. Für denjenigen, der regelmäßig zu viel trinkt, steigt das Risiko gesundheitlicher Probleme, wie z.B. Magen- und Leberbeschwerden. Die Wahrscheinlichkeit, daran zu erkranken, aber auch z. B. eine Hirnschädigung zu erleiden, nimmt vor allem dann zu, wenn in relativ kurzer Zeit große Mengen Alkohol getrunken werden, und dies noch in Kombination mit anderen Drogen und Aufputschmitteln.

## Alkohol als Droge

Wissenschaftlich gesehen gilt Alkohol als Beruhigungsmittel, denn er hemmt die Aktivität bestimmter Teile des Gehirns und des Nervensystems. Weil Alkohol nicht verdaut werden muss, gelangt er über die Wände von Magen und Darm direkt in den Blutkreislauf. Die Wirkung von Alkohol ist je nach Person unterschiedlich und hängt von folgenden Faktoren ab:

- *Trinkmenge und Trinkgeschwindigkeit*
- *Körpergröße und -gewicht. Auch das Verhältnis zwischen fettem und magerem Körpergewebe ist wichtig, weil Alkohol von allen Geweben mit Ausnahme von Fettgewebe in gleichem Maß aufgenommen wird.*
- *Dem Gesundheitszustand des Trinkenden, vor allem der Beschaffenheit seiner Leber*
- *Den Umständen, unter denen Alkohol getrunken wird: während einer Mahlzeit, auf einem Fest, nach schwerer körperlicher Anstrengung*
- *Der Kombination von Alkohol mit Drogen oder Arzneimitteln*
- *Lebensalter und Geschlecht. Kinder, Jugendliche und Frauen werden in der Regel stärker und schneller abhängig als erwachsene Männer. Sie werden schneller betrunken und dieser Zustand hält auch länger an, weil sie meist leichter sind, eine kleinere Leber und einen höheren Fettanteil haben.*

Zu den unmittelbaren Wirkungen von Alkohol gehören normalerweise ein Gefühl der Entspannung, das Verschwinden von Hemmungen, ein vermindertes Reaktionsvermögen, Schwindelgefühle, undeutliches oder doppeltes Sehen und eine lallende Sprechweise. Wer innerhalb kurzer Zeit viel trinkt, bekommt schneller einen Kater, der sich durch Kopfschmerzen, Übelkeit, Schwindel, zittrige Hände und Erbrechen manifestiert.

## Aus der Sicht der anderen

Alkohol wirkt je nach Person und Situation unterschiedlich. Die Folgen übermäßigen Alkoholkonsums sind jedoch für andere besser erkennbar als für den Trinkenden selbst. Alkohol beeinflusst die Körperkoordination, das Urteilsvermögen und den Gleichgewichtssinn. Dies kann vor allem im Straßenverkehr zu schweren Unfällen führen. Darüber hinaus kann Alkohol Gefühle der Niedergeschlagenheit, Schuld, Minderwertigkeit, Angst und Wut verstärken.

Auch in gesellschaftlicher Hinsicht hat starker Alkoholkonsum Folgen. Er beeinträchtigt das klare Denkvermögen sowie das Verhältnis des Trinkenden zu den anderen. Dies kann zu schweren Beziehungsproblemen führen, vor allem wenn der Alkoholmissbrauch mit Gewalt oder Misshandlung einhergeht oder wenn der Abhängige einen Großteil seines Einkommens für Alkohol ausgibt. Schlechte Leistungen am Arbeitsplatz und Betriebsunfälle können ebenfalls Folgen übermäßigen Alkoholkonsums sein.

## Im Fall von Trunkenheit

Aufgrund der nachgiebigen Einstellung der Gesellschaft zur Trunkenheit wird häufig übersehen, dass eine Überdosis Alkohol ebenso gefährlich sein kann wie eine Überdosis anderer Drogen. Wenn er das Atemzentrum im Gehirn beeinflusst, führt dies möglicherweise zum Koma oder sogar zum Tod. Meistens ist der Betreffende jedoch bereits außer Gefecht gesetzt, bevor dies passiert.

Regeln für die Behandlung eines stark Betrunkenen:

# HILFSDIENSTE UND NOTRUFNUMMERN

Wen Sie in Notfällen anrufen müssen und weitere hilfreiche Informationen

- Notrufnummern
- Persönliche Rufnummern
- Hilfsdienste
- Wichtige Telefonnummern und Adressen

## NOTRUFNUMMERN

**Deutschland**
Polizei: **110**
Feuerwehr: **112**
Rettungsdienst: **112**
**Achtung:** In einigen Gegenden Süddeutschlands lautet die Nummer des Rettungsdienstes noch **1 9 22 2**
Giftnotrufzentrale:**0 30 / 1 92 40**

**Österreich:**
Feuerwehr: **122**
Polizei: **133**
Rettung: **144**
Vergiftungszentrale: **4 06 43 43 – 0**

**Schweiz:**
Polizeinotruf: **117**
Feuerwehrnotruf: **118**
Sanitätsnotruf: **144**
Schweizerisches Toxikologisches Informationszentrum: **01/2 51 51 51**

**Eine Unfallmeldung sollte folgende Informationen enthalten:**

**Wo?**
- Geben Sie den Notfallort genau an (Ort, Straße, Hausnummer, Stockwerk etc.).

**Was?**
- Beschreiben Sie kurz die Notfallsituation.

**Wie viele?**
- Wie viele Verletzte/Betroffene sind zu versorgen?

**Welche?**
- Welche Art von Verletzungen/Symptomen haben die Betroffenen?

**Warten!**
- Warten Sie auf Rückfragen und legen Sie erst auf, wenn das Gespräch von der Rettungsleitstelle beendet wurde.

**Ärztlicher Notdienst**
Telefon: ______________________

**Nächstes Krankenhaus**
Adresse: ______________________
______________________
Telefon: ______________________

**Nächste Polizeidienststelle**
Adresse: ______________________
______________________
Telefon: ______________________

**Nächste Feuerwache**
Adresse: ______________________
______________________
Telefon: ______________________

**Die sechs W-Fragen bei Vergiftungen:**

**Wer?**
- Wer ist vergiftet? (Alter und Gewicht)

**Womit?**
- Welches Gift wurde genommen? (Beschreibung der Giftstoffe)

**Wie viel?**
- Menge bzw. Konzentration des eingenommenen Giftstoffs

**Wann?**
- Genaue Zeitangabe der Giftaufnahme

**Welche?**
- Welche Vergiftungsanzeichen sind erkennbar?

**Was?**
- Was wurde bereits an Erste-Hilfe-Maßnahmen eingeleitet?

**Hausarzt**

Name: ____________________

Adresse: ____________________

Telefon: ____________________

Sprechstunde: ____________________

**Kinderarzt**

Name: ____________________

Adresse: ____________________

Telefon: ____________________

Sprechstunde: ____________________

**Zahnarzt**

Name: ____________________

Adresse: ____________________

Telefon: ____________________

Sprechstunde: ____________________

**Apotheke**

Adresse: ____________________

Telefon: ____________________

Öffnungszeiten: ____________________

**Sonstiges**

## Notrufnummern

Notrufnummern dienen ausschließlich der Alarmierung des Rettungsdienstes, des Notarztes, der Feuerwehr oder anderer Notfallhilfen. Die wichtigsten Notrufnummern sollte man jederzeit verfügbar, also am besten in der Nähe des Telefons liegen bzw. in den Apparat eingespeichert haben.
Über besondere Notrufeinrichtungen wie etwa Notrufsäulen an Autobahnen, Notmeldeeinrichtungen an anderen Straßen sowie an Polizeirufsäulen kann man ebenfalls Hilfe herbeiholen.
Die Notrufnummern sind bundesweit einheitlich. Lediglich in einigen Gegenden Süddeutschlands hat der Rettungsdienst noch die Rufnummer 19 22 2.
Über diese Notrufnummer erreichen Sie alle verfügbaren Notfall-Hilfsdienste; in den rettungsleitstellen wird entschieden, welche Art des Rettungsdienstes erforderlich ist, um Ihnen die optimale versorgung im Notfall zuteil werden lassen. Von hier wird ggf. auch der Einsatz der ADAC Luftrettung mit Ihren Hubschraubern veranlasst, die Sie nicht direkt anfordern können.
Um den Leitstellen die Entscheidung zu erleichtern, welche Art von Motfall-Versorgung Sie benötigen (reicht ein Krankenwagem, ist der Norarzt erforderlich oder ist muss sogar ein Rettungshubscharuber eingesetzt werden ist die präzise Unfallmeldung so wichtig

## Rettungsdienst

Diese Einrichtung hat die Aufgabe, Notfallpatienten am Ort des Geschehens notfallmäßig zu versorgen und transportfähig zu machen. Zur Weiterversorgung bringt der Rettungsdienst den Betroffenen in die Notfall-Ambulanz eines Krankenhauses oder zu einem Notfall-Arzt. Darüber hinaus versorgt der Rettungsdienst Verletzte, Kranke und Hilfsbedürftige medizinisch und sorgt für deren fachgerechten Transport. Rettungsleitstellen sind dabei zuständig für die Zusammenarbeit von Krankenhäusern sowie dem Katastrophenschutz, zu dem Feuerwehren, das Technische Hilfswerk und *Hilfsorganisationen* gehören. Die Leitstellen organisieren die Rettungsdienste, Krankentransporte, Brand- und Katastropheneinsätze. Zum Netz des Rettungsdienstes gehören auch die Wasser- und Bergwacht sowie die Rettungshubschrauber und Ambulanzflugzeuge.

## Die fünf Ws der Unfallmeldung

Zu den Sofortmaßnahmen am Unfallort gehört auch die umfassende Information des Rettungsdienstes, wenn dieser gerufen wird:

- *Wo ist der Unfall passiert? Geben Sie Ort, Straße, Hausnummer und Stockwerk an.*
- *Was ist passiert? Beschreiben Sie die Notfallsituation, damit die Leitstelle erkennen kann, welche Maßnahmen erforderlich sind. Werden z. B. ein Rettungshubschrauber oder die Feuerwehr benötigt?*
- *Wie viele Verletzte sind zu versorgen?*
- *Welche Verletzungen/Unfallzeichen haben die Betroffenen? Sind Personen in lebensbedrohlichem Zustand? Müssen besondere Vorkehrungen getroffen werden?*
- *Warten! Nicht sofort auflegen! Erst wenn alle Fragen der Rettungsleitstelle geklärt sind und man Ihnen dies mitteilt, dürfen Sie auflegen.*

## Ärztlicher Notdienst

Dieser Bereitschaftsdienst sichert die ärztliche Versorgung außerhalb der Sprechstunden. Der ärztliche Notdienst sieht die Versorgung bei unerwartet auftretenden Erkrankungen vor.
Der Einsatz von Notfall- und Bereitschaftsärzten wird meist über die Arztnotrufzentrale organisiert. Die jeweiligen Telefonnummern sind der Tagespresse zu entnehmen. In ernsten Fällen können sie über die Notrufnummern 110 oder 112 erfragt werden.

## Hilfsorganisationen

Neben öffentlichen Einrichtungen wie dem Rettungsdienst, der Feuerwehr und dem Technischen Hilfswerk gehören in Deutschland, Österreich sowie der Schweiz private Organisationen wie das Rote Kreuz zum „Komplexen Hilfeleistungssystem". Darüber hinaus gehören der Arbeiter-Samariter-Bund, die Johanniter-Unfall-Hilfe, der Malteser Hilfsdienst und die DLRG dazu.

## Giftnotrufzentralen

Besteht Verdacht auf eine Vergiftung oder Verätzung, kann man sich bei einer Giftnot-

rufzentrale beraten lassen. Ist der Patient verwirrt oder bewusstlos, hat er Verätzungen oder zeigt er andere bedrohlich erscheinende Symptome wie etwa starke Schläfrigkeit, muss sofort der Rettungsdienst verständigt werden, da die Giftnotrufzentralen lediglich eine beratende Funktion haben und keine Notruf-Weiterleitung zur Rettungsleitstelle vornehmen können.
Giftnotrufzentralen sind rund um die Uhr erreichbar. Folgende Fragen sollte man bei einem Anruf dort möglichst beantworten können:

- *Wer ist der Patient (wie alt, wie schwer, etc.)?*
- *Was hat der Betroffene zu sich genommen? (Medikamenten-, Putzmittel- oder Pflanzenname)*
- *Wie viel hat er eingenommen? (Oder: Wie viel kann er maximal genommen haben?)*
- *Wann hat er die giftige Substanz zu sich genommen? (Möglichst genaue Uhrzeit angeben)*
- *Wie ist das derzeitige Befinden des Betroffenen? Hat er Husten oder Muskelzuckungen? Leidet er unter Übelkeit oder Benommenheit?*
- *Was wurde bisher unternommen?*
- *Wie ist der Anrufer für Rückfragen erreichbar?*

Hat ein Kind eine eher selten in Haushalten vorzufindende Substanz eingenommen oder von einer exotischen Pflanze gekostet, die hierzulande kaum jemand kennt, müssen sich die Notärzte selbst erst einmal informieren.

## Selbsthilfegruppen

Selbsthilfegruppen sind Zusammenschlüsse von Patienten, Behinderten, sozial Benachteiligten sowie von Menschen mit traumatisierenden Erlebnissen in ihrer Lebensgeschichte. Selbsthilfegruppen dienen einerseits der Beratung der Betroffenen und sollen andererseits einer Isolation derjenigen entgegenwirken, die an seltenen oder die Mobilität einschränkenden Krankheiten leiden. Weitere Ziele sind die gegenseitige Hilfe, Beratung und technische Unterstützung im Umgang mit Krankheit und Behinderung, der Austausch von Erfahrungen, die Vertretung gemeinsamer Interessen bei Behörden und Sozialleistungsträgern sowie die Zusammenarbeit mit Ärzten.

Die *Nationale Kontakt- und Informationsstelle zur Anregung und Unterstützung von Selbsthilfegruppen NAKOS* informiert kostenlos über in Wohnortnähe bestehende Selbsthilfegruppen oder hilft beim Aufbau einer solchen.

## Hilfe für die Seele

Erste Anlaufstelle für Menschen in einer persönlichen Krisensituation ist die Telefonseelsorge oder die Notfall-Ambulanz einer psychiatrischen Klinik. Die Telefonseelsorge bietet anonyme, kostenlose Beratung an.

## Stroke Units

Selten kommt es bei einer Krankheit so auf jede Minute an wie bei einem Schlaganfall. Treten erste Zeichen eines Schlaganfalls auf, dazu zählen Schwindel, Kopfschmerzen, Bewusstseinsstörung, Sehstörungen, schleppende Sprechweise, Sprachverlust, Schluckschwierigkeiten, ist die Einweisung in eine spezielle Abteilung für Schlaganfall-Patienten, so genannte Stroke Units (englisch = Schlaganfalleinheiten) dringend geboten. Bereits zwölf Stunden nach Auftreten von Symptomen kann es für eine vollkommene Rehabilitation des Patienten zu spät sein. Bekommt ein Schlaganfall-Patient jedoch sofort die entsprechende Spezialtherapie, besteht Hoffnung, dass er wieder ganz gesund wird.

## Unfallopfer-Hilfswerk (cfh)

Organisation, die Unfallopfer auch in Existenzfragen berät und die für die Mobilität Behinderter sorgt (Transportdienste, Vermietung behindertengerechter Fahrzeuge, Angebote behindertengerechter Reisen).

## Pollenfluginformationen

Die auf einzelne Regionen bezogene Pollenflugvorhersage wird von der Stiftung Deutscher Polleninformationsdienst erstellt und an den Deutschen Wetterdienst, die Presse, an Rundfunk und Fernsehen weitergegeben. Diese informieren über den aktuellen Pollenflug.

## DEUTSCHLAND

*Notrufnummern*

**Rettungsdienst**: **112**
(in einigen Gegenden Süddeutschlands lautet die Rufnummer der rettungsleitstellen noch **19 22 2**)
**Feuerwehr**: **112**
**Polizei**: **110**

*Bereitschaftsdienste der Ärzte und Kliniken*

In ganz Deutschland gibt es sogenannte Bereitschafts- und Notfallpraxen, die außerhalb der normalen Sprechzeiten erreichbar sind. Sonst helfen die Notfall-Ambulanzen der Krankenhäuser weiter, die meist rund um die Uhr erreichbar sind.
Die Adresse der nächsten Praxis oder Ambulanz finden Sie im örtlichen Telefonbuch oder am einfachsten im Internet unter
**www.aerztlichepraxis.de/Bereitschaft**

Aktuelle Notdienste für Kinder sind ebenfalls im Internet zu finden unter
**www.kinderaerzteimnetz.de**

*Dienstbereite Apotheken*

Welche Apotheke in Ihrer Nähe auch außerhalb der normalen Öffnungszeiten dienstbereit ist, erfahren Sie aus der Tagespresse oder auch im internet unter
**www.aerztlichepraxis.de/notdienst/suche.php**
oder unter
**www.apotheken.de**

*Giftnotrufzentralen*

Die Informations- und Behandlungszentren für Vergiftungen sind in der Regel an großen Krankenhäusern zu finden.
Die meisten Giftnotrufzentralen sind mittlerweile unter der bundeseinheitlichen Rufnummer 1 92 40 zu erreichen.

**Berlin**
Berliner Betrieb für Zentrale Gesundheitliche Aufgaben, Klinische Toxikologie und Giftnotruf Berlin
Oranienburger Straße 285
3437 Berlin
Tel.: 0 30/1 92 40

Charité, Campus Virchow-Klinikum
Klinikum für Nephrologie und internistische Intensivmedizin
Augustenburger Platz 1
13353 Berlin
Tel.: 0 30/45 05 35 55

**Bonn**
Zentrum für Kinderheilkunde der Rheinischen Friedrich-Wilhelms-Universität Bonn, Informationszentrale gegen Vergiftungen
Adenauerallee 119
53113 Bonn
Tel.: 02 28/1 92 40

**Braunschweig**
Städtisches Klinikum/Kinderklinik
Salzdahlumer Straße 90
38126 Braunschweig
Tel.: 05 31/59 51 325

**Bremen**
Klinik der Freien Hansestadt Bremen/Innere Medizin
St. Jürgen-Straße
28205 Bremen
Tel.: 04 21 / 49 75 268

**Erfurt**
Gemeinsames Giftinformationszentrum
Nordhäuser Straße 74
99089 Erfurt
Tel.: 03 61/730 730

**Freiburg**
Universitätskinderklinik Freiburg, Informationszentrale für Vergiftungen
Mathildenstraße 1
79106 Freibung
Tel.: 07 61/1 92 40

**Göttingen**
Giftinformationszentrum Nord im Zentrum für Pharmakologie und Toxikologie der Universität Göttingen
Robert-Koch-Straße 40
37075 Göttingen
Tel.: 05 51 / 1 92 40

**Greifswald**
Ernst-Moritz-Arndt-Universität/Institut für Pharmakologie
Friedrich-Loeffler-Straße 23d
17487 Greifswald
Tel.: 0 38 34 / 86 72 70

Universitätsklinik/Klinik für Kinder- und Jugendmedizin
17487 Greifswald
Tel.: 0 68 41 / 19 240

**Homburg/Saar**
Universitätskliniken, Klinik für Kinder- und Jugendmedizin
66421 Homburg/Saar
Tel.: 0 68 41 / 1 92 40

**Leipzig**
Toxikologischer Auskunftsdienst/Institut für klinische Pharmakologie
Härtelstraße 16-18
04107 Leipzig
Tel.: 03 41 / 97 24 666

**Magdeburg**
Toxikologischer Notfalldienst/Institut für Rechtsmedizin/Universitätsklinikum
Leipziger Straße 44
39120 Magdeburg
Tel.: 03 91 / 67 01

**Mainz**
Beratungsstelle bei Vergiftungen, II. Medizinische Klinik und Poliklinik der Universität
Langenbeckstraße 1
55131 Mainz
Tel.: 0 61 31 / 1 92 40

**München**
Giftnotruf München, Toxikologische Abteilung der II. Medizinischen Klinik Rechts der Isar der Technischen Universität München
Ismaninger Straße 22
81675 München
Tel.: 0 89 / 1 92 40

**Nürnberg**
Medizinische Klinik 2 des Klinikums Nürnberg Nord, Toxikologische Intensivstation
Professor-Ernst-Nathan-Straße 1
90419 Nürnberg
Tel.: 09 11 / 3 98-24 51

**Rostock**
Landeszentrum für Diagnostik und Therapie von Vergiftungen
Universitäts Kinder- und Jugendklinik Rostock
Rembrandtstraße 16
18057 Rostock
Tel.: 03 81 / 494 -71 81

*Stroke Units*

In fast 130 Orten in Deutschland sind mittlerweile Schlaganfall-Spezialstationen eingerichtet worde. In der Regel sind sie an Kliniken für Neurologie angeschlossen. Die aktuellen Adressen finden Sie unter
**www.schlaganfall-info.de**

*Zentren für Brandverletzte*

Verletzte mit schweren Brandverletzten sind auf eine spezielle Behandlung und eigens eingerichtete Kliniken angewiesen; in den Zentren für Brandverletzte stehen in deer Regel nur sehr wenige Betten zur Verfügung, die aber zentral organisiert und koordiniert werden. Zur Zeit gibt es in 22 deutschen Städten insgesamt 125 Behandlungsplätze für Erwachsene und in 15 Städten 44 Plätze, die speziell für die Behandlung brandverletzter Kinder ausgestattet sind. Die Adressen finden Sie im Internet unter
**www.verbrennungsmedizin.de/verbrennungszentren.html**

*Drogenambulanzen*

**Drogenambulanz Augsburg**
Bezirkskrankenhaus
Dr.-Mack-Str. 1
80156 Augsburg
Tel.: 08 21/48 03-0

**Drogenambulanz Hamburg**
Universitätsklinik Eppendorf
Martinistr. 52
20246 Hamburg
Tel.: 0 40/4 28 03-0

**Drogenambulanz Hannover**
Herschelstr. 6
30159 Hannover
Tel.: 05 11/1 23 56 99-0

**Drogenambulanz München**
**Klinik für Psychiatrie**
Nussbaumstr. 7
81241 München
Tel.: 089/8 20 53 03

**Drogenambulanz Schleswig-Holstein**
Damperhofstr. 12
24103 Kiel
Tel.: 04 31/9 68 86

**DAYTOP München**
**Fachkrankenhaus für**
**Drogenabhängige**
Nockherstr. 60
81541 München
Tel.: 0 89/65 16 16-1

**Notruf für Suchtgefährdete:**
0 89/28 28 22

*Weitere Dienste*

**Notruf für Gewaltopfer**
08 00/6 54 65 44
08 00/1 11 03 33 (Kinder- und Jugendtelefon)

**Pollenflugvorhersage –**
**Deutscher Wetterdienst**
01 90/11 54 80

**Telefonseelsorge**
08 00/1 11 01 11 (katholisch) sowie
08 00/1 11 02 22 (evangelisch)

*Hilfsorganisationen, Verbände, Interessengemeinschaften, Selbsthilfegruppen*

**Arbeiter-Samariter-Bund**
**Deutschland e. V.**
Bundesgeschäftsstelle
Sülzburgstr. 140
50937 Köln
Tel.: 02 21/4 76 05-0
Fax: 02 21/4 76 05-2 88
www.asb-online.de
E-Mail: asb-bv@asb-online.de

**Agoraphobie, Beratungsstelle bei**
**Angst, Panik und Phobien e. V.**
Taunusstr. 5
12161 Berlin
Tel. und Fax: 0 30/8 51 58 24
www.angstzentrum-berlin.de
E-Mail: angstzentrum.berlin@t-online.de

**Al-Anon Familiengruppen/**
**Alateen für Angehörige und Freunde**
**von Alkoholikern**
Emilienstr. 4
45128 Essen
Tel.: 02 01/77 30 07
Fax: 02 01/77 30 08
www.al-anon.de
E-Mail: al-anon.zdb@t-online.de

**Allergie und Asthma e. V., Deutsche**
**Hilfsorganisation...**
Bonusstr. 32
21079 Hamburg
Tel.: 0 40/7 61 13 22

**Allergiker Selbsthilfe e. V.**
Hermann-Löns-Weg 11 a
65779 Kelkheim
Tel.: 0 61 95/91 06 74

**Anonyme Alkoholiker Interessengemeinschaft e. V.**
Lotte-Branz-Str. 14
80939 München
Tel.: 0 89/3 16 95 00
Fax: 0 89/3 16 51 00
www.anonyme-alkoholiker.de
E-Mail: kontakt@anonyme-alkoholiker.de

**Blaues Kreuz in Deutschland e. V.**
Beratung und Selbsthilfe bei Alkoholismus und Suchtproblemen
Freiligrathstraße 27
42289 Wuppertal
Tel.: 02 02/6 20 03-0
Fax: 02 02/6 20 03-81
www.blaues-kreuz.de
E-Mail: bkd@blaues-kreuz.de

**Caritasverband e. V., Deutscher…**
Karlstr. 40
79104 Freiburg/Br.
Tel.: 07 61/2 00-4 18
Fax: 07 61/2 00-5 41
www.caritas.de

**Deutsches Rotes Kreuz**
Carstennstr. 58
12205 Berlin
Tel.: 0 30/8 54 04-0
Fax: 0 30/8 54 04-4 50
www.drk.de
E-Mail: DRK@DRK.de

**Diakonisches Werk der Evangelischen Kirche in Deutschland e.V.**
Stafflenberegstraße 76
70184 Stuttgart
Tel.: 07 11/21 59-0
Fax: 0711/21 59-2 88
www.diakonie.de
E-Mail: diakonie@diakonie.de

**Johanniter-Unfall-Hilfe e. V.**
Bundesgeschäftsstelle
Lützowstr. 94
10785 Berlin
Servicetelefon: 01 80/5 10 11 99
www.johanniter.de
E-Mail: info@johanniter.de

**Malteser Hilfsdienst GmbH**
Bundesgeschäftsstelle
Kalker Hauptstr. 22–24
51103 Köln
Tel.: 02 21/98 22-01
Fax: 02 21/98 22-3 99
www.malteser.de
E-Mail: malteser@maltanet.de

**NAKOS – Nationale Kontaktstelle für die Unterstützung von Selbsthilfegruppen**
Wilmersdorfer Str. 39
10627 Berlin
Tel.: 0 30/31 01 89 60
E-Mail: selbsthilfe@nakos.de

**Osteoporose e. V., Bundesselbsthilfeverband für…**
Kirchfeldstr. 149
40215 Düsseldorf
Tel.: 02 11/31 91 65
Fax: 02 11/33 22 02
www.bfo-aktuell.de
E-Mail: info@bfo-aktuell.de

**Paulinchen e. V. – Elterninitiative brandverletzter Kinder**
Laufer Str. 30a
90571 Schwaig
Tel.: 09 11/5 07 57 18
www.paulinchen.de

**Schmerzliga (DSL) e. V., Deutsche…**
Adenauerallee 18
61440 Oberursel
Tel.: 07 00/3 75 37 53 75
Fax: 07 00/37 53 75 38
www.dsl-ev.de
E-Mail: info@dsl-ev.de

**Suchtgefahren e. V., Deutsche Hauptstelle gegen die...**
59065 Hamm
Westring 2
Tel.: 0 23 81/9 01 50

**Suchtkranke/Drogenabhängige (VABS) e. V., Verband ambulanter Behandlungsstellen für...**
Karlstr. 40
79104 Freiburg/Br.
Tel.: 07 61/2 00-3 63 + 2 00-3 03
Fax: 07 61/2 00-3 50
www.vabs.caritas.de
E-Mail: vabs@caritas.de

**Suchtkrankenhilfe e. V. „buss", Bundesverband für stationäre...**
Kurt-Schumacher-Str. 2
34117 Kassel
Tel.: 05 61/77 93 51
Fax: 05 61/10 28 83
www.suchthilfe.de
E-Mail: buss@suchthilfe.de

**Schädel-Hirn-Patienten in Not e. V., Selbsthilfeverband für...**
Bundesnotrufzentrale
Tel.: 0 96 21/6 48 00
Fax: 0 96 21/6 36 63

**Schlaganfall-Hilfe (DSS), Stiftung Deutsche...**
Carl-Bertelsmann-Str. 256
33335 Gütersloh
Tel.: 0 52 41/97 70-0
Fax: 0 52 41/70 20 71
www.schlaganfall-hilfe.de

**Synanon, Stiftung... „Der nüchterne Weg" – Leben ohne Drogen**
Bernburger Str. 10
10963 Berlin
Tel.: 0 30/5 50 00-0
Fax: 0 30/5 50 00-2 20
www.synanon.de
E-Mail: info@stiftung-synanon.de

**Unfallopfer-Hilfswerk**
Mommsenstr. 68 a
10629 Berlin
Tel.: 07 00/93 74 45 38
Fax: 07 00/93 74 45 39
www.unfallopfer-hilfswerk.de
E-Mail: info@unfallopfer-hilfswerk.de

**Unfallverletzte mit Schäden des Zentralen Nervensystems e. V., Kuratorium ZNS für...**
Rochusstr. 24
53123 Bonn
Tel.: 02 28/9 78 45-0
Fax: 02 28/9 78 45-55
www.kuratorium-zns.de

**Weißer Ring – Opfer von Gewalttätigkeit**
Weberstr. 16
55130 Mainz
Tel.: 0 18 03/34 34 34

## ÖSTERREICH

*Notrufnummern*

**Rettungsdienst**: 144
**Feuerwehr**: 122
**Polizei**: 133
**Euronotruf**: 112
**Alpin-Notruf**: 140
**Vergiftungsinformation**: 4 06 43 43-0

*Notfallambulanzen*

**Allgemeines Krankenhaus der Stadt Wien**
Währinger Gürtel 18–20
1090 Wien
Tel.: 02 22/4 04 00

**Landeskrankenhaus Klagenfurt**
(auch Ambulanz für Kinder- und Jugendchirurgie)
St.-Veiter-Str. 47
9020 Klagenfurt
Tel.: 04 63/5 38-0

**Landeskliniken Salzburg**
St.-Johanns-Spital
Müllner Hauptstr. 48
5020 Salzburg
Tel.: 06 62/44 82-0

*Stroke Units*

Adressen unter
**www.stroke.at**

*Zentren für Brandverletzte*

**Allgemeines Krankenhaus der Stadt Wien**
Währinger Gürtel 18–20
1090 Wien
Tel.: 02 22/4 04 00

**Sowie einige wenige Betten in:**
Universitätskrankenhaus Linz
Universitätskinderklinik Graz
Universitätsklinik Innsbruck
Landeskrankenhaus Feldkirch

*Drogenambulanzen*

**Drogenambulanz Innsbruck**
Anichstr. 35
6020 Innsbruck
Tel.: 05 12/5 04-47 50
**Drogenambulanz Salzburg**
Christian-Doppler-Klinik
Ignaz-Harrer-Str. 79
5020 Salzburg
Tel.: 06 62/83-0

**Drogenambulanz der Psychiatrischen Universitätsklinik AKH-Wien**
Währinger Gürtel 18–20
1090 Wien
Tel.: 02 22/4 04 00-35 52

**Drogenambulanz im Otto-Wagner-Spital**
Pavillon W
Baumgartner Höhe 1
1140 Wien
Tel.: 01/9 10 60-0

*Hilfsorganisationen, Verbände, Interessengemeinschaften, Selbsthilfegruppen*

**Al-Anon (Angehörige von Alkoholikern)**
Dienstbüro für Österreich
6600 Reutte
Postfach 117
Tel.: 05 67/7 26 51
Fax: 05 67/7 26 51

**Anonyme Alkoholiker Österreich**
Zentrale Kontaktstelle Wien
1030 Wien, Barthgasse 5
Tel. 01/7 99 55 99
täglich von 18 bis 21 Uhr
www.anonyme-alkoholiker.at
Info@anonyme-alkoholiker.at

**Arbeitsvereinigung der Sozialhilfeverbände Kärntens (AvS)**
Hauskrankenpflege und Mobile Pflegedienste
10.-Oktober-Str. 20
9560 Feldkirchen in Kärnten
Tel.: 0 42 76/45 69

**Blaues Kreuz Österreich**
Suchthilfe
6020 Innsbruck
Maximilianstr. 8
Tel.: 05 12/30 36 03

**Bundesverband der Elternkreise Drogengefährdeter und Drogenabhängiger**
Münzgasse 222/34
5020 Salzburg
Tel.: 06 62/84 07 34

**Caritas – Beratung bei Suchtgefahren**
9020 Klagenfurt
Viktringer Ring 34
Tel.: 04 63/5 55 60-18
Fax: 04 63/5 55 60-30

**CHANGE – Beratungsstelle für suchtmittelgefährdete und -abhängige Menschen und deren Angehörige**
Theresiengasse 9/6
1180 Wien
Tel.: 01/4 06 23 02
Fax: 01/4 06 23 02/20
E-mail: change@neustart.at

**Drogen und Alkoholberatung Zentrale und Beratungsstelle**
Amt der Tiroler Landesregierung
6020 Innsbruck
Kaiser-Josef-Straße 13/III
Tel.: 05 12/57 61 51
Fax: 05 12/57 80 69

**Johanniter Österreich**
Bereich Wien
Herbeckstr. 39
1180 Wien
Tel.: 01/4 76 00
www.johanniter.at
E-Mail: wien@johanniter.at

**Landeskrankenhaus Klagenfurt**
Medizinische Fachabteilungen und Institute
Zentrum für seelische Gesundheit
9010 Klagenfurt
Tel.: 04 63-5 38-29 70

**Lungen Union Selbsthilfegruppe für Allergie- und Atemwegserkrankungen**
Landesstelle Wien
Obere Augartenstr. 26–28
1020 Wien
Tel.: 01/3 30 42 86

**Malteser Hospitaldienst Austria**
Bundeszentrale
Johannesgasse 2
1010 Wien
Tel.: 0 15 12/53 95
Fax: 0 15 12/84 78
www.malteser.at
E-Mail: mhda@malteser.at

**Österreichisches Rotes Kreuz**
Servicestelle Tel.: 01/5 89 00-1 52
www.roteskreuz.at
E-Mail: service@redcross.or.at

**Schlaganfallselbsthilfe Wien**
Riedelgasse 5
1130 Wien
Tel.: 01/8 88 33 00
Fax: 01/8 88 33 00 30

**Selbsthilfegruppe für Schädel-Hirn-Trauma-Patienten und deren Angehörige**
Dr. Josef Resch
Platz 13/6
1170 Wien
Tel.: 01/4 85 34 75

**Selbsthilfegruppe Schmerz**
Josefstädterstr. 87
1080 Wien
Tel.: 01/4 08 23 48

**Verein Dialog – Hilfs- und Beratungsstelle für Suchtgiftgefährdete und deren Angehörige**
Hegelgasse 8/3/11
1010 Wien
Tel.: 01/5 12 01 81
Fax: 01/5 13 07 10
www.dialog-on.at
E-Mail: officedialog@dialog-on.at

**Weißer Ring – Opfer von Gewalttätigkeit**
Marokkanergasse 3/2
1030 Wien
Tel.: 02 22/7 12 14 05

*Weitere Adressen unter:*
**www.aekwien.at**
(Praxisplan Wien, Patienten-Hotline, Selbsthilfegruppen, Patientenrecht)

## SCHWEIZ

*Notrufnummern*

**Sanitätsnotruf**: 144
**Feuerwehr**: 118
**Polizei**: 117
**Rettungshelikopter**: 1414

*Stroke Units*

**Neurologische Universitätsklinik und Poliklinik Inselspital**
3010 Bern
Tel.: 0 31/6 32 21 11

**Universitätsspital Zürich (USZ)**
Neurologische Klinik und Poliklinik
Frauenklinikstr.26
8091 Zürich
Tel.: 01/2 55-55 00

*Zentren für Brandverletzte*

**Klinik für Wiederherstellende Chirurgie**
Universitätsspital Zürich
Rämistrassa 100
8091 Zürich
Tel.: 02 55/11 11

**Universitäts-Klinik für Wiederherstellende Chirurgie**
Kantonspital Basel
Spitalstrass 21
4031 Basel
Tel.: 0 61/2 65 73 49

**CHUV**
Rue du Bugnon 46
1011 Lausanne
Tel.: 0 21/3 14 22 11

*Hilfsorganisationen, Verbände, Interessengemeinschaften, Selbsthilfegruppen*

**AGILE – Behinderten-Selbsthilfe Schweiz**
Effingerstrasse 55
3008 Bern
Tel.: 0 31/3 90 39 39
E-Mail: info@agile.ch

**Angst- und Panikhilfe Schweiz APhS**
Gässli 6
3295 Rüti b. Büren/BE
Tel.: 08 78/80 11 08
www.aphs.ch

**Anonyme Alkoholiker Schweiz**
Zentrale Dienststelle
Wehntalerstr. 560
8046 Zürich
Tel.: 01/3 70-13 83
Fax: 01/3 70-13 84
www.anonyme-alkoholiker.ch

**Caritas Schweiz**
www.caritas.ch
E-mail: info@caritas.ch

**Kranken- und Invaliden-Selbsthilfe, Arbeitsgemeinschaft der... Region Basel**
St. Jakobs-Str. 40
4052 Basel
Tel.: 0 61/2 72 49 49
www.aki.ch

**Narcotics Anonymous**
Postfach 360
4010 Basel
Tel.: 0 55/31 55 29
www.narcotics-anonymous.ch

**NarAnon (für Angehörige von Drogenabhängigen)**
Cramerstr. 7
8004 Zürich
Tel.: 01/9 26 54 01 oder 0 92/29 10 74

**donna mobile – Arbeitsgemeinschaft Osteoporose Schweiz**
Postfach 77
3097 Bern-Liebefeld
Osteoporose Helpline: 08 48/80 50 88
www.donna.ch
E-Mail: donnamobile@donna.ch

**Procap Zentralsekretariat – Schweizerischer Invaliden-Verband**
Frohburgstrasse 4
4601 Olten
Tel.: 0 62/2 06 88 88
Fax: 0 62/2 06 88 89
www.procap.ch

**Schweizerische Fachstelle für Alkohol- und andere Drogenprobleme SFA**
Avenue Louis-Ruchonnet 14
1001 Lausanne
Tel.: 0 21/3 21-29 11
E-Mail: sfa-ispa@sfa-ispa.ch

**Schweizer Rotes Kreuz**
Rainmattstrasse 10
3001 Bern
Tel.: 0 31/3 87 71 11
Fax: 0 31/3 87 71 22
www.redcross.ch
E-Mail: info@redcross.ch

**VVASK – Vereinigung der Angehörigen von Schizophrenie/Psychisch Kranken**
Postfach 747
6015 Reussbühl
Tel.: 08 00/50 50 82 (freitags)
www.vask.ch
E-mail: vask@bluewin.ch

**Weißer Ring – Opfer von Gewalttätigkeit**
Hofstrasse 15
8181 Höri – Zürich
Tel. 01/8 61 01 00

*Weitere Adressen unter:*
**http://www.gesundheit.ch**
**http://www.promentesana.ch**

# INDEX

- Alphabetisches Stichwortregister
- Bildnachweis

Die *kursiv* gedruckten Seitenzahlen verweisen auf eine Abbildung.

## A

## B

## C



## D



## E



## F

G



H

## L



## M

## N



## O



## P

## V



## W



## Z

# BILDNACHWEIS

**ADAC**: 8

**ADAC Luftrettung GmbH Gemeinnützige Gesellschaft**: Jens Lange /VFRservices Berlin 7

**ANT Photo Library**: Otto Rogge 125 M

**Kathie Atkinson**: 183 u. Einklinker.

**Australian Picture Library**: 183 o.

**Biofoto**: Ole Windeløv Andersen 185 u.; Arthur Christiansen 124 u.; Lars Gejl 157 o., 182 M.u.; Kaj Halberg 184 M.u.; Elvig Hansen 184 o.; Gerth Hansen 124 o., 125 o., 183 M.u.; Niels Westergaard Knudsen 182 o.; Stehen Lund 185 M.u.; Klaus Nielsen 185 o.; Anna Agnete Nissen 182 M.o.; Morten Rasmussen 183 M.o.; Leif Schack-Nielsen 125 u., 185 M.o.; Ib Søderberg 184 M.o.; Erik Thomsen 157 u.; Svend Tougaard 157 M.; Anders Tvevad 184 u.

**Deutsches Rotes Kreuz (DRK)**: 6 – 8.

**DW Stock Picture Library**: 182 u.

**Howard Jones**: Einbandvorderseite, 1, 3, 15 u., 27, 28, 29, 32, 33, 34, 35, 36, 40, 43, 44, 45, 46, 47, 49, 53, 55 u., 59, 61, 62, 63 M.o., 63 M.u., 65, 68, 71 M., 73, 74, 75, 80, 82, 83 M., 84, 87, 88, 90, 91, 93, 96 u., 97, 98, 99, 100, 101, 105, 106, 112, 113, 115, 116, 117, 118, 120, 121, 122, 123, 128, 130, 133, 134, 135, 139, 140 u., 142, 146 u., 148, 150, 151, 155, 158, 164 M., 164 u., 165, 167, 175, 179, 180, 186, 189 o., 190 o., 191, 194, 195, 198, 199, 206, 207, 209, 210, 212, 213, 214 r., 216, 219, 220, 221, 222, 223, 224, 225 M., 227 o., 266, 271, 272.

**Hans Koistinen**: 71 o., 187.

**Sterling Macoboy**: 183 u.l.

**Thomas Reichle**: 202 (Verbandkasten, Handschuhe), 203 (sterile Kompressen, Dreiecktuch, Verbandkasten, Rettungsdecke).

**WILDLIFE**: J. Kottmann 124 M.

**Thomas Zörlein**: 10, 12, 13, 14, 15 o., 16, 17, 18 o., 18 u, 19, 30, 31, 37, 38, 39, 48, 50, 51, 52, 55 o., 56, 57, 58, 63 o., 63 u., 69, 71 u., 76, 77, 83 o., 83 u., 85, 86, 89, 92, 94, 95, 96 o., 107, 110, 111, 114, 129, 131, 132, 138, 140 o., 141, 143, 146 o., 149, 154, 159, 160, 161, 162, 163, 164 o., 166, 171, 173, 174, 178, 181, 188, 189 u., 190 u., 196, 197, 205, 208, 211, 214 o.l., 214 u.l., 215, 217, 218, 225 o., 225 u., 226, 227 u., 228, 229.

**Reader's Digest**: 271, 272, 273, 274, 275, 276, 277, 278.

**Illustrationen**:
**Marje Crosby-Fairall**: 72, 102, 103, 104, 261.
**David S. Kirshner**: 232, 233, 234, 235, 236, 238, 239, 240, 242, 243, 244, 245, 253.
**Keith Scanlon**: 250, 251, 252, 253, 254, 255, 256, 257, 258, 259, 260.